Rall
Ernährungsberatung in der Apotheke

Reihe **PTA*heute* Buch**

Müller-Bohn – **Betriebswirtschaft für die Apotheke**, 2009

Weber – **Rezepte für die Beratung**, 2009

Rall – **Ernährungsberatung in der Apotheke**, 2. Aufl., 2014

Ernährungsberatung in der Apotheke

Beatrice Rall, Holzgerlingen

Mit einem Geleitwort von Dr. Iris Milek
2., aktualisierte und erweiterte Auflage

49 Farbabbildungen und 36 Tabellen

Deutscher
Apotheker Verlag

Anschrift der Verfasserin
Dr. Beatrice Rall
Buchrainweg 22
71088 Holzgerlingen

Bibliografische Information der Deutschen Nationalbibliothek: Die Deutsche Nationalbibliothek verzeichnet diese Publikation in der Deutschen Nationalbibliografie; detaillierte bibliografische Daten sind im Internet unter http://dnb.d-nb.de abrufbar.

2., aktualisierte und erweiterte Auflage 2014
ISBN: 978-3-7692-6204-9 (Print)
ISBN: 978-3-7692-6314-5 (E-Book, PDF)

© 2014 Deutscher Apotheker Verlag
Birkenwaldstr. 44, 70191 Stuttgart
www.deutscher-apotheker-verlag.de

Printed in Germany

Satz: Gerd Schweikert, Stuttgart
Druck: AZ Druck- und Datentechnik GmbH, Berlin
Umschlaggestaltung: deblik, Berlin

Geleitwort

Unsere Ernährung beeinflusst die Gesundheit maßgeblich und sorgt für unser Wohlbefinden. Viele Erkrankungen sind ernährungsbedingt oder lassen sich durch die richtige Ernährung positiv beeinflussen. Besonders wichtig ist dabei die richtige Auswahl der Lebensmittel und nicht zu vergessen, eine geeignete Zubereitung. Denn nur so bleiben Vitamine, Mineralstoffe und Spurenelemente erhalten.

Seit vielen Jahren gibt es in der PTAheute spannende Beiträge rund um das Thema Ernährung. Die Idee für dieses PTAheute-Buch entstand aus Rückmeldungen vieler Leserinnen und Leser, die den Wunsch hatten, dieses Beratungswissen rund um die Ernährung noch einmal in einem Buch nachzulesen.

Nutzen Sie das Fachwissen aus diesem PTAheute-Buch für sich selbst und Ihre Familie, aber auch für die umfassende Kundenberatung. Denn Ernährungsfragen sind in der Apotheke ein wichtiges Thema, das immer mehr an Bedeutung gewinnt.

Die PTAheute-Redaktion wünscht Ihnen viel Spaß dabei!

Dr. Iris Milek
Herausgeberin und Chefredakteurin PTAheute

Vorwort

Essen ist ein Grundbedürfnis eines jeden Menschen. Es ist Voraussetzung dafür, dass die Körperfunktionen aufrechterhalten werden und der Organismus funktioniert. Darüber hinaus ist Essen jedoch auch ein wesentlicher Bestandteil der menschlichen Kultur. Wie viele Mahlzeiten am Tag sind üblich? Zu welchen Tageszeiten werden sie verzehrt? Welche Lebensmittel sind dabei gängig und welche erscheinen eher exotisch oder sogar völlig unmöglich? Sitzt man zum Essen am Tisch oder auf dem Boden? Werden Messer und Gabel benutzt, Stäbchen oder einfach nur die Hände? Die Antworten auf diese und unzählige weitere Fragen hängen davon ab, in welchem Kulturenkreis man sie stellt. Essen ist darüber hinaus eine Frage der Erziehung, der Gewohnheit, es unterliegt Moden, ökonomischen Zwängen, der Religion und dem Klima. Für viele Menschen ist Essen zudem ein wesentlicher Bestandteil der Lebensqualität. Ein Bummel über den Wochenmarkt, das gemeinsam zubereitete Mahl, ein liebevoll gedeckter Tisch, Zeit und Muße zum Verzehr der Speisen – das macht Essen zu weit mehr als der bloßen Nahrungsaufnahme.

Eine ganz wichtige Rolle spielt die Ernährung natürlich für die Gesundheit. Der Mensch ist, was er isst. Dieser Satz ist zwar abgegriffen – er hat jedoch nichts von seiner Richtigkeit verloren. Im Gegenteil: In Zeiten, in denen immer mehr Menschen aufgrund einer Fehl- und/oder Überernährung krank werden, kann man eigentlich nicht oft genug auf ihn hinweisen. Dass eine gesunde Ernährung dazu beitragen kann, Krankheiten zu vermeiden und bestimmte Ernährungsweisen auch in der Lage sind, bestehende Krankheiten zu lindern, gilt heute als wissenschaftlich einwandfrei belegt. Sich gesund zu ernähren ist aber gar nicht so einfach.

Das vorliegende Buch will Sie in die Lage versetzen, Ihren Kunden den Weg durch den Ernährungsdschungel zu weisen. Denn Gelegenheiten für einen Ernährungstipp oder eine ausführliche Beratung zum Thema Ernährung gibt es im Apothekenalltag unzählige: Die Abgabe eines Arzneimittels, das zu einem Mehrbedarf an einem Vitamin, Mineralstoff oder Spurenelement führt oder von dem Sie wissen, dass es die Verdauung durcheinander bringen kann. Patienten mit Rheuma, Diabetes oder auch Krebs, die Sie fragen, was sie neben ihrer medikamentösen Behandlung tun können, um ihre Krankheit positiv zu beeinflussen. Kunden, die nach einem aktuell in der Werbung gesehenen Mittel zum Abnehmen fragen. Schwangere, Mütter mit kleinen Kindern, Senioren oder Sportler, die vor Ihnen in der Apotheke stehen. All dies können Anlässe für eine Ernährungsberatung – und vielfach auch für einen Zusatzverkauf sein – und für Sie eine Gelegenheit, sich mit Ihrem Wissen zu profilieren und somit Ihre Position in der Apotheke zu stärken.

Stuttgart, Frühjahr 2014 Dr. Beatrice Rall

Inhalt

1

Verdauung, Energiestoffwechsel und Energie liefernde Nährstoffe

Wie funktioniert die menschliche Verdauung? Was versteht man unter einer ausgeglichenen Energiebilanz? Warum ist das Erreichen dieser Bilanz so wichtig? Welche Nährstoffe liefern uns Energie in welchen Mengen, und in welchen Lebensmitteln sind diese Nährstoffe in besonders hohem Maß enthalten? Antworten auf diese und weitere Fragen rund um die Verdauung, den Energiestoffwechsel und die Energie liefernden Nährstoffe finden Sie in diesem Kapitel.

1.1 Grundlagen der Verdauung

Unter Verdauung versteht man den Prozess, mit dem der Körper Nahrung aufnimmt und in ihre verwertbaren Bestandteile umwandelt. Er umfasst die Nahrungsaufnahme, die Weiterverarbeitung in den Verdauungsorganen, den Transport der in der Nahrung enthaltenen Nährstoffe ins Blut und die Ausscheidung der nichtverdaulichen Bestandteile.

Verdauung im Mund

Der Verdauungsapparat besteht aus Mund, Rachen, Speiseröhre, Magen, Dünn- und Dickdarm, Bauchspeicheldrüse, Leber und Gallenblase (siehe Abb. 1.1). Erste Verdauungsstation ist der Mund. Durch Kauen wird aufgenommene Nahrung mechanisch zerkleinert und mit Speichel versetzt. Für die Speichelproduktion sind vor allem drei Speicheldrüsen zuständig: die Ohrspeicheldrüse, die Unterzungendrüse und die Unterkieferspeicheldrüse. Sie werden vom autonomen Nervensystem gesteuert und produzieren täglich zwischen 1 und 1,5 l Speichel. Speichel hat mehrere Verdauungsfunktionen: Er sorgt dafür, dass der Speisebrei durchfeuchtet und damit gleitfähig für den Transport durch die Speiseröhre in den Magen wird. Er löst in der Nahrung enthaltene Aromastoffe, sodass sie geschmeckt werden können. Und er unterzieht Kohlenhydrate einer ersten Aufspaltung (siehe Kap. 1.3).

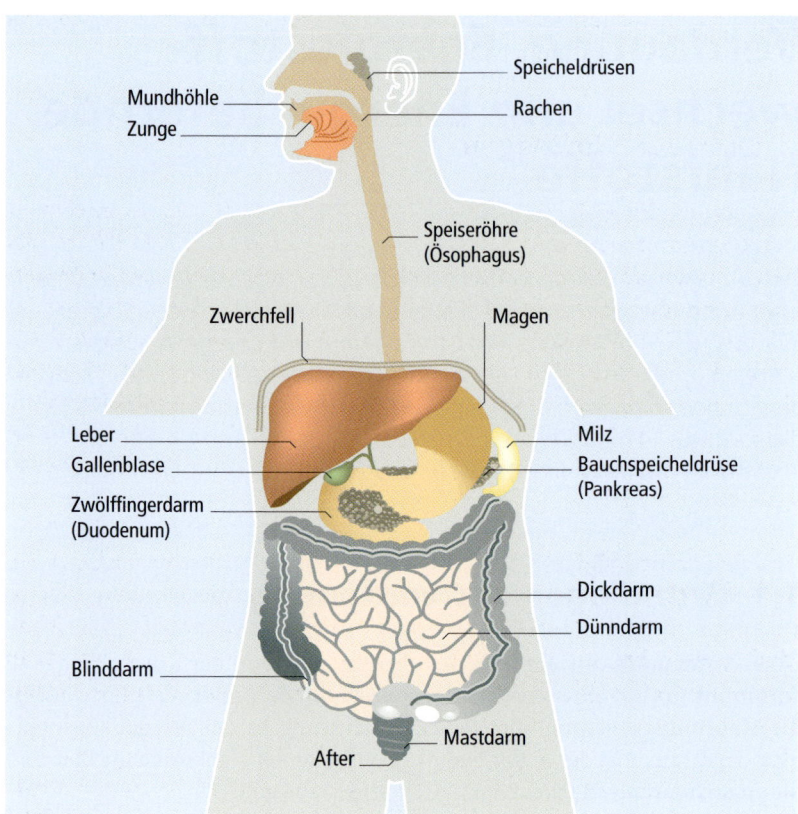

Abb. 1.1: Übersicht über die an der Verdauung und Resorption beteiligten Organe

▌ Verdauung in der Speiseröhre

Ist der Kauvorgang abgeschlossen, wird der Speisebrei gegen den Gaumen gepresst und der Schluckreflex ausgelöst. Der Speisebrei wandert nun in die Speiseröhre (Ösophagus). Sie beginnt unmittelbar hinter dem Kehlkopf und mündet unter dem Zwerchfell im Magen. Der etwa 25 cm lange Schlauch besteht – wie auch Magen und Darm – aus vier Schichten: Innen liegt eine Schleimhautschicht (Mukosa), darüber die Submukosa, dann folgt eine Muskelschicht und außen befindet sich der sogenannte Bauchfellüberzug bzw. eine Bindegewebsschicht. In der Speiseröhre finden keine Verdauungsschritte statt, sie dient lediglich dem Nahrungstransport. Mithilfe von wellenförmigen Muskelbewegungen wird der Speisebrei innerhalb weniger Sekunden in den Magen gepresst. Da es sich dabei um einen aktiven Vorgang handelt, ist Schlucken nicht nur im Stehen und Sitzen, sondern auch im Liegen oder sogar im Handstand möglich.

Verdauung im Magen

Der Magen dient als Zwischenspeicher der Nahrung und ist zudem für die Proteinverdauung wichtig. Anatomisch betrachtet handelt es sich beim Magen um einen muskulösen, gebogenen Behälter, der in Magenmund, Fundus, Corpus und Pylorus unterteilt wird. Speisebrei, der aus der Speiseröhre in den Magen gelangt, wird dort gesammelt, mithilfe von Kontraktionen hin- und herbewegt und dabei gründlich mit Magensaft durchmischt. Dieser Saft wird von der Magenschleimhaut gebildet, die die Innenwand des Magens auskleidet. Sie ist von zahlreichen Drüsenzellen durchsetzt. Die wichtigsten Drüsentypen sind Nebenzellen, Hauptzellen und Belegzellen.

Die Belegzellen bilden den Intrinsic-Faktor und Salzsäure. Der Intrinsic-Faktor ist für die Vitamin-B_{12}-Resorption wichtig. Die Salzsäure führt zu einer Absenkung des pH-Wertes im Speisebrei von ca. pH 7,5 in Mund und Speiseröhre auf pH 0,8 bis 1,5. Durch die Ansäuerung werden im Speisebrei befindliche Krankheitserreger abgetötet und Proteine denaturiert.

Die Hauptzellen sondern das inaktive Enzym Pepsinogen ab, das durch die Salzsäure zu Pepsin aktiviert wird. Pepsin spaltet Proteine in kleinere Peptide, die im Darm dann weiter zerlegt werden.

In den Nebenzellen wird ein hydrogencarbonatreicher, zäher Schleim abgesondert, der sich schützend über die Magenschleimhaut legt und einen Puffer bildet.

Täglich werden rund 1,5 bis 2 l Magensaft gebildet.

Der mit Magensaft versetzte Speisebrei wird portionsweise aus dem Magen in den Darm abgegeben. Etwa 1,5 l Inhalt kann der Magen eines erwachsenen Menschen fassen. Die Magensaftproduktion sowie die Magenperistaltik und -entleerung unterliegen einer nervalen und humoralen Steuerung. Wie lange der Magen gefüllt bleibt, hängt von der Zusammensetzung der Nahrung ab. Je fettreicher und saurer der Speisebrei ist, desto länger verbleibt er im Magen.

Verdauung im Dünndarm

Vom Magen gelangt der Speisebrei in den Dünndarm. Er ist etwa drei Meter lang und setzt sich aus drei Abschnitten zusammen: Zwölffingerdarm (Duodenum, ca. 24 cm), Leerdarm (Jejunum, ca. 1,2 m) und Krummdarm (Ileum, ca. 1,5 m). Im Dünndarm (siehe Abb. 1.2) findet der größte Teil der Verdauung und Nährstoffresorption statt. Zu diesem Zweck ist seine innere Oberfläche durch Falten, Zotten und Mikrovilli etwa um den Faktor 600 vergrößert und beträgt insgesamt ca. 200 m². Am Anfang des Dünndarms wird die Nahrung noch weiter gespalten. Der aus dem Magen kommende saure Speisebrei wird dabei wieder neutralisiert, um den Darmenzymen ihre Arbeit zu ermöglichen. Gallensäuren und Sekrete der Bauchspeicheldrüse tragen zur Verdauung im Dünndarm bei. In den tieferen Darmabschnitten überwiegt dann die Resorption der Nährstoffe. Sie gelangen entweder direkt oder über den Umweg Leber ins Blut und von dort an ihre Zielzellen. Täglich werden im Dünndarm ca. neun Liter Flüssigkeit resor-

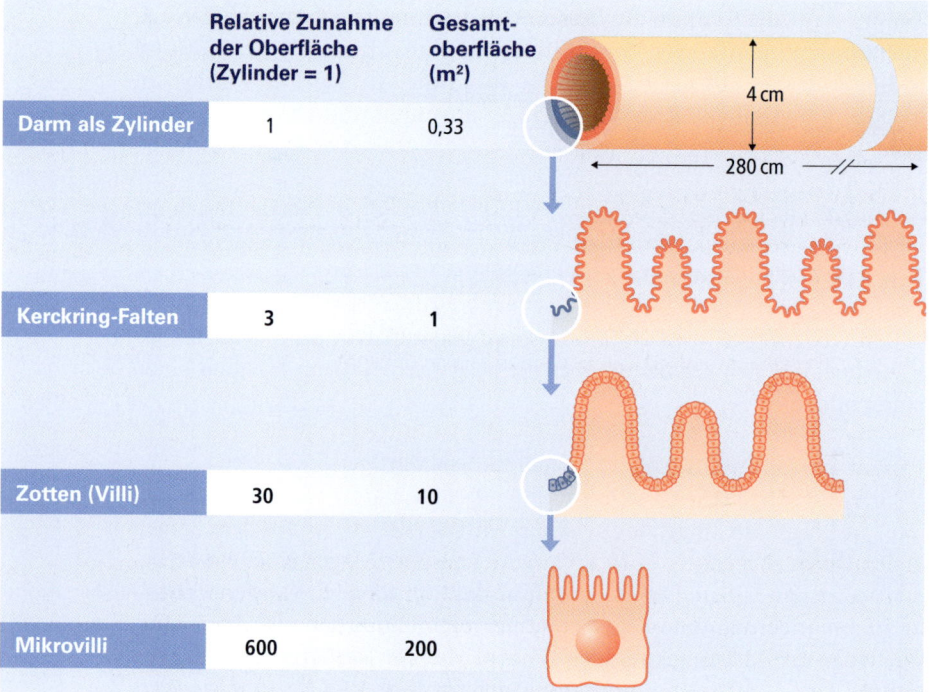

	Relative Zunahme der Oberfläche (Zylinder = 1)	Gesamt-oberfläche (m²)
Darm als Zylinder	1	0,33
Kerckring-Falten	3	1
Zotten (Villi)	30	10
Mikrovilli	600	200

Abb. 1.2: Aufbau der Dünndarmwand und Beitrag der einzelnen Strukturen zur Oberflächenvergrößerung

biert. Etwa 1,5 l davon sollten aus der Nahrung bzw. aus aufgenommener Flüssigkeit stammen, der Rest besteht aus Verdauungssekret.

Verdauung im Dickdarm

Im Dünndarm nicht resorbierte Nahrungsbestandteile gelangen in den Dickdarm. Er ist ca. 1,5 Meter lang und hat einen Durchmesser von ca. sechs Zentimetern (der Durchmesser des Dünndarms beträgt nur ca. 2,5 cm, daher der Name Dickdarm). Sechs Abschnitte werden beim Dickdarm unterschieden: Den Anfang machen Blinddarm und Wurmfortsatz. Es folgen der aufsteigende, der querliegende und der absteigende Dickdarm, der in einer S-Schlinge mündet. Diese führt weiter in den Mastdarm (Rektum) und endet im Analkanal (Anus). Der Dickdarm dient vor allem dazu, dem noch verbliebenen Darminhalt Wasser zu entziehen und ihn dadurch für die spätere Ausscheidung einzudicken. Daneben ist er für die Immunabwehr von Bedeutung. Er ist hierfür mit einer hohen Zahl an Darmkeimen besiedelt (Darmflora), die in einem ausgewogenen Gleichgewicht vorliegen müssen, um ihre Aufgabe als Bestandteil des Immunsystems erfüllen zu können.

Verdauung in Zahlen

» Zwischen 1 und 1,5 l Speichel werden täglich gebildet.
» Maximal 10 kg Essen kann ein Mensch theoretisch in Magen und Darm aufnehmen.
» Um rund 400 Prozent kann sich der Magen dehnen.
» 6 Meter ist der menschliche Darm im entspannten Zustand lang.
» Ca. 200 m² beträgt die innere Darmoberfläche.
» 100 Billionen Bakterien besiedeln die Darmschleimhaut.
» Rund 8 Liter Verdauungssekrete werden täglich gebildet.

Verdauungszeiten

Die Verdauung einer ausgewogenen Mahlzeit dauert durchschnittlich 24 Stunden. Die Nahrung bleibt zunächst vier Stunden im Magen, passiert anschließend innerhalb von sechs Stunden den Dünndarm und durchläuft in sechs bis sieben Stunden den Dickdarm. Nach einer ebenso langen Zwischenstation im Mastdarm werden die unverdaulichen Nahrungsreste ausgeschieden.

Tipp für die Praxis

Die Verdauungsgeschwindigkeit einer Mahlzeit hängt immer von ihrer Zusammensetzung, vom Ausmaß der körperlichen Bewegung sowie von der psychischen Verfassung einer Person ab. Am schnellsten werden Kohlenhydrate verdaut, am langsamsten Fette.

Das Wichtigste in Kürze

» Der Verdauungsapparat besteht aus Mund, Rachen, Speiseröhre, Magen, Dünn- und Dickdarm, Bauchspeicheldrüse, Leber und Gallenblase.
» Unter Verdauung versteht man die Nahrungsaufnahme, die Weiterverarbeitung, den Transport der Nährstoffe ins Blut und die Ausscheidung der nichtverdaulichen Bestandteile.
» Die Verdauung unterliegt einer nervalen und humoralen Steuerung.
» Die Verdauung einer ausgewogenen Mahlzeit dauert durchschnittlich 24 Stunden.

1.2 Grundlagen des Energiestoffwechsels

Energieumsatz

Der menschliche Körper benötigt Energie, um funktionieren zu können. Wachstum, der Erhalt der biologischen Strukturen, die Produktion von Wärme und natürlich Bewegung – all dies kann der Körper nur unter Verbrauch von Energie leisten. Er setzt Energie um, sagt man und unterscheidet dabei drei Arten des Energieumsatzes.

Grundumsatz

Als Grundumsatz bezeichnet man die Energiemenge, die der Körper bei völliger Ruhe, Indifferenztemperatur und nüchtern zur Aufrechterhaltung seiner Funktion pro Tag benötigt. Die Indifferenztemperatur, auch thermoneutrale Zone genannt, ist die Außentemperatur, bei der der Grundumsatz ausreicht, um die Körpertemperatur konstant zu halten. Sie liegt für Erwachsene bei ca. 28 °C, Säuglinge brauchen es mit 32 °C etwas wärmer. Der Grundumsatz hängt von Geschlecht, Alter, Gewicht, Größe, Verhältnis von Fett- zu Muskelmasse, dem Gesundheitszustand (Fieber erhöht den Grundumsatz) und der Wärmedämmung durch Kleidung ab.

Leistungsumsatz

Der Leistungsumsatz (Arbeitsumsatz) ist die Energiemenge, die der Körper durch Leistung über den Grundumsatz hinaus verbraucht. Leistung bedeutet in erster Linie Muskelarbeit. Allerdings verbraucht auch geistige Anstrengung Energie, sodass z. B. ein auf dem Sofa liegender lesender

Mensch ebenfalls einen (geringen) Leistungsumsatz verzeichnet. Während der Grundumsatz recht konstant ist, unterliegt der Leistungsumsatz großen Schwankungen. Bei Hitze oder Kälte ist er zum Ausgleich der Körpertemperatur erhöht. Starke Steigerungen lassen sich durch sportliche Aktivitäten, insbesondere Ausdauersportarten wie Laufen oder Radfahren erzielen.

Energieumsatz durch nahrungsinduzierte Thermogenese

Die nahrungsinduzierte Thermogenese entspricht der Steigerung des Energieverbrauchs nach der Nahrungsaufnahme. Unter normalen Ernährungsbedingungen beträgt sie ca. zehn Prozent des täglichen Energieumsatzes.

Maßeinheit der Energie

Als internationale und verbindliche Maßeinheit der Energie dient das Joule (J). Bis zu seiner Einführung in den 1970er-Jahren war in Deutschland die Kalorie (cal) die Maßeinheit für die Energie. Da sich das Joule im deutschen Sprachgebrauch nur wenig durchgesetzt hat, werden in der Regel beide Einheiten zusammen angegeben. Auf EU-Ebene wird im Rahmen neuer Regelungen zur Lebensmittelkennzeichnung derzeit darüber diskutiert, die Angabe Joule wieder entfallen zu lassen. Künftig könnte also auf Lebensmittelpackungen nur noch die Angabe Kalorie zu finden sein. Der Entscheidungsprozess hierzu ist aber noch nicht abgeschlossen.

- Für die Umrechnung gilt: 1 cal = 4,186 J

Kalorie und Joule

» Ein **Joule** ist die Energiemenge, die benötigt wird, um über eine Strecke von einem Meter die Kraft von einem Newton aufzubringen (Newtonmeter), bzw. um für die Dauer einer Sekunde die Leistung von einem Watt aufzubringen (Wattsekunde). Eine **Kalorie** ist die Wärmemenge, die benötigt wird, um 1g Wasser von 14,5 °C auf 15,5 °C zu erwärmen.

Energiebedarf

Für die Ermittlung des täglichen Energiebedarfs müssen eigentlich alle drei Energieumsatz-Arten miteinbezogen werden. Da die nahrungsinduzierte Thermogenese verglichen mit Grund- und Leistungsumsatz allerdings von untergeordneter Bedeutung ist, fließen in die Berechnung des Gesamtenergiebedarfs in der Regel nur Grund- und Leistungsumsatz ein:

- Grundumsatz + Leistungsumsatz = Gesamtenergieumsatz

Für die Berechnung des Grundumsatzes gibt es verschiedene Formeln. Eine davon ist die sogenannte Harris-Benedict-Formel. Sie berücksichtigt einige der Einflussfaktoren des Grundumsatzes und unterscheidet zwischen Männern und Frauen.

Für Männer lautet die Formel:

- Grundumsatz [kcal/24 h] = 66,5 + (13,7 × Körpergewicht [kg]) + (5 × Körpergröße [cm]) − (6,8 × Alter [Jahre])

Für Frauen gilt:

- Grundumsatz [kcal/24 h] = 655,1 + (9,6 × Körpergewicht [kg]) + (1,8 × Körpergröße [cm]) − (4,7 × Alter [Jahre])

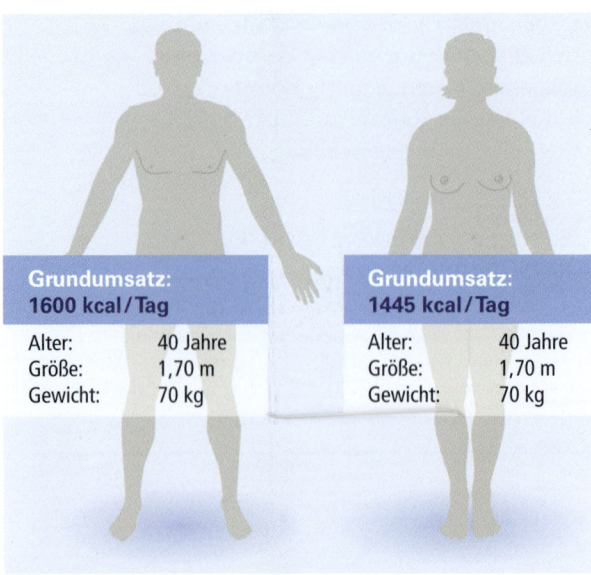

Grundumsatz: 1600 kcal/Tag

Alter: 40 Jahre
Größe: 1,70 m
Gewicht: 70 kg

Grundumsatz: 1445 kcal/Tag

Alter: 40 Jahre
Größe: 1,70 m
Gewicht: 70 kg

Abb. 1.3: Grundumsatz einer 1,70 m großen und 70 Kilogramm schweren Frau sowie eines Mannes mit den gleichen Eckdaten

Ein 40 Jahre alter, 1,70 m großer und 70 kg schwerer Mann hat danach einen Grundumsatz von rund 1600 kcal/Tag. Für eine Frau mit denselben Eckdaten liegt der Grundumsatz bei 1445 kcal/Tag (siehe Abb. 1.3).

Für die Ermittlung des Leistungsumsatzes wird der Grundumsatz mit einem Aktivitätsfaktor, dem so genannten PAL-Wert (physical activity level) multipliziert. Dieser setzt sich aus dem Anteil an Arbeit, Freizeittätigkeit und Ruhezeiten pro Tag zusammen (PAL-Faktoren, siehe Tab. 1.1).

Tab. 1.1: PAL-Werte bei verschiedenen Tätigkeiten. DGE 2008

PAL-Faktor	Tätigkeit	Beispiel
1,2	Nur sitzend oder liegend	Ältere, gebrechliche Menschen
1,4–1,5	Ausschließlich sitzend mit wenig oder keiner anstrengenden Freizeitaktivität	Büroangestellte, Feinmechaniker
1,6–1,7	Für sitzende Tätigkeit, zeitweilig auch zusätzlicher Energieaufwand für gehende und stehende Tätigkeiten	Laboranten, Kraftfahrer, Studierende, Fließbandarbeiter
1,8–1,9	Überwiegend stehende/gehende Tätigkeiten	Hausfrauen, Verkäufer, Kellner, Mechaniker, Handwerker
2,0–2,4	Körperlich anstrengende Tätigkeiten	Bauarbeiter, Landwirte, Waldarbeiter, Bergarbeiter, Leistungssportler

Die Berechnung des Gesamtenergiebedarfs nach der genannten Methode ergibt eine relativ gute Schätzung. Wer nicht rechnen möchte, kann sich der D-A-CH-Referenzwerte bedienen, die die Deutsche Gesellschaft für Ernährung (DGE) zusammen mit Österreich und der Schweiz herausgegeben hat (siehe Tab. 1.2).

Tab. 1.2: Referenzwerte für die tägliche Energiezufuhr in kcal/Tag. DGE 2008

Alter	PAL-Wert 1,4		PAL-Wert 1,6		PAL-Wert 1,8	
	m	w	m	w	m	w
15 bis unter 19 J.	2500	2000	2900	2300	3300	2600
19 bis unter 25 J.	2500	1900	2900	2200	3300	2500
25 bis unter 51 J.	2400	1900	2800	2100	3100	2400
51 bis unter 65 J.	2200	1800	2500	2000	2800	2300
65 J. und älter	2000	1600	2300	1800	2500	2100

▌ Tipp für die Praxis

Für Senioren sollte man bei Verwendung der D-A-C-H-Referenzwerte für den Energiebedarf bedenken, dass sie große Unterschiede in ihrer körperlichen Fitness haben können. Während mancher 65-Jährige im Sport mit deutlich jüngeren Menschen mithalten kann, sind andere aufgrund von Erkrankungen in ihrer Bewegung stark eingeschränkt. Hier muss man gegebenenfalls Korrekturen bei der Bedarfsbestimmung vornehmen.

> **Beispiel**
>
> So viel Energie verbraucht ein 70 kg schwerer Mensch im Schnitt pro halbe
> Stunde bei folgenden Tätigkeiten:
>
> | | |
> |---|---|
> | Auto fahren: | 50 kcal |
> | Kochen: | 80 kcal |
> | Spazieren gehen: | 130 kcal |
> | Putzen: | 140 kcal |
> | Treppen steigen: | 240 kcal |
> | Schwimmen, zügig: | 330 kcal |
> | Fitnesstraining: | 390 kcal |
> | Joggen (1 km in 5 min): | 440 kcal |

Folgen einer überhöhten Energiezufuhr

Theoretisch sollte die Energiebilanz durch Hunger und Sättigung so geregelt werden, dass sie stets ausgeglichen ist. Praktisch funktionieren Hunger- und Sättigungsgefühl bei vielen Menschen hierzulande allerdings nur noch unzureichend. Das ständige Überangebot an Lebensmitteln und die gleichzeitig sinkende Notwendigkeit sich zu bewegen, führen häufig zu einer überhöhten Energiezufuhr. Die Folgen sind Übergewicht und Adipositas, denn Nahrungsenergie, die nicht zur Muskelarbeit, für die Wärmeproduktion oder für den Erhalt von biologischen Strukturen verwendet werden kann, wird in Form von Fett im Fettgewebe gespeichert (siehe Kap. 5.2).

Folgen einer zu niedrigen Energiezufuhr

Neben dem Problem der zu hohen Energiezufuhr tritt auch das Problem der zu niedrigen Energiezufuhr in Deutschland häufig auf. Die daraus resultierenden Folgen sind u. a. beeinträchtigte Muskelfunktionen, die auch den Herzmuskel betreffen, ein geschwächtes Immunsystem, eine verlangsamte Genesung nach akuten Erkrankungen sowie häufigere Komplikationen im Krankheitsverlauf und eine verminderte Lebenserwartung.

Ursache für ein Energiedefizit können Krankheiten sein, die mit einem erhöhten Energieverbrauch einhergehen (z. B. Krebs und Aids) oder zu Störungen in der Nahrungsresorption führen (z. B. chronisch entzündliche Darmerkrankungen). Verbreitet ist ein Energiedefizit bei alten Menschen (siehe Kap. 3.5). Eine bewusste Nahrungsverweigerung wird vor allem bei jungen Frauen häufig beobachtet, die ein (über)schlankes Schönheitsideal anstreben. Im Extremfall mündet dies in Magersucht oder Bulimie.

Tab. 1.3: Energiegehalt ausgewählter Lebensmittel. Modifiziert nach Lilly 2009

Lebensmittel	Energiegehalt (kcal)
1 Apfel (150 g)	80
1 Banane (150 g)	145
1 Glas Milch (200 ml, 3,5 % Fett)	130
1 Sahnejoghurt mit Frucht (150 g)	210
1 Scheibe Roggenbrot (45 g)	95
1 Croissant (45 g)	230
1 Portion gekochte Kartoffeln (2 bis 3 Stück)	140
1 Portion Pommes frites (150 g)	435
1 Rindersteak (150 g)	170
1 Bratwurst (75 g)	250
1 Stück Apfelkuchen (100 g, Rührteig)	215
1 Stück Schokoladen-Sahnetorte (120 g)	365
1 Glas Mineralwasser (200 ml)	0
1 Glas Cola (200 ml)	84

Das Wichtigste in Kürze

» Der menschliche Körper benötigt Energie für Wachstum, Erhalt der biologischen Strukturen, Produktion von Wärme und Bewegung.

» Man unterscheidet drei Arten des Energieumsatzes: Grundumsatz, Leistungsumsatz und nahrungsinduzierte Thermogenese.

» Die Maßeinheit der Energie ist das Joule. In Deutschland wird parallel dazu die Einheit Kalorie verwendet.

» Der Energiebedarf lässt sich mithilfe verschiedener Formeln berechnen. Alternativ dazu kann man sich der D-A-CH-Referenzwerte bedienen.

1.3 Energie liefernde Nährstoffe: Kohlenhydrate

Die Bereitstellung von Energie ist eine wesentliche Aufgabe unserer Ernährung. Erfüllt wird diese Aufgabe von den so genannten Energie liefernden Nährstoffen. Dazu gehören Proteine, Fette und Kohlenhydrate.

Kohlenhydrate, auch als Saccharide oder umgangssprachlich Zucker bezeichnet, machen den quantitativ bedeutendsten Teil der menschlichen Nahrung aus. Sie entstehen bei der pflanzlichen Fotosynthese aus Kohlendioxid und Wasser unter Abgabe von Sauerstoff.

Einteilung der Kohlenhydrate

Nach ihrer Molekülgröße werden Kohlenhydrate in Mono-, Di- und Polysaccharide eingeteilt (siehe Tab. 1.4).

- Monosaccharide oder Einfachzucker sind die kleinste Einheit. Sie lassen sich nicht mehr weiter zerlegen und haben alle die Summenformel $C_6H_{12}O_6$, aber unterschiedliche Strukturen.
- Disaccharide entstehen durch Verbindung von zwei Monosacchariden.
- Polysaccharide sind aus vielen Monosacchariden zusammengesetzt.

Die wichtigsten Kohlenhydrate in der Nahrung sind Stärke und Saccharose. Über Milch wird zudem Lactose zugeführt.

Tab. 1.4: Übersicht über verschiedene Kohlenhydrate und ihr Vorkommen

Kohlenhydrat	Beispiel	Vorkommen
Monosaccharide	Glucose (Traubenzucker)	Früchte, Honig, Spuren in den meisten Pflanzen
	Fructose (Fruchtzucker)	Früchte, Honig, Spuren in den meisten Pflanzen
	Galactose (Bestandteil des Milchzuckers)	Milch, Milchprodukte
Disaccharide	Maltose (Malzzucker, besteht aus 2 Glucoseeinheiten)	Bier, Gerste
	Lactose (Milchzucker, besteht aus Galactose + Glucose)	Milch, Milchprodukte
	Saccharose (Rohrzucker, besteht aus Glucose + Fructose)	Zuckerrübe, Zuckerrohr, Haushaltszucker
Polysaccharide	Stärke	Kartoffeln, Getreide, Hülsenfrüchte
	Cellulose	Getreide, Gemüse, Obst, Hülsenfrüchte
	Glykogen	Leber, Muskulatur

Verdauung der Kohlenhydrate

Die Verdauung der Kohlenhydrate beginnt im Mund. Hier wird Stärke mithilfe des Enzyms Ptyalin aus dem Speichel (Speichelamylase) in kleinere Einheiten zerlegt. Die Speichelamylase hat ein Wirkoptimum bei einem pH-Wert von 6,7 bis 6,9, bei einem pH-Wert unter 4 wird sie instabil. Sobald der Nahrungsbrei in den Magen gelangt und dort angesäuert wird, endet daher die Spaltung der Kohlenhydrate durch die Speichelamylase.

Erst im Dünndarm geht die Verdauung weiter. Hier wird der Speisebrei mit Sekret aus der Bauchspeicheldrüse versetzt. Es enthält die Pankreasamylase, die die Arbeit der Speichelamylase fortsetzt und Stärke und Glykogen zu Maltotriose, Maltose und α-Grenzdextrin spaltet. Da Kohlenhydrate jedoch nur als Monosaccharide resorbiert werden können, müssen die Spaltprodukte der Amylaseverdauung noch weiter zerlegt werden. Dieser letzte Verdauungsschritt erfolgt durch in der Darmschleimhaut lokalisierte Enzyme. Dazu gehören Isomaltase, Lactase, Maltase und Saccharase. Sie bauen die Kohlenhydrate zu Glucose, Fructose und Galactose ab, die dann über die Darmschleimhaut ins Blut aufgenommen werden können. Der Transport von Glucose und Galactose erfolgt dabei aktiv und ist an die Resorption von Natrium gekoppelt. Fructose wird passiv resorbiert.

Funktion und Stoffwechsel der Kohlenhydrate

Über das Blut werden Glucose, Fructose und Galactose zu ihren Zielorganen transportiert. Glucose und Fructose dienen in erster Linie der Energiebereitstellung. Darüber hinaus ist Glucose (und Fructose nach entsprechender Umwandlung) für die Bildung von Glykoproteinen, Glykolipiden, Nucleotiden, nichtessenziellen Aminosäuren und spezifischen Fettsäuren von Bedeutung. Galactose geht nicht in die Energiegewinnung ein. Es wird für den Aufbau zellulärer Strukturen benötigt.

Während die meisten Zellen auch andere Nährstoffe zur Energiegewinnung verwenden können, sind das Gehirn und die Blutzellen ausschließlich auf Glucose angewiesen. Bei Versorgungsengpässen kann das Gehirn allerdings auf Ketone (Abbauprodukte von Fett) ausweichen.

Brennwert der Kohlenhydrate

» Der physiologische Brennwert der Kohlenhydrate beträgt 4,1 kcal (17,2 kJ) pro g.

Glucose gelangt unverändert in die Gewebe. Sein Transport aus dem Blut ist insulinabhängig. Benötigt der Körper Energie, wird Glucose in den Geweben entsprechend verstoffwechselt (Glykolyse). Im Zuge dieser Verstoffwechselung wird Glucose in Fructose-6-Phosphat umgewandelt. Besteht kein Energiebedarf oder ist der Bedarf geringer als das Angebot an Kohlenhydraten, wird Glucose in seine Speicherform, das Glykogen, überführt und vor allem in Leber und Muskulatur gelagert. Fructose wird nach der Resorption insulinunabhängig in die Leber aufgenommen und dort zu

Fructose-6-Phosphat phosphoryliert. Bei Bedarf wird dieses Molekül dann in die Glykolyse eingeschleust. Glucose und Fructose „treffen" sich also im Zuge der Verstoffwechselung.

Kohlenhydratbedarf

Kohlenhydrate sollten laut den D-A-CH-Referenzwerten mehr als 50 Prozent der täglich zugeführten Nahrungsenergie bestreiten. Als Faustregel gilt 5 g Kohlenhydrate pro Kilogramm Körpergewicht. Bei einem Menschen, der 70 Kilogramm wiegt, wären das 350 g Kohlenhydrate pro Tag. Es gibt viele kohlenhydratreiche Lebensmittel, über die diese Menge zugeführt werden kann (siehe Tab. 1.5).

Allerdings sind nicht alle kohlenhydratreichen Lebensmittel gleich gut geeignet (siehe Abb. 1.4). „Gute" Kohlenhydratlieferanten enthalten vor allem komplexe Kohlenhydrate wie Stärke. Dazu gehören Obst, Gemüse und Vollkornprodukte. Ungefähr 650 g, verteilt auf fünf Portionen, soll

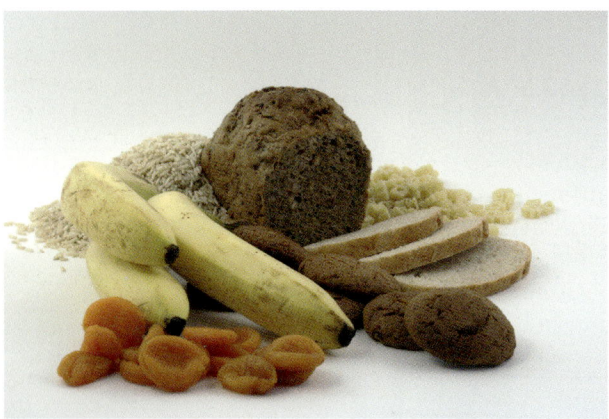

Abb. 1.4: Zu den kohlendydratreichen Lebensmitteln zählen Kartoffeln, Nudeln, Obst, Gemüse, Vollkornprodukte, aber auch Zucker bzw. Süßigkeiten. Quelle: © Yurchenko/fotolia.de

man laut DGE an Obst und Gemüse täglich zu sich nehmen. „Schlechte" Kohlenhydratlieferanten sind Lebensmittel, die Zucker vor allem als Dioder Monosaccharide enthalten. Dazu zählen Süßigkeiten und Limonaden. Schlecht sind diese Lebensmittel insofern, weil der Organismus für die Verdauung der Mono- und Disaccharide kaum Leistung bringen muss. Sie werden rasch resorbiert und gelangen schnell ins Blut, wo sie den Blutzuckerspiegel schlagartig in die Höhe treiben (siehe auch Kasten „Glykämischer Index"). Komplexe Kohlenhydrate werden dagegen nach und nach verdaut, verlangen dem Körper bei der Aufnahme bereits Energie ab und führen keine Blutzuckerspitzen herbei. Auch enthalten Lebensmittel wie Obst und Gemüse neben den verdaulichen Kohlenhydraten große Mengen an Ballaststoffen, die der Organismus ebenfalls benötigt (siehe Kap. 2.3).

▎Tipp für die Praxis

Je höher der Anteil an (möglichst wenig verarbeiteten) Lebensmitteln pflanzlicher Herkunft auf dem Speiseplan ist, desto optimaler ist die Kohlenhydratversorgung.

Obwohl das Angebot an Obst, Gemüse und Vollkornprodukten hierzulande groß ist und eine Bedarfsdeckung an komplexen Kohlenhydraten somit eigentlich kein Problem darstellt, erreichen weniger als 50 Prozent der Deutschen die empfohlene Aufnahme. Im Durchschnitt machen Kohlenhydrate bei uns nur etwa 40 bis 50 Prozent der Gesamtenergie aus. Sie werden auf Kosten einer zu hohen Fettzufuhr vernachlässigt.

Glykämischer Index (GI)

» Der glykämische Index (GI) gibt die blutzuckersteigernde Wirkung von Kohlenhydraten bzw. kohlenhydrathaltigen Lebensmitteln an. Der Bezugswert ist die Glucose, die einen glykämischen Index von 100 hat. Entscheidend für den Blutzuckeranstieg ist nicht nur der Kohlenhydratgehalt eines Nahrungsmittels, sondern auch die Zusammensetzung. So wird reine Glucose schnell und direkt ins Blut aufgenommen, der Blutzuckerspiegel steigt rasch an. Nahrungsmittel, die komplexe Kohlenhydrate (in erster Linie Stärke) gepaart mit Ballaststoffen enthalten, werden dagegen viel langsamer verdaut, die Kohlenhydrate kontinuierlich ins Blut aufgenommen. Dadurch steigt der Blutzuckerspiegel geringer an. Die WHO hat den glykämischen Index für die Auswahl von Kohlenhydraten im Rahmen einer gesunden Ernährung empfohlen. Lebensmittel mit niedrigem GI sind dabei zu bevorzugen.

Tab. 1.5: Kohlenhydratgehalt ausgewählter Lebensmittel. Souci Fachmann Kraut 2008

Lebensmittel	Kohlenhydrate (g/100 g)
Reis	74,1
Nudeln	69,9
Weizenvollkornbrot	40,7
Linsen	40,6
Banane	20,0
Kartoffel	14,8
Erbsen	12,3
Apfel	11,4
Erdbeeren	5,5
Vollmilch	4,7
Tomate	2,6
Kopfsalat	1,1

> ### *Beispiel*
>
> **So kann man den Kohlenhydratbedarf (KH) decken**
>
> Ein Kunde möchte von Ihnen wissen, mit welchen Lebensmitteln er seinen Kohlenhydratbedarf am besten decken kann. Er wiegt 70 Kilogramm, sollte also ca. 350 g (70 x 5) Kohlenhydrate zu sich nehmen. Folgende Beispielkombination können Sie Ihrem Kunden zur Deckung des Bedarfs nennen:
>
> 1 Portion Beerenmüsli (40 g), 150 ml fettarme Milch = ca. 30 g KH
>
> 1 Banane (150 g) = ca. 30 g KH
>
> 5 Vollkornkekse (25 g) = ca. 15 g KH
>
> 1 Portion gekochte Vollkornnudeln (200 g), Gemüse (150 g) = ca. 195 g KH
>
> 1 Handvoll Walnüsse (60 g) = ca. 5 g KH
>
> 1 Glas Orangensaft (200 ml) = ca. 20 g KH
>
> 2 Scheiben Vollkornbrot (90 g), Margarine (8 g), 2 Scheiben Edamer (60 g) = ca. 40 g KH
>
> 1 Portion grüner Salat (60 g) mit Tomaten (150 g) und Mais (50 g) = ca. 15 g KH
>
> Gesamtkohlenhydratgehalt: ca. 350 g

Folgen einer zu niedrigen Kohlenhydratzufuhr

Eine Kohlenhydratmangelerkrankung gibt es nicht. Werden zu wenige Kohlenhydrate mit der Nahrung aufgenommen, stellt sich der Energiestoffwechsel um und es wird verstärkt Fett abgebaut. Zugleich wird die Gluconeogenese (Neubildung von Glucose aus Aminosäuren) in der Leber gesteigert, wodurch vermehrt die körpereigenen Proteinspeicher geleert werden. Mögliche Symptome der Stoffwechselumstellung können Heißhungerattacken auf Süßes sein. Auch kann sich ein Kohlenhydratmangel negativ auf die Stimmung auswirken.

Gefährlich wird eine zu niedrige Kohlenhydratzufuhr, wenn sie in einer Ketoazidose mündet. Anzeichen einer Ketoazidose können Bauchschmerzen, Übelkeit und Erbrechen sowie ein typischer Acetongeruch der Atemluft sein. Unerkannt und unbehandelt kann sich daraus ein ketoazidotisches Koma entwickeln. Eine Ketoazidose ist insbesondere für Typ-I-Diabetiker, bei denen die Glucoseverwertung aufgrund eines absoluten Insulinmangels unzureichend ist, eine Gefahr.

▌Folgen einer zu hohen Kohlenhydratzufuhr

Da Kohlenhydrate vor allem der Energiegewinnung im Körper dienen, ist eine logische Konsequenz einer zu hohen Kohlenhydratzufuhr eine zu hohe Energiezufuhr mit der Folge von Übergewicht. Allerdings ist für das Risiko die Gesamtenergiezufuhr ausschlaggebend. Werden verstärkt Kohlenhydrate verzehrt und dafür weniger Fette konsumiert, ist bei einer insgesamt bedarfsgerechten Energiezufuhr nicht mit Übergewicht zu rechnen. Gegenüber dem Energieträger Fett haben Kohlenhydrate den Vorteil, dass sie weniger Energie bereitstellen. Werden komplexe Kohlenhydrate aufgenommen, tritt durch die enthaltenen Ballaststoffe und eine Dehnung der Magenwand durch die im Vergleich zu fettreichen Speisen meist voluminöseren Lebensmittel zudem schneller eine Sättigung ein. Bei Aufnahme von Kohlenhydraten in Form von Süßigkeiten, die neben Zucker in der Regel auch noch reichlich Fett enthalten, geht dieser Vorteil allerdings verloren. Die Auswahl der Lebensmittel ist für den Wert der Kohlenhydrate für den Körper daher in jedem Fall ausschlaggebend.

Das Wichtigste in Kürze

» Kohlenhydrate (Saccharide, Zucker) machen den quantitativ bedeutendsten Teil der menschlichen Nahrung aus.

» Die wichtigsten Kohlenhydrate in der Nahrung sind Stärke, Saccharose und Lactose.

» Kohlenhydrate sollten mehr als 50 Prozent der täglich zugeführten Nahrungsenergie bestreiten.

» Gute Kohlenhydratlieferanten (Obst, Gemüse, Vollkornprodukte) enthalten vor allem komplexe Kohlenhydrate und weisen einen niedrigen glykämischen Index auf.

1.4 Energie liefernde Nährstoffe: Fette

Fett findet man in der Natur sowohl in Tieren als auch in Pflanzen. In beiden liegt Fett hauptsächlich als Triglyceride vor. Daneben kommt Fett in Form von Cholesterolestern, Phospholipiden und freien Fettsäuren vor. Trigylceride bestehen aus Glycerin, das mit drei Fett-

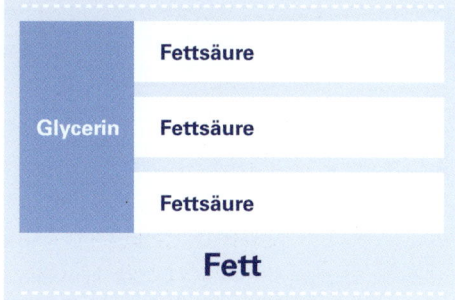

Abb.1.5: Schematischer Aufbau von Triglyceriden

säuren verestert ist (siehe Abb. 1.5). Während Glycerin eine Konstante in den Fetten ist, unterscheiden sie sich in den Fettsäuren. Diese bestimmen daher auch die Fetteigenschaft und den gesundheitlichen Wert, den ein spezielles Fett für den menschlichen Organismus hat.

▌ Einteilung und Vorkommen der Fettsäuren

Fettsäuren werden nach der Anzahl ihrer Kohlenstoffatome sowie nach dem Grad der Sättigung (siehe Tab. 1.6) unterschieden. Fettsäuren, in denen keine Doppelbindungen vorkommen, bezeichnet man als gesättigte Fettsäuren. Fettsäuren mit einer Doppelbindung in der Kette heißen einfach ungesättigte Fettsäuren oder Monoensäuren, Fettsäuren mit zwei oder mehr Doppelbindungen werden mehrfach ungesättigte Fettsäuren (Polyensäuren) genannt. Je mehr Doppelbindungen eine Fettsäure enthält, desto niedriger ist ihr Schmelzpunkt. Ungesättigte Fettsäuren werden zudem je nach Entfernung der ersten Doppelbindung vom Methylende in Omega-3- (ω-3), Omega-6- (ω-6) und Omega-9-Fettsäuren (ω-9, siehe Abb. 1.6).

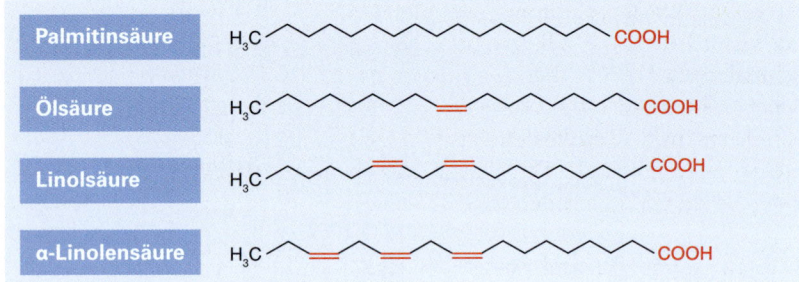

Abb. 1.6: Struktur verschiedener Fettsäuren

Tab. 1.6: Auswahl an Fettsäuren mit Kettenlänge, Zahl der Doppelbindungen, Omega-Typ und Vorkommen

Fettsäure	Zahl der C-Atome, Doppelbindungen*	Vorkommen
Gesättigt		
Essigsäure	2:0	Essig
Buttersäure	4:0	Milchfett, Schweiß
Myristinsäure	14:0	Milchfett, Fischtran, Tier- und Pflanzenfette
Palmitinsäure	16:0	Tier- und Pflanzenfette

* Nach der gängigen Schreibweise bei Fettsäuren wird vor dem Doppelpunkt die Anzahl der Kohlenstoffatome genannt, nach dem Doppelpunkt steht die Zahl der Doppelbindungen

Tab. 1.6: Auswahl an Fettsäuren mit Kettenlänge, Zahl der Doppelbindungen, Omega-Typ und Vorkommen (Fortsetzung)

Fettsäure	Zahl der C-Atome, Doppelbindungen*	Vorkommen
Einfach ungesättigt		
Palmitoleinsäure	16:1 (ω-9)	Milchfett, Fischtran, Pflanzenöle, vor allem Macadamianussöl
Ölsäure	18:1 (ω-9)	Pflanzenöle, vor allem Oliven-, Raps-, Palm-, Traubenkern- und Erdnussöl
Erucasäure	2:1 (ω-9)	Rapsöl, Senföl
Mehrfach ungesättigt		
Linolsäure	18:2 (ω-6)	Pflanzenöle, vor allem Distel-, Sonnenblumen- und Traubenkernöl
Alpha-Linolensäure	18:3 (ω-3)	Pflanzenöle, vor allem Lein-, Walnuss-, Hanf-, Raps- und Sojaöl
Eicosapentaensäure	20:5 (ω-3)	Fetter Seefisch
Docosahexaensäure	22:6 (ω-3)	Fetter Seefisch

Gesättigte Fettsäuren kommen vor allem in tierischen Fetten vor, z.B. in Butter, Sahne, Schmalz und Speck. Aber auch in pflanzlichen Fetten sind sie vertreten, z.B. in Palmkern- und in Kokosfett. Einfach und mehrfach ungesättigte Fettsäuren sind in pflanzlichen Ölen zu finden (siehe Tab. 1.6).

Während gesättigte und einfach ungesättigte Fettsäuren für den Körper nicht essenziell sind – er kann sie aus Glucose oder Aminosäuren bei Bedarf selbst synthetisieren – müssen die mehrfach ungesättigten Fettsäuren teilweise zwingend über die Nahrung zugeführt werden. Zu den essenziellen Fettsäuren gehören die Linolsäure und die Alpha-Linolensäure, die beide in pflanzlichen Ölen vorkommen, vor allem in Leinöl. Weiterhin gelten die Derivate der Linol- und Alpha- Linolensäure (Eicosapentaen- und Docosahexaensäure) als essenziell. Sie sind vor allem in fettem Seefisch enthalten.

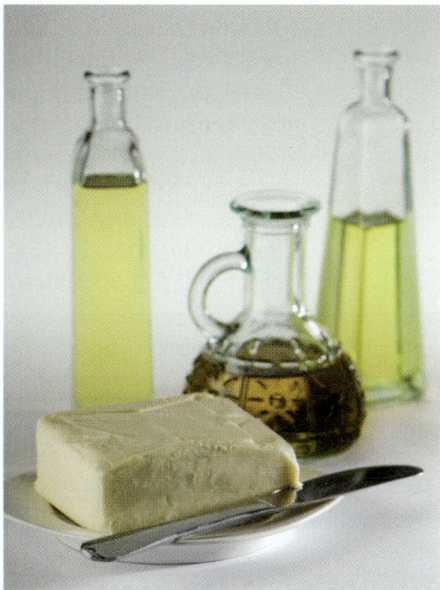

Abb. 1.7: Fett in Lebensmitteln. Tierische Produkte enthalten vor allem gesättigte Fettsäuren, pflanzliche Öle einfach und mehrfach ungesättigte Fettsäuren.
Quelle: © Dušan Zidar/fotolia.de

Was sind eigentlich Trans-Fettsäuren?

» Bei ungesättigten Fettsäuren unterscheidet man zwischen solchen mit cis-konfigurierten Kohlenstoff-Doppelbindungen und solchen mit einer trans-Konfiguration. Trans-Fettsäuren entstehen im Pansen von Wiederkäuern unter dem Einfluss von anaeroben Bakterien. Sie kommen daher natürlicherweise in Milch und Milchprodukten sowie Fleisch von Wiederkäuern vor. Darüber hinaus werden sie bei der industriellen Fetthärtung gebildet. Margarine sowie mit Back- oder Frittierfetten zubereitete Lebensmittel wie Schokolade, Kekse oder Pommes frites können daher hohe Mengen an Trans-Fettsäuren enthalten. Aus gesundheitlicher Sicht wird eine hohe Zufuhr dieser Fettsäuren mittlerweile negativ bewertet, da sie sich ungünstig auf die Blutfettzusammensetzung auswirkt. Es wird daher empfohlen, nicht mehr als ein Prozent der täglichen Nahrungsenergiemenge über Trans-Fettsäuren zuzuführen.

Funktion und Stoffwechsel der Fette

Hauptfunktion der Fette ist die Lieferung von Energie. Darüber hinaus sind Nahrungsfette Träger der fettlöslichen Vitamine A, D, E und K sowie von Geschmacks- und Aromastoffen. Im Körper werden Fette zudem als Bestandteil von Zellmembranen benötigt. Fett schützt die Organe vor mechanischen Einwirkungen, den Körper insgesamt gegen Kälte, ist an der Bildung von Vitamin D und Prostaglandinen beteiligt und Ausgangsverbindung für Gallensäuren und Hormone (Steroide). Um diese Funktionen erfüllen zu können, benötigt unser Körper einen Mindestfettanteil von 0,5 bis 1 kg Fett. Der durchschnittliche Körperfettgehalt eines erwachsenen Menschen liegt deutlich höher – und kann stark variieren. Normal ist ein Fettanteil von 8 bis 15 kg bei Männern und 10 bis 20 kg bei Frauen. Übergewichtige oder adipöse Menschen weisen teilweise ein Vielfaches davon auf.

Brennwert der Fette

» Der physiologische Brennwert der Fette beträgt 9,3 kcal (38,9 kJ) pro Gramm.

Die Verdauung der mit der Nahrung aufgenommenen Triglyceride beginnt im Mund. Die dort gebildete pharyngeale Lipase spaltet in geringem Umfang langkettige Fettsäuren (mehr als 12 C-Atome) von den Triglyceriden ab. Im Magen wird die Verdauung durch eine weitere Lipase fortgesetzt, die bevorzugt kurz- (bis zu 6 C-Atome) und mittelkettige (6 bis 12 C-Atome) Fettsäuren abspaltet. Im Dünndarm lagert sich Fett an der Oberfläche von Gallensäuren an. So präsentiert, kann die Pankreaslipase die Verdauungsarbeit der Mund- und Magenlipase optimal fortsetzen. Sie trennt noch an Triglyceriden hängende Fettsäuren ab, bis nur noch jeweils eine Fettsäure verestert ist (Monoacylglyceride). Aus Gallensäuren, freien Fettsäuren, Monoacylglyceriden, Phospholipiden und Cholesterin entstehen dann sogenannte gemischte Mizellen – kugelförmige Gebilde, in denen die Fettbestandteile enthalten sind. Die Mizellen lagern sich an der Bürstensaummembran des Dünndarms an und geben ihren Inhalt an die Darmzellen ab. Teilweise erfolgt die Resorption der Fettbestandteile passiv, teilweise ist der Transport an Carrier gekoppelt. In den Darmzellen werden Monoacylglyceride und Fettsäuren wieder zu Triglyceriden verestert. Im Blut wird Fett dann an Lipoproteine gebunden transportiert (siehe Abb. 1.8). Etwa 80 Prozent des resorbierten Fettes wandert zur

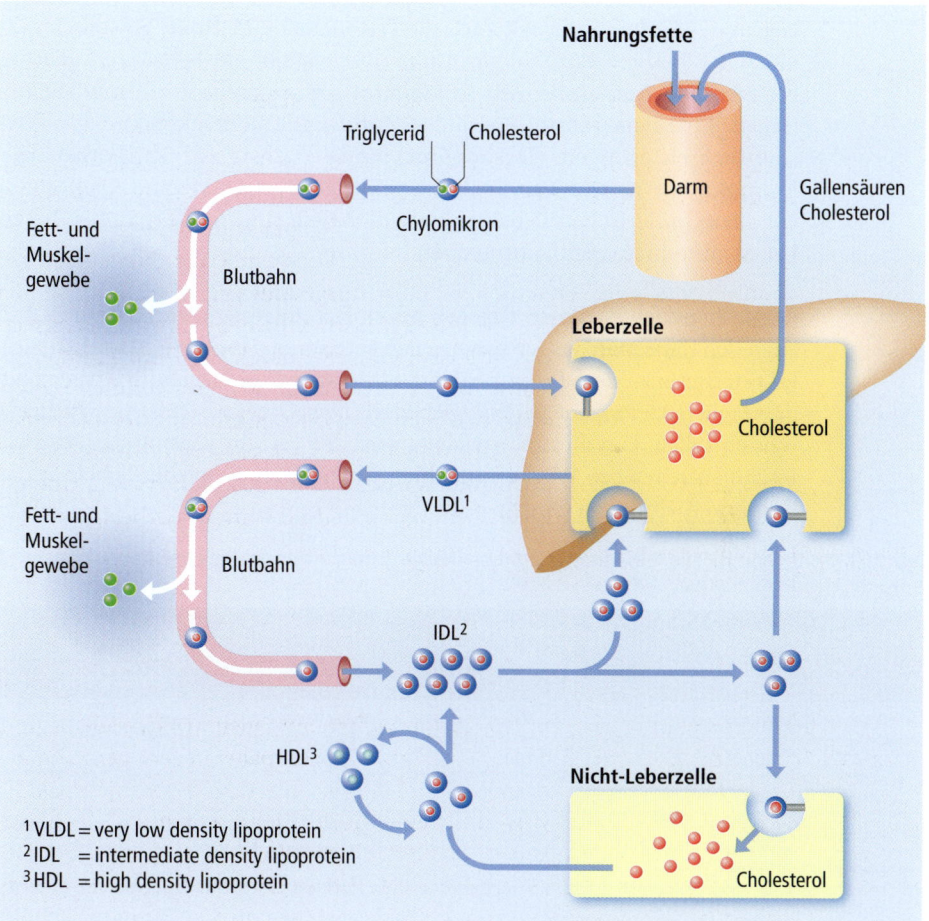

Abb. 1.8: Schematische Darstellung des Lipoproteinstoffwechsels. Nach Thews, Mutschler, Vaupel

Muskulatur und zum Fettgewebe, wo es aufgenommen und zur Energiegewinnung verwendet bzw. als Energiereserve gespeichert wird.

| Fettbedarf

Über Fett sollten nicht mehr als 30 Prozent der täglichen Nahrungsenergie zugeführt werden (siehe Tab. 1.7). Bei einer Gesamtenergiezufuhr von 2400 kcal wären dies z. B. 80 g Fett. Einen Mehrbedarf haben Säuglinge, Kinder und Jugendliche bis zum 15. Lebensjahr, Schwangere und Stillende sowie Schwerstarbeiter.

Neben der Fettmenge spielt auch die Fettqualität eine Rolle. So sollten maximal 10 Prozent der Energiezufuhr durch gesättigte Fettsäuren gedeckt werden. Die Aufnahme von Cholesterol sollte maximal 300 mg/Tag betragen. Eine längerfristig überhöhte Zufuhr gilt als Risikofaktor für Fettstoffwechselstörungen (Dyslipoproeinämien) sowie für kardiovaskuläre Erkrankungen (siehe Kap. 7.1). Da gesättigte Fettsäuren und Cholesterol vor allem in tierischen Lebensmitteln enthalten sind, sollte man bei diesen Lebensmitteln Zurückhaltung üben.

Gerne zugreifen darf man dagegen bei einfach ungesättigten Fettsäuren und zugreifen muss man bei den essenziellen Fettsäuren. Um den Bedarf essenzieller Fettsäuren zu decken, empfiehlt die Deutsche Gesellschaft für Ernährung, dass täglich 0,5 Prozent des Energiebedarfs über Omega-3-Fettsäuren gedeckt werden sollen. Um dies zu erreichen, wird der Verzehr von mindestens zwei Fischmahlzeiten pro Woche empfohlen. Eine weitere Empfehlung betrifft das Zufuhrverhältnis von Omega-6- zu Omega-3-Fettsäuren. Es soll bei 5:1 liegen.

Tab. 1.7: Richtwerte für die Gesamtfettzufuhr sowie die Zufuhr essenzieller Fettsäuren (Angaben in Prozent der Gesamtenergiezufuhr). DGE 2008

Alter	Gesamtfettzufuhr	Essenzielle Omega-6-Fettsäuren	Essenzielle Omega-3-Fettsäuren
0 bis unter 4 Monate	45–50	4,0	0,5
4 bis unter 12 Monate	35–45	3,5	0,5
1 bis unter 4 Jahre	30–40	3,0	0,5
4 bis unter 15 Jahre	30–35	2,5	0,5
Jugendliche und Erwachsene	30	2,5	0,5
Schwangere ab dem 4. Monat	30–35	2,5	0,5
Stillende	30–35	2,5	0,5

Beispiel

So kann man den Fettbedarf decken

Unser Beispielkunde aus Kapitel 1.3 möchte von Ihnen wissen, wie er seinen Fettbedarf sinnvoll decken kann. Ausgehend von einem Gesamtenergiebedarf von 2600 kcal/d sollte er maximal 85 g Fett zu sich nehmen. Der Speiseplan für die Kohlenhydratversorgung eignet sich auch für die Fettversorgung:

1 Portion Beerenmüsli (40 g), 150 ml fettarme Milch = ca. 6 g Fett

1 Banane (150 g) = ca. 0,3 g Fett

5 Vollkornkekse (25 g) = ca. 4 g Fett

1 Portion gekochte Vollkornnudeln (200 g), Gemüse (150 g) = ca. 2 g Fett

1 Handvoll Walnüsse (60 g) = ca. 38 g Fett

1 Glas Orangensaft (200 ml) = ca. 0,4 g Fett

2 Scheiben Vollkornbrot (90 g) Margarine (8 g), Edamer (30 % Fett i. Tr., 60 g) = 17 g Fett

1 Portion grüner Salat (60 g) mit Tomaten (150 g) und Mais (50 g) = ca. 2 g Fett

Gesamtfettgehalt: 70 g

Wenn Ihr Kunde an die Nudeln und das Gemüse nun noch einen halben Esslöffel Olivenöl und an seinen Salat einen halben Löffel Rapsöl gibt, ist er ausreichend mit essenziellen Fettsäuren versorgt, ohne seinen Fettbedarf zu überschreiten (1 El Öl = 15 ml = ca. 15 g Fett)

Folgen eines zu niedrigen Fettkonsums

Eine zu geringe Fettzufuhr aufgrund eines zu geringen Angebots ist bei uns praktisch unmöglich. Geringe Fettmengen werden entweder aufgrund einer chronischen Fettmalabsorption oder bewusst durch eine fettreduzierte Diät zugeführt. Die dadurch erzielte niedrige Energiezufuhr wird bei gleichzeitig hohem Kohlenhydrat- und Proteinverbrauch problemlos ausgeglichen, bei einer reduzierten Gesamtenergiezufuhr kommt es zum Abbau von Fettund Muskelmasse.

Auch ein Mangel an essenziellen Fettsäuren tritt bei uns selten auf, ist bei einer chronischen Fettverdauungsstörung oder einer schlecht eingestellten künstlichen Ernährung jedoch möglich. Bei einem Mangel an Omega-6-Fettsäuren können Hautekzeme, eine Fettleber, Anämie, Infektanfälligkeit, Wundheilungsstörungen und Wachstumsverzögerungen auftreten. Ein Mangel an Omega-3-Fettsäuren kann zu Sehstörungen, Muskelschwäche, Zittern und Störungen der Oberflächen- und Tiefensensibilität führen.

Folgen eines zu hohen Fettkonsums

Im Durchschnitt liegt der Fettanteil in Deutschland bei 35 bis 40 Prozent der Energiezufuhr und ist damit eindeutig zu hoch. Die Folgen sind Übergewicht, Adipositas und damit verbundene Folgeerkrankungen wie Diabetes mellitus und Atherosklerose. Übergewicht und Adipositas haben in den vergangenen Jahren stark zugenommen und zählen mittlerweile zu den Hauptproblemen unseres Gesundheitswesens. Mehr als die Hälfte der Deutschen ist bereits zu dick, jeder Fünfte ist sogar adipös. Besonders bedenklich ist, dass nicht nur Erwachsene von Übergewicht betroffen sind, sondern auch immer mehr Kinder.

Das Wichtigste in Kürze

» Fette kommen in der Natur vor allem als Trigylceride vor, bestehend aus Glycerin und drei Fettsäuren. Die Fetteigenschaft bestimmen die Fettsäuren, die sich in ihrer Kettenlänge und dem Sättigungsgrad unterscheiden.

» Gesättigte Fettsäuren kommen vor allem in tierischen Lebensmitteln wie Butter, Sahne und fettem Fleisch vor, ungesättigte Fettsäuren in pflanzlichen Lebensmitteln wie fettreichen Samen und Nüssen.

» Gesättigte Fettsäuren sollte man eher meiden, einfach ungesättigte und mehrfach ungesättigte (essenzielle) Fettsäuren bevorzugen.

» Die tägliche Fettzufuhr sollte 30 Prozent des Tagesenergiebedarfs nicht überschreiten. Die Zufuhr an gesättigten Fettsäuren nicht mehr als 10 Prozent der Energie ausmachen. 0,5 Prozent der Tagesenergiezufuhr sollte aus Omega-3-Fettsäuren bestehen. Das Verhältnis von Omega-3- zu Omega-6-Fettsäuren sollte bei 5:1 liegen.

1.5 Energie liefernde Nährstoffe: Proteine

Proteine, umgangssprachlich Eiweiße, sind hochmolekulare organische Moleküle, die in allen Lebewesen vorkommen und viele Funktionen erfüllen. Den Begriff Protein (griechisch protos: erstrangig) prägte 1838 der schwedische Chemiker Jöns Jakob Berzelius. Er wollte damit die besondere Bedeutung der Proteine für die Lebewesen hervorheben.

Struktur der Proteine

Aufgebaut sind Proteine aus Peptidketten, die sich wiederum aus Aminosäuren zusammensetzen. Jede Aminosäure besteht aus einer Carboxyl- und einer Aminogruppe sowie einem für sie spezifischen Rest. 20 verschiedene Aminosäuren bilden die menschlichen Proteine (siehe Tab. 1.8). Acht davon – Isoleucin, Leucin, Lysin, Methionin, Phenylalanin, Threonin, Tryptophan und Valin – kann der Mensch nicht selbst synthetisieren. Sie sind also essenziell und müssen mit der Nahrung zugeführt werden. Bei Säuglingen und Kleinkindern gilt dies noch für zwei weitere Aminosäuren: Arginin und Histidin.

Die einzelnen Aminosäuren in einem Peptid sind über eine sogenannte Peptidbindung kettenartig aneinandergereiht. Dabei ist die Carboxylgruppe der einen Aminosäure mit der Aminogruppe der folgenden Aminosäure verbunden. Proteine besitzen eine dreidimensionale Struktur, die durch Wasserstoffbrücken zwischen bestimmten Aminosäuren entsteht. Am häufigsten sind die schraubig gewundene Alpha-Helix und die wellenförmige Beta-Faltblattstruktur (siehe Abb. 1.9).

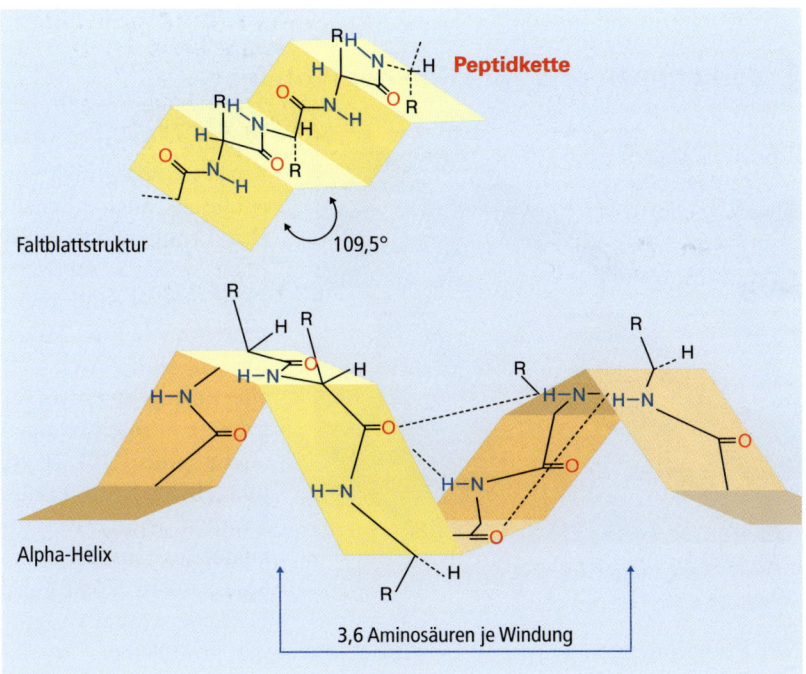

Abb. 1.9: Dreidimensionale Struktur von Proteinen. Alpha-Helix und Beta-Faltblattstruktur

Tab. 1.8: Die 20 Aminosäuren

Nicht essenzielle Aminosäuren	Essenzielle Aminosäuren
Alanin	Isoleucin
Arginin*	Leucin
Asparagin	Lysin
Asparaginsäure	Methionin
Cystein	Phenylalanin
Glutamin	Threonin
Glutaminsäure	Tryptophan
Glycin	Valin
Histidin*	
Prolin	
Serin	
Tyrosin	

* Arginin und Histidin sind bei Säuglingen und Kleinkindern ebenfalls essenziell.

▌ Vorkommen und Funktion der Proteine

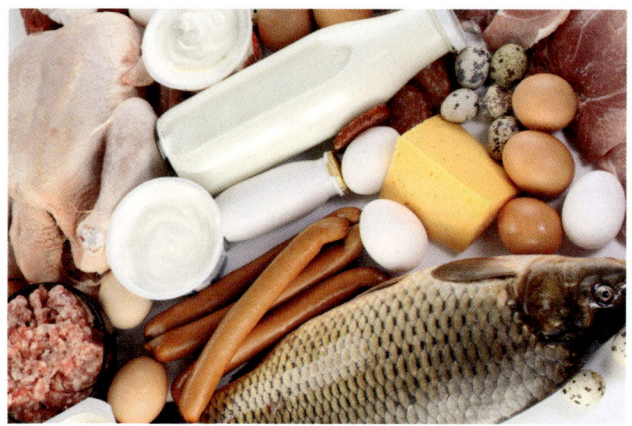

Abb. 1.10: Eier, Milch, Fleisch und Fisch sind gute Proteinlieferanten. Quelle: © volff/fotolia.de

Proteine können dem Körper sowohl über tierische als auch pflanzliche Lebensmittel zugeführt werden. Tierische Lebensmittel sind meist proteinreich. Eier, Milch, Fleisch und Fisch, sie alle liefern dem Körper größere Proteinmengen (siehe Abb. 1.10). Gute pflanzliche Proteinlieferanten sind Hülsenfrüchte, insbesondere Soja. Auch Nüsse und Getreide enthalten größere Proteinmengen. Obst und Gemüse sind dagegen proteinarm.

Im menschlichen Körper gibt es vermutlich über eine Million verschiedene Proteinmoleküle. Sie wirken als

- Enzyme (z. B. Pepsin, Trypsin),

- Hormone (z. B. Insulin),
- Transportproteine (z. B. Hämoglobin oder Lipoproteine),
- kontraktile Proteine (Aktin, Myosin),
- Rezeptorproteine (Membranrezeptoren),
- Speicherproteine (z. B. Ferritin),
- Antikörper der Immunabwehr (Immunglobuline),
- Strukturproteine in Gerüst- und Stützsubstanzen (z. B. Keratin, Kollagen, Fibrin),
- Energielieferanten.

Ein Gramm Protein führt dem Körper 4,1 kcal = 17,2 kJ zu, also genauso viel wie ein Gramm Kohlenhydrate. Proteine werden zur Energiegewinnung allerdings nur dann herangezogen, wenn sie in überschüssigen Mengen zugeführt werden bzw. wenn nicht genügend Kohlenhydrate und Fette als Energielieferanten vorhanden sind.

Verdauung und Stoffwechsel der Proteine

Die Proteinverdauung beginnt im Magen. Durch den sauren Magensaft werden die Nahrungsproteine zunächst denaturiert, das heißt ihre räumliche Struktur wird aufgebrochen, sodass die dreidimensionalen „Proteinknäuel" sich öffnen und den Verdauungsenzymen eine größere Angriffsfläche bieten. Im Magensaft befindliches Pepsin spaltet dann im Inneren der Proteine Bindungen auf (wirkt als Endopeptidase), sodass aus den Proteinen Polypeptide werden. Im Dünndarm wird die Verdauung durch End- ound Exopeptidasen (spalten endständige Aminosäuren ab) aus der Bauchspeicheldrüse und von der Darmschleimhaut gebildetem Sekret fortgesetzt. Die Resorption über die Dünndarmzotten ins Blut erfolgt hauptsächlich in Form von freien Aminosäuren sowie Di- oder Tripeptiden. Ganze Proteine werden nur in sehr geringer Menge resorbiert. Zentralorgan für den Proteinstoffwechsel ist die Leber. Hierhin werden die aufgenommenen Proteinbestandteile daher zunächst auch über die Pfortader transportiert und dann zur weiteren Verwendung im Körper verteilt. Bei einem hohen Aminosäureangebot durch die Nahrung wird der Überschuss von der Leber zum größten Teil zu Harnstoff abgebaut und renal, das heißt über die Niere, ausgeschieden. Nicht resorbiertes Nahrungseiweiß und in das Darmlumen sezernierte Proteine gelangen in den Stuhl.

In erster Linie dienen Nahrungsproteine dem Aufbau von körpereigenen Proteinen. Mit den Aminosäuren liefern sie die notwendigen Bausteine für deren Synthese. Zellen und damit die enthaltenen Proteinbausteine unterliegen einem ständigen Auf- und Abbau. Da Proteine anders als Fette und Kohlenhydrate nicht aus anderen Nährstoffen synthetisiert werden können, sind die Proteinreserven im Organismus von der Proteinzufuhr durch die Nahrung abhängig.Wegen des hohen Proteinumsatzes bedarf es eines zusätzlichen „Aminosäurerecyclings", dafür sind Aminosäurepools in Plasma, Muskel und Leber von großer Bedeutung. Insgesamt ist der Pool an freien Aminosäuren im Organismus mit etwa 45 g eher klein. Ca. 1 g davon befindet sich im Blutplasma, 2 bis 4 g in der Leber und ca. 40 g in der Muskulatur.

Proteinbedarf

Die Deutsche Gesellschaft für Ernährung empfiehlt für Erwachsene eine tägliche Aufnahme von 0,8 g Protein pro Kilogramm Körpergewicht (siehe Tab. 1.9). Diese Menge entspricht etwa 8 bis 10 Prozent der täglichen Gesamtenergiezufuhr. Bei einer Ernährungsweise, die tierische Lebensmittel beinhaltet (also Gemischtkost sowie lacto- und ovo-lacto-vegetarische Kost), ist die Zufuhr dieser Menge in der Regel kein Problem.Die tatsächliche Proteinzufuhr liegt in den westlichen Industrieländern häufig sogar über den Empfehlungen. Auch Veganer, die jegliche Zufuhr von tierischen Lebensmitteln ablehnen, können sich bei sorgfältiger Ernährungsgestaltung ausreichend mit Proteinen bzw. essenziellen Aminosäuren versorgen (siehe Kap. 3.7). Kleinkinder erreichen bei veganer Kost allerdings keine Bedarfsdeckung, weshalb man bei ihnen von dieser Ernährungsform absehen sollte.

Tab. 1.9: Empfohlene tägliche Proteinzufuhr. Modifiziert nach DGE 2008

Gruppe	Alter	Proteinzufuhr g/kg[1] KG/Tag
Säuglinge	0 bis unter 1 Monat	2,7
	1 bis unter 2 Monate	2,0
	2 bis unter 4 Monate	1,5
	4 bis unter 6 Monate	1,3
	6 bis unter 12 Monate	1,1
Kinder	1 bis unter 4 Jahre	1,0
	4 bis unter 15 Jahre	0,9
Jugendliche und Erwachsene	15 bis unter 19 Jahre	0,9 (Jungen), 0,8 (Mädchen)
	Ab 19 Jahre	0,8
	Schwangere ab dem 4. Monat	58 g Protein pro Tag
	Stillende[2]	63 g Protein pro Tag

[1] Bezogen auf das Referenzgewicht
[2] Ca. 2 g Proteinzulage pro 100 g sezernierte Milch

Neben der insgesamt zugeführten Proteinmenge kommt es auch auf die Proteinzusammensetzung an. Sie bestimmt die biologische Wertigkeit eines Nahrungseiweißes.

Biologische Wertigkeit

» Die biologische Wertigkeit gibt an, wie viel Gramm Körpereiweiß aus 100 g Nahrungseiweiß aufgebaut werden können, ist also ein Ausdruck für die Proteinqualität. Körpereiweiß kann nur aufgebaut werden, wenn alle dafür benötigten Aminosäuren im richtigen Verhältnis vorliegen. Maßgeblich ist der gehalt eines Nahrungsproteins an essenziellen Aminosäuren. Die in geringster Menge vorliegende Aminosäure (als limitierende Aminosäure bezeichnet) bestimmt die biologische Wertigkeit. Ein Lebensmittel mit einer ungünstigen Aminosäurenzusammensetzung kann somit reich an Protein sein, jedoch eine geringe biologische Wertigkeit besitzen, was seinen Ernährungswert schmälert. Tierische Proteine sind meist hochwertiger als pflanzliche. Von Vorteil ist es, verschiedene Proteinträger zu kombinieren, da sich so die Wertigkeit steigern lässt. Günstige Kombinationen sind z. B. Kartoffeln mit Ei, Milch mit Getreide, Hülsenfrüchte mit Fleisch sowie Bohnen mit Mais.

Tab. 1.10: Proteingehalt ausgewählter Lebensmittel und ihre biologische Wertigkeit. Spegg 2013

Lebensmittel	Proteingehalt (g/100 g)	Biologische Wertigkeit (%)
Hühnerei (Vollei)	13	100 (Referenzwert)
Milch	3,5	86
Rindfleisch	19	87
Schweinefleisch	14	84
Huhn	21	83
Dorsch	18	92
Hering	18	81
Weizenmehl, Typ 405	11	39
Roggenmehl, Typ 1800	11	62
Reis, poliert	7	64
Eierteigwaren	13	30
Sojabohnen	37	76
Bohnen, grün	2	63
Erbsen	7	37
Kartoffeln	2	67
Möhren	1	36

Folgen einer zu niedrigen Proteinzufuhr

Ein Proteinmangel geht meist Hand in Hand mit einem Energiemangel. Man bezeichnet einen derart kombinierten Mangel als Marasmus. Er führt zum Abbau der Energie- und Proteinreserven des Körpers. Ein Marasmus kann Folge einer Diät oder Fastenkur sein oder aufgrund einer Malabsorption auftreten. Angesichts des Nahrungsmittelangebots sollte ein kombinierter Protein- und Energiemangel hierzulande eigentlich kein Problem darstellen. Er kann jedoch bei älteren Menschen in Pflegeheimen beobachtet werden, die aus unterschiedlichen Gründen zu wenig Nahrung zu sich nehmen (Kap. 3.5).

In Entwicklungsländern ist ein Protein-Energie-Mangel ein häufiges Problem. So ist z. B. Kwashiorkor darauf zurückzuführen. Die Krankheit tritt bei Kindern auf, in der Regel beim Übergang von Muttermilch zu normaler Kost, die häufig proteinarm und vor allem arm an bestimmten essenziellen Aminosäuren ist. Kwashiorkor äußert sich in einem charakteristischen Hungerbauch, der durch Wassereinlagerungen und eine vergrößerte Leber verursacht wird. Daneben treten Hautveränderungen, Wachstumsstörungen, Durchfall und Gewichtsverlust auf.

Da die Halbwertszeit von Proteinen im Herzmuskel geringer ist als die der Skelettmuskulatur, ist besonders der Herzmuskel durch einen Proteinmangel gefährdet und das Risiko für einen plötzlichen Herztod groß. Weiterhin wirkt sich ein Proteinmangel negativ auf das Immunsystem aus und führt zu einer erhöhten Infektanfälligkeit.

Folgen einer zu hohen Proteinzufuhr

Eine über längere Zeit andauernde zu hohe Proteinzufuhr wirkt sich insbesondere auf die Niere negativ auf. Mit steigender Proteinzufuhr steigt die Menge an ausscheidungspflichtigen Produkten des Proteinstoffwechsels. Parallel dazu steigt die glomeruläre Filtrationsrate. Auch kommt es zu einer erhöhten Calciumausscheidung über die Niere, die sich negativ auf die Calciumbilanz und auf die Knochengesundheit auswirkt sowie die Gefahr der Bildung von Calciumoxalatsteinen in der Niere birgt. Ein erhöhter Proteinkonsum führt darüber hinaus zu einer leichten metabolischen Azidose (Übersäuerung), die sich möglicherweise negativ auf die Skelettmuskelmasse auswirkt und als unabhängiger Risikofaktor für die Entstehung eines Kolonkarzinoms gilt. Vergessen wird häufig, dass eine hohe Proteinzufuhr selbst eine erhöhte Energiezufuhr darstellt und außerdem in der Regel auch mit einer erhöhten Fettzufuhr einhergeht, also ein Risiko für Übergewicht und Adipositas ist. Als tolerierbare Obergrenze der täglichen Proteinzufuhr gelten derzeit 2 g/kg KG, also ca. 120 g für Frauen und 140 g für Männer.

Beispiel

Unser Beispielkunde aus Kapitel 1.3 möchte von Ihnen wissen, wie er seinen Proteinbedarf am besten decken kann. Er benötigt 56 g Proteine am Tag (70 x 0,8). Diese Menge erreicht er mit dem Tagesplan, den Sie ihm für die Kohlenhydratversorgung gemacht haben, gut:

1 Portion Beerenmüsli (40 g), 150 ml fettarme Milch = ca. 11 g Proteine

1 Banane (150 g) = ca. 0,2 g Proteine

5 Vollkornkekse (25 g) = ca. 2 g Proteine

1 Portion gekochte Vollkornnudeln (200 g), Gemüse (150 g) =
ca. 12 g Proteine

1 Handvoll Walnüsse (60 g) = ca. 9 g Proteine

1 Glas Orangensaft (200 ml) = ca. 1 g Proteine

2 Scheiben Vollkornbrot (90 g), Margarine (8 g), 2 Scheiben Edamer (60 g) =
ca. 22 g Proteine

1 Portion grüner Salat (60 g) mit Tomaten (150 g) und Mais (50 g) =
ca. 4 g Proteine

Gesamtproteingehalt: 61 g

Das Wichtigste in Kürze

» Proteine kommen in allen Lebewesen vor und erfüllen viele Funktionen im Körper.
» Proteine bestehen aus Aminosäuren. 20 Aminosäuren bilden die menschlichen Proteine, 8 davon sind essenziell.
» Erwachsene sollten täglich 0,8 g Proteine pro kg Körpergewicht zu sich nehmen.
» Neben der Proteinmenge spielt die Proteinqualität eine Rolle. Sie wird über die biologische Wertigkeit definiert.
» Tierische Proteine sind meist hochwertiger als pflanzliche. Steigern lässt sich die biologische Wertigkeit durch Kombination verschiedener Proteinträger.

Übungen

Fragen

1.1: Welches Enzym ist im Speichel enthalten?
a) Plasmin
b) Pepsin
c) Ptyalin

1.2: Was wird in den Hauptzellen der Magenschleimhaut gebildet?
a) Intrinsic-Faktor
b) Pepsinogen
c) Bicarbonatreiches Sekret

1.3: Welche Energiekomponente spielt für den Gesamtumsatz die kleinste Rolle?
a) Grundumsatz
b) Leistungsumsatz
c) Nahrungsinduzierte Thermogenese

1.4: Was gilt für den Leistungsumsatz bei Kälte?
a) Er ist erhöht, um die Körpertemperatur aufrechtzuerhalten
b) Er ist genauso groß wie bei Indifferenztemperatur
c) Er ist erniedrigt, weil der Stoffwechsel bei Kälte gedrosselt ist.

1.5: Tierische Lebensmittel enthalten vor allem:
a) Gesättigte Fettsäuren
b) Einfach ungesättigte Fettsäuren
c) Mehrfach ungesättigte Fettsäuren

1.6: Wie sollte das Verhältnis von Omega-3- zu Omega-6-Fettsäuren sein?
a) 1:3
b) 1:5
c) 1:7

1.7: Wie hoch ist der physiologische Brennwert von Kohlenhydraten?
a) 9,3 kcal/g
b) 7,0 kcal/g
c) 4,1 kcal/g

1.8: Welcher der genannten Zucker ist ein Monosaccharid?
a) Saccharose
b) Galactose
c) Lactose

Übungen

1.9: *Welche der genannten Aminosäuren ist für den Menschen essenziell?*
a) Serin
b) Tryptophan
c) Tyrosin

1.10: Wie ist die biologische Wertigkeit eines Proteins definiert?
a) Sie gibt an, wie viel Gramm Körpereiweiß aus 100 g Nahrungseiweiß aufgebaut werden können.
b) Sie gibt an, wie viel Gramm von 100 g Nahrungseiweiß resorbiert werden können.
c) Sie gibt an, wie viel Energie aus 100 g Nahrungseiweiß gebildet werden kann.

Lösungen siehe Anhang.

2. Mikronährstoffe

Neben den Energie liefernden Nährstoffen benötigt unser Körper noch eine Reihe weiterer Nährstoffe. Dazu gehören Vitamine, Mineralstoffe, Ballaststoffe und sekundäre Pflanzenstoffe. Wie viel davon sollte man zu sich nehmen und wo sind sie in der Nahrung zu finden? Welche Funktionen erfüllen sie im Körper, was passiert bei einer zu hohen bzw. einer zu niedrigen Zufuhr und welche Personengruppen brauchen mehr davon als andere? Um diese Fragen geht es in Kapitel 2.

2.1 Vitamine

Zu Beginn des 20. Jahrhunderts wurden die 13 Vitamine entdeckt, die für den Menschen als essenziell gelten. Kurze Zeit später erfolgte ihre Isolierung und die Aufklärung der Struktur. Die Bezeichnung Vitamin setzt sich aus Vita = Leben und Amine = stickstoffhaltig zusammen. Sie wurde gewählt, weil man ursprünglich davon ausging, dass es sich bei Vitaminen chemisch betrachtet um eine einheitliche Substanzgruppe handelt. Mittlerweile weiß man, dass Vitamine einen recht unterschiedlichen chemischen Aufbau haben – die Bezeichnung ist ihnen dennoch geblieben.

▌ Einteilung und Funktion der Vitamine

Man unterscheidet fettlösliche und wasserlösliche Vitamine (Bedarf und Vorkommen siehe Tab. 2.1). Zu den fettlöslichen Vitaminen zählen die Vitamine A, D, E und K, zu den wasserlöslichen Vitaminen gehören die Vitamine B_1, B_2, B_6, B_{12}, C sowie Folsäure, Biotin, Niacin und die Pantothensäure. Fett- und wasserlösliche Vitamine unterscheiden sich in Absorption, Transport, Speicherung und Ausscheidung. So wird für wasserlösliche Vitamine, abgesehen von Vitamin B_{12}, kein Speicher im Körper angelegt. Mit der Nahrung zu viel aufgenommene wasserlösliche Vitamine werden ausgeschieden. Fettlösliche Vitamine werden dagegen in teilweise großer Menge im Fettgewebe und in der Leber gespeichert. Eine überhöhte Zufuhr ist bei diesen Vitaminen daher auch deutlich kritischer als bei wasserlöslichen.

Anders als die Kohlenhydrate, Fette und Eiweiße dienen Vitamine dem Körper nicht als Energielieferanten und auch nicht zum Aufbau von Geweben und Organen. Sie sind für die Steuerung des Stoffwechsels notwendig, wobei die verschiedenen Vitamine hier sehr unterschiedliche Aufgaben erfüllen.

Tab. 2.1: Vorkommen und Bedarf (Empfehlung der DGE für Erwachsene) der verschiedenen Vitamine. Nach DGE 2013

Vitamin	Bedarf	Vorkommen
A (Retinol)	0,8–1 mg Retinol-Äquivalent [1]	Leber, Eigelb, Vollmilch, Butter, Käse, Thunfisch (Vorstufen: Gemüse wie Karotten, Spinat, Broccoli)
D (Calciferole)	20 µg [2]	fetter Seefisch, Leber, Eigelb, Milchprodukte
E (Tocopherole)	12–14 mg RRR-α-Tocopherol-Äquivalent [3]	Samen und Nüsse sowie daraus hergestellte Öle, z. B. Sonnenblumenöl
K (Phyllochinone)	60–70 µg	Grüne Gemüsesorten, Getreide, Eier, Milch und Milchprodukte
B_1 (Thiamin)	1–1,2 mg	Schweinefleisch, Leber, Vollkornprodukte, Hülsenfrüchte
B_2 (Riboflavin)	1,2–1,4 mg	Milch und Milchprodukte, Leber, Fisch, Eier, Vollkornprodukte
B_6 (Pyridoxin, Pyridoxamin, Pyridoxal)	1,2–1,5 mg	Fleisch, Fisch, Hülsenfrüchte, Vollkornprodukte, Bananen
B_{12} (Cobalamine)	3 µg	Fleisch, Fisch, Eier, Milchprodukte
Niacin (B_3)	13–16 mg-Äquivalent [4]	Fleisch, Innereien, Vollkornprodukte, Hülsenfrüchte, Nüsse, Bohnenkaffee
Pantothensäure (B_5)	6 mg	Leber, Fleisch, Gemüse, Vollkornprodukte
Biotin (B_7, H)	30–60 µg	Sojabohnen, Haferflocken, Eigelb, Nüsse, Innereien
C (Ascorbinsäure)	100 mg	Obst, Gemüse
Folsäure	300 µg Folsäure-Äquivalent [5]	Gemüse, Hülsenfrüchte, Leber

[1] 1 mg Retinol-Äquivalent = 6 mg all-trans-Betacarotin = 12 mg andere Provitamin-A-Carotinoide, 1 IE = 0,3 µg Retinol
[2] 1 µg Vitamin D = 1 µg Calciferol = 40 IE Vitamin D; Empfehlung bei fehlender endogener Synthese
[3] 1 mg RRR-α-Tocopherol-Äquivalent = 1 mg RRR-δ-Tocopherol = 2 mg RRR-α-Tocopherol = 4 mg RRR-γ-Tocopherol = 100 mg RRR-δ-Tocopherol = 3,3 mg RRR-α-Tocotrienol = 1,49 IE
[4] 1 mg Niacin-Äquivalent = 60 mg Tryptophan
[5] Berechnet nach der Summe folatwirksamer Verbindungen in der üblichen Nahrung

Vitamin A

Vitamin A (Retinol) kommt nur in tierischen Lebensmitteln vor. Pflanzliche Lebensmittel enthalten Carotinoide. Die auch als Provitamin A bezeichneten Verbindungen, von denen Betacarotin die bekannteste ist, werden im menschlichen Organismus zur aktiven Vitaminform umgewandelt.

Funktion: Vitamin A ist für das Zellwachstum und die -regeneration von Bedeutung und somit auch für die Entwicklung des Embryos wichtig. Es hält die Haut und die Schleimhaut geschmeidig und fördert die Wundheilung. Als Bestandteil der Pigmentmoleküle der Netzhaut ist Vitamin A am Sehvorgang beteiligt. Insbesondere wird es für das Dämmerungs- und das Farbsehen benötigt. Weiterhin ist Vitamin A am Knochenaufbau und am Aufbau der roten Blutkörperchen beteiligt.

Mangel: Ein Vitamin-A-Mangel äußert sich in einer Austrocknung und Verhornung der (Schleim-)Haut, schlechter Dämmerungssicht bis hin zur Nachtblindheit, brüchigen Haaren und Fingernägeln, Appetitlosigkeit, Gewichtsverlust sowie einer Überfunktion der Schilddrüse. Bei Kindern ist das Wachstum verzögert.

Zu den Risikogruppen für einen Vitamin-A-Mangel gehören Personen, die aufgrund einer chronischen Infektion oder vermehrter Regenerationsprozesse einen Mehrbedarf haben, Menschen mit Darmerkrankungen, die zu einer verminderten Resorption führen, Patienten mit parenteraler Ernährung, Alkoholiker sowie Kinder, da ihre Leber weniger Vitamin A speichern kann.

Überschuss: Bei Aufnahme von ca. 1 Mio. IE Vitamin A treten Symptome wie Kopfschmerzen, Schwindel, Benommenheit und Erbrechen auf. Bei längerer exzessiver Zufuhr von 3,5 Mio. IE kommt es zu Haarausfall, Leber- und Milzschwellung, Hepatitis und Hypercalcämie. Bei Kindern liegt die akut toxische Dosis zwischen 300.000 und 900.000 IE Vitamin A.

Prävention und Therapie: Eine gute Vitamin-A- bzw. Carotinoid-Versorgung ist für die Knochen- und Augengesundheit wichtig. Eine unzureichende Versorgung wird zudem mit einem erhöhten Risiko für viele Arten von Krebs in Zusammenhang gebracht.

Abkömmlinge des Vitamin A – Retinoide – werden bei der Behandlung der akuten promyelozytischen Leukämie (APL) eingesetzt. Ein weiteres Einsatzgebiet sind Hauterkrankungen.

Vitamin A selbst wird als Behandlungsoption bei der Retinitis pigmentosa diskutiert. Ein weiteres in der Diskussion befindliches therapeutisches Einsatzgebiet ist das prämenstruelle Syndrom.

Vitamin A und Retinoide

» Die therapeutische Gabe von Vitamin A oder Retinoiden sollte aufgrund der Nebenwirkungen und der Toxizität nur unter ärztlicher Kontrolle erfolgen. Insbesondere müssen Frauen im gebärfähigen Alter unbedingt auf das hohe teratogene Risiko hingewiesen werden.
Bei Menschen mit einem hohen Risiko für Lungenkrebs (Raucher) sollte die Gabe hoher Dosen von Vitamin A oder Betacarotin vermieden werden, da das Risiko sich dadurch noch erhöht.

Tipp für die Praxis

Vitamin A wird aus geriebener Karotte besser aufgenommen als beim Kauen einer ganzen Karotte. Zur optimalen Verwertung sollte Immer ein bisschen Fett parallel verzehrt werden, z. B. ein Käsebrot dazu essen. Ideal ist ein Möhren-Milch-Mix!

Vitamin D

Vitamin D ist der Oberbegriff für die Gruppe der Calciferole. In pflanzlichen Lebensmitteln kommt Ergocalciferol (Vitamin D₂), in tierischen Lebensmitteln Cholecalciferol (Vitamin D₃) vor. Der menschliche Organismus kann aus der Vorstufe Dehydrocholesterin in der Haut unter UV-Licht- Einfluss selbst Vitamin D₃ synthetisieren.

Funktion: Vitamin D spielt für die Knochen- und Zahnmineralisation eine wichtige Rolle. Ohne das Vitamin kann das für die Mineralisation essenzielle Calcium nicht im Darm resorbiert werden. Weiterhin beeinflusst Vitamin D die Erregbarkeit der Nervenzellen.

Mangel: Ein Vitamin-D-Mangel äußert sich bei Kindern in der Entwicklungsverzögerung von Knochen und Muskulatur, Reizbarkeit, erhöhter Infektanfälligkeit und Zahnschäden. Die klassische Vitamin-D-Mangelerkrankung Rachitis, bei der es aufgrund einer ungenügenden Knochenmineralisation zu Verformungen des Schädels, der Rippen und der Wirbelsäule kommt, wird in den Industrienationen nicht mehr beobachtet. Bei Erwachsenen führt ein Vitamin-D-Mangel zu Knochenerweichung, Osteoporose, fortschreitender Muskelschwäche und einer erhöhten Infektanfälligkeit.

Zu den Risikogruppen für einen Mangel zählen Vegetarier, Frauen im Seniorenalter, Frühgeborene, Kinder mit unzureichender Sonnenexposition und Menschen mit einer Schilddrüsenunterfunktion. Insgesamt wird der Bedarf häufig nicht gedeckt.

Überschuss: Bei Aufnahme von 1250 µg/d Vitamin D oder mehr kommt es zu Symptomen wie Erbrechen, Schwindel, Muskelschwäche und Verkalkung der Organe.

Prävention und Therapie: Vitamin D spielt eine wichtige Rolle in der Prävention und Therapie der Osteoporose. Einige epidemiologische Studien deuten zudem darauf hin, dass Vitamin D einen Schutz vor verschiedenen Krebsarten bieten kann. Vitamin-D-Analoga kommen bei der lokalen Behandlung der Psoriasis zum Einsatz. Eine Bedeutung hat Vitamine D möglicherweise auch in der Therapie von Autoimmunerkrankungen (Diabetes mellitus).

Tipp für die Praxis

Viele Menschen in Deutschland haben eine latente Unterversorgung mit Vitamin D – ohne dass sich Mangelsymptome zeigen. Gründe dafür sind neben einer ausgewogenen Ernährung eine nicht ausreichende Sonnenexposition im Winter und im Sommer eine durch Verwendung von Sonnenschutzmitteln mit hohem Lichtschutzfaktor (ab ca. Faktor 8) eingeschränkte Vitamin-D-Produktion in der Haut. Da sich der latente Mangel langfristig negativ auf die Gesundheit auswirkt (vor allem erhöhtes Osteoporoserisiko), kann es sinnvoll sein, den Vitamin-D-Spiegel bestimmen zu lassen und ggf. mit Supplementen gegenzusteuern.

Vitamin E

Als Tocopherole bezeichnet man eine Gruppe von Verbindungen mit unterschiedlich hoher Vitamin-E-Aktivität. Gebildet werden sie nur in Pflanzen. Über die Nahrungskette gelangen sie jedoch auch in tierische Lebensmittel.

Funktion: Vitamin E ist vor allem aufgrund seiner antioxidativen Wirkung für den menschlichen Organismus von Bedeutung. Es schützt ungesättigte Fettsäuren, Vitamine, Enzyme und Hormone vor der Zerstörung durch freie Radikale. Weiterhin trägt es zum Schutz der Zellwände sowie zur Verbesserung der Sauerstoffversorgung und -ausnutzung bei.

Mangel: Ein Vitamin-E-Mangel äußert sich in welker Haut, Müdigkeit, Leistungsschwäche, Reizbarkeit, einer erhöhten Entzündungsneigung, Fertilitätsstörungen, Muskelschwäche und Nervenleitungsstörungen.

Zu den Risikogruppen für einen Mangel gehören Menschen mit einer koronaren Herzerkrankung, chronischen Infekten, Raucher sowie Menschen mit starker oxidativer Belastung (durch Umweltgifte, Stress). Vitamin E wird häufig in zu geringer Menge aufgenommen, vor allem Frauen decken zu selten den Bedarf.

Überschuss: Vitamin E ist relativ untoxisch. Bei einer sehr hohen Zufuhr (> 800 mg α-Tocopherol-Äquivalent) kann die Thrombozytenaggregation gehemmt werden, was zu einer verlängerten Blutungszeit führt.

Prävention und Therapie: Vitamin E spielt als Antioxidanz in der Prävention und Therapie von koronaren Herzerkrankungen eine Rolle. Darüber hinaus können therapeutische Vitamin-E-Gaben bei Patienten mit rheumatoider Arthritis hilfreich sein. Mehrere Studien haben zudem einen positiven Effekt von therapeutischen Vitamin-E-Gaben bei der arteriellen Verschlusskrankheit gezeigt. Die Wirksamkeit ist bislang jedoch nicht ausreichend gesichert. Unklar ist auch der Vitamin-E-Benefit bei Alzheimer.

Vitamin K

Es gibt verschiedene Vitamin-K-Strukturformen, die von Vitamin K_1 bis K_4 bezeichnet sind. Vitamin K_1 (Phyllochinon) wird in Pflanzen synthetisiert, Vitamin K_2 von Bakterien produziert. Die Vitamine K_3 und K_4 sind synthetische Produkte.

Funktion: Vitamin K wird für die Bildung von Prothrombin und weiteren für die Blutgerinnung wichtigen Proteinen benötigt. Im Knochenstoffwechsel ist Vitamin K für das Zusammenwirken von Vitamin D und Calcium sowie für den Einbau von Calcium in die Knochensubstanz notwendig. Außerdem ist es an der Biosynthese verschiedener Proteine, z. B. in der Niere und im Knochen, beteiligt.

Mangel: Ein Vitamin-K-Mangel äußert sich in Blutgerinnungsstörungen, Nasenbluten, Müdigkeit, Verdauungsstörungen und Menstruationsbeschwerden.

Zu den Risikogruppen für einen Mangel gehören vor allem Neugeborene. In Deutschland wird daher nach der Geburt prophylaktisch Vitamin K supplementiert.

Überschuss: Eine Hypervitaminose ist bei Vitamin K nicht bekannt. Ausnahme: Bei der Vitamin-K-Substitution bei Neugeborenen, deren Leber noch nicht voll funktioniert, kann eine Hämolyse ausgelöst werden. Eine hohe Vitamin-K-Zufuhr kann bei gleichzeitiger Gabe von Vitamin-K-Antagonisten problematisch sein (siehe Kap. 8.4)

Prävention und Therapie: Vitamin K_2 wurde in verschiedenen klinischen Studien auf seine Wirkung hinsichtlich der Osteoporoseprophylaxe und -therapie geprüft. Bei postmenopausalen Frauen konnten in Studien durch Gabe von Vitamin K_2 positive Effekte erzielt werden. Die Datenlage reicht allerdings für konkrete Empfehlungen bislang nicht aus.

Vitamin B_1 (Thiamin)

Vitamin B_1 (Thiamin) kommt in tierischen und pflanzlichen Lebensmitteln vor. Es ist hitzeempfindlich und wird durch Kochen bis zu ca. 40 Prozent zerstört. Zudem geht beim Kochen ein Teil des wasserlöslichen Vitamins ins Kochwasser über.

Funktion: Vitamin B_1 (Thiamin) ist an der Reizweiterleitung in den Nerven beteiligt und für den Stoffwechsel der Neurotransmitter im Gehirn von Bedeutung. In Form von Thiaminpyrophosphat ist es als Coenzym für die Energiegewinnung notwendig. Darüber hinaus spielt es eine Rolle beim Kollagenaufbau.

Mangel: Ein Vitamin-B_1-Mangel äußert sich in Müdigkeit, Reizbarkeit, Konzentrationsschwäche, Appetitmangel, Schlafstörungen, Missempfindungen wie Kribbeln oder Jucken der Haut. Der klassische Vitamin-B_1-Mangel Beriberi wird in den Industrienationen nicht mehr beobachtet.

Thiamin gehört zu den kritischen Vitaminen, der Bedarf wird häufig nicht gedeckt. Vor allem Menschen, die sich viel von Fast Food ernähren und regelmäßig Alkohol trinken, sind für einen Mangel gefährdet.

Überschuss: Eine Hypervitaminose ist nicht bekannt.

Prävention und Therapie: Vitamin B_1 (Thiamin) ist eventuell sinnvoll in der Therapie des Morbus Alzheimer. Wenige kleine Studien berichten über Erfolge, die bei Alzheimer-Patienten mit hohen Vitamin-B_1-Dosen erzielt werden konnten. Belege aus großen randomisierten Studien fehlen aber.

Vitamin B_2 (Riboflavin)

Vitamin B_2 (Riboflavin) ist nicht nur als Mikronährstoff wichtig, sondern wird aufgrund seiner gelben Farbe auch als Lebensmittelfarbstoff eingesetzt. Das Vitamin ist hitzestabil, sodass beim Kochen nur wenige Verluste entstehen. Dafür ist es lichtempfindlich, was zu größeren Lagerungsverlusten führen kann.

Funktion: Vitamin B_2 (Riboflavin) ist zur Energiegewinnung aus Kohlenhydraten und Fetten von Bedeutung. Die wichtigsten Riboflavin-Stoffwechselverbindungen sind die Coenzyme FMN (Flavinmononucleotid) und

(Flavinadenindinucleotid). In seiner Funktion als Coenzym ist Vitamin B_2 unter anderen für den Sehvorgang und das Wachstum wichtig.

Mangel: Ein Vitamin-B_2-Mangel äußert sich in Rissen in den Mundwinkeln, Entzündungen der Mundschleimhaut, Anämie, Sehstörungen, Müdigkeit, seborrhoischer Dermatitis und Wachstumsstörungen.

Zu den Risikogruppen für einen Mangel gehören junge Frauen (besonders bei Einnahme der Pille), Senioren und Alkoholiker.

Überschuss: Eine Hypervitaminose ist nicht bekannt.

Prävention und Therapie: Vitamin B_2 (Riboflavin) soll in der Lage sein, einen gestörten mitochondrialen Energiestoffwechsel, der an der Entstehung von Migräne beteiligt sein soll, zu korrigieren. In Studien ließen sich Schwere und Dauer der Anfälle reduzieren.

Tipp für die Praxis

Vitamin B_2 geht beim Kochen in die Flüssigkeit über, es empfiehlt sich daher, die Brühe mitzuverwenden. Da das Vitamin lichtempfindlich ist, sollte man Glasmilchflaschen nicht in der Sonne stehen lassen.

Vitamin B_6 (Pyridoxin, Pyridoxamin, Pyridoxal)

Unter der Bezeichnung Vitamin B_6 werden Pyridoxin, Pyridoxamin und Pyridoxal zusammengefasst. In phosphorylierter Form fungieren diese Verbindungen, die ineinander umgewandelt werden können, als Coenzyme. Pyridoxal-Phosphat, das aus allen drei Verbindungen gebildet werden kann, ist das wichtigste Coenzym des menschlichen Organismus.

Funktion: Vitamin B_6 ist an enzymatischen Reaktionen beteiligt, insbesondere im Aminosäurestoffwechsel. Es ist wichtig für Nerven- und Immunsystem, an der Bildung von Hämoglobin beteiligt, notwendig für die Bildung von Niacin aus Tryptophan und im Fettstoffwechsel wichtig für den Aufbau von Fetten, die die Markscheide von Nerven bilden.

Mangel: Ein Vitamin-B_6-Mangel äußert sich in Konzentrationsschwäche, Schlaflosigkeit, Anämie, Nervenentzündungen, Hautveränderungen, nervösen Störungen, Krämpfen (bei Säuglingen), einer erhöhten Infektanfälligkeit und Glucoseintoleranz.

Risikogruppen für einen Mangel sind Jugendliche, Schwangere, Senioren und Frauen, die die Pille nehmen.

Überschuss: Langfristige hohe Gaben (über 1000 mg/d für mehrere Monate) können zu neurologischen Störungen führen.

Prävention und Therapie: Vitamin B$_6$ (Pyridoxin) wird im Zusammenhang mit dem Prämenstruellen Syndrom diskutiert. Einige Untersuchungen sprechen für einen Nutzen bei Dosierungen von ca. 100 mg/d. Weiterhin gibt es Daten, die einen Benefit von Vitamin B$_6$ in Dosen von 50 bis 500 mg/d beim Karpaltunnelsyndrom nahe legen.

> **| Tipp für die Praxis**
>
> Vitamin B$_6$ geht beim Braten von Fleisch um bis zu 40% verloren. Pflanzliche Lebensmittel sind als Vitamin-B$_6$-Quelle daher empfehlenswerter.

Vitamin B$_{12}$ (Cobalamin)

Vitamin B$_{12}$ ist der Sammelbegriff für eine Reihe von Verbindungen, die als Cobalamine bezeichnet werden. Die für den Menschen wichtigsten Cobalamine sind Cyanocobalamin und Hydroxocobalamin, zwei Vorstufen, die in der Leber zu den aktiven Coenzymen Adenosyl- und Methylcobalamin umgewandelt werden.

Funktion: Der Cobalamin-Stoffwechsel ist eng an den Folsäure-Stoffwechsel geknüpft (siehe Abb. 2.1). Das Vitamin ist wichtig für Wachstum und Zellteilung, die Bildung der roten Blutkörperchen und den Gehirn- und Nervenstoffwechsel

Mangel: Ein Mangel an Vitamin B$_{12}$ äußert sich in einer gestörten Blutbildung, neurologischen Ausfallerscheinungen und Stimmungsveränderungen. Die klassische Vitamin-B$_{12}$-Mangelerkrankung ist die perniziöse Anämie. Sie entsteht allerdings kaum durch einen nahrungsbedingten Mangel, sondern in der Regel auf der Basis von Erkrankungen, z. B. einer chronischen Magenschleimhautentzündung. Ist die Magenschleimhaut nicht mehr intakt, wird zu wenig Intrinsic-Faktor in ihr gebildet. Dieser Faktor wird wiederum für die Resorption von Vitamin B$_{12}$ benötigt. Bei Personen mit einer Magenschleimhautschädigung macht es daher auch keinen Sinn, Vitamin B$_{12}$ in größeren Mengen oral zu verabreichen. Es sollte in diesem Fall vielmehr parenteral appliziert werden.

Ein Risiko für einen Mangel haben Veganer.

Überschuss: Eine Hypervitaminose ist nicht bekannt.

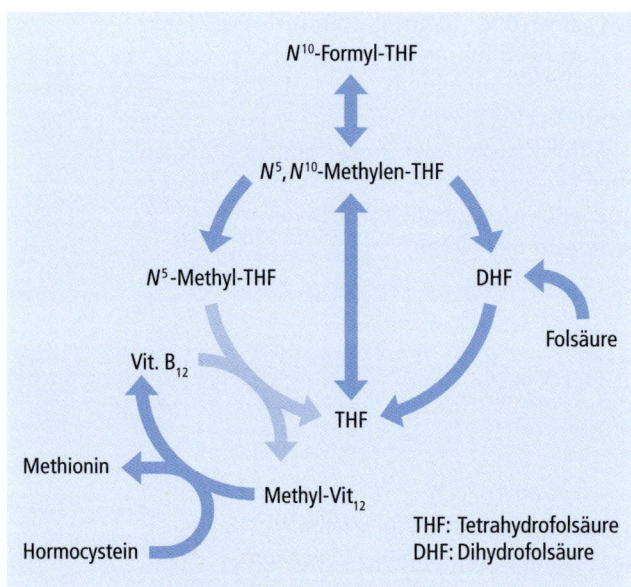

Abb. 2.1: Wechselbeziehung zwischen Vitamin B_{12} und Folsäure

Prävention und Therapie: Vitamin B_{12} (Cobalamin) wird in Dosen von 3 bis 100 µg/d zusammen mit Folsäure (200 bis 800 µg/d) bei Personen, die unter Gefäßerkrankungen leiden, empfohlen. Auch Diabetiker, Hypertoniker und Patienten mit Dis- bzw. Hyperlipoproteinämie können hiervon profitieren. Teilweise werden Vitamin-B_{12}-Gaben auch zur Konzentrations- und Leistungssteigerung beworben. Die Datenlage hierzu ist allerdings bislang unzureichend.

Niacin (Vitamin B_3)

Niacin (Vitamin B_3) ist der Sammelbegriff für Nicotinsäure und Nicotinsäureamid sowie die beiden aktiven Coenzymformen Nicotinamid-Adenindinukleotid (NAD) und Nicotinamid-Adenindinukleotid-Phosphat (NADP). Die Niacinversorgung erfolgt nicht alleine über Zufuhr des Vitamins durch die Nahrung, der Körper kann Niacin aus der Aminosäure Tryptophan auch selbst herstellen.

Funktion: Niacin ist am Auf- und Abbau von Kohlenhydraten, Fetten und Eiweiß beteiligt. In Form der Coenzyme NAD/NADP und ihrer reduzierten Formen NADH/NADPH ist das Vitamin für den Citratzyklus und die Atmungskette wichtig.

Mangel: Ein Niacin-Mangel äußert sich in Nervosität, Müdigkeit, Stimmungsveränderungen, Kopfschmerzen, geröteter schuppiger Haut und Verdauungsproblemen.

Der Bedarf an Niacin ist während der Schwangerschaft und bei Personen mit einem hohen Energieverbrauch erhöht.

Überschuss: Hinsichtlich einer Hypervitaminose ist nur eine hohe Nicotin-säurezufuhr (nicht Nicotinsäureamid) kritisch. Sie kann zu Leberzellschä-digung und Gefäßerweiterungen führen.

Prävention und Therapie: Niacin (Vitamin B_3) wird in hohen Dosen zur Pri-mär- und Sekundärprävention des Typ-1-Diabetes diskutiert. Die Daten aus Humanstudien sind allerdings widersprüchlich. Nicotinsäure (2 bis 3 g/d) wird zur Cholesterinsenkung bei Patienten mit Hypercholesterolämie eingesetzt.

Pantothensäure (Vitamin B_5)

Die Pantothensäure hat ihren Namen vom griechischen Begriff pantothen (überall), da sie in fast allen Lebensmitteln enthalten ist. Sie ist leicht was-serlöslich und hitzeempfindlich, was zu größeren Verlusten durch Waschen und Kochen führen kann.

Funktion: Die Pantothensäure (Vitamin B_5) ist als Baustein von Coenzym A unerlässlich für die Energiegewinnung. Sie ist am Eiweiß- und Fettstoff-wechsel beteiligt, notwendig für das Wachstum, wird im Nervensystem zur Bildung von Neurotransmittern benötigt und ist wichtig für Wundheilung und Haarpigmentierung.

Mangel: Ein Pantothensäuremangel ist aufgrund des verbreiteten Vorkom-mens der Pantothensäure selten. Wenn überhaupt, tritt ein Mangel in Ver-bindung mit einem Defizit an weiteren Vitaminen oder Mineralstoffen auf. Er kann dann zu Leistungsabfall, Gelenkschmerzen, Schlafstörungen sowie Haut- und Haarveränderungen führen. Bei einem schweren Mangel kommt es zu Immunschwäche und einer gestörten Nebennierenrindenfunktion.

Zu den Risikogruppen für einen Mangel gehören Kinder und Jugendliche sowie Erwachsene bei Stress.

Überschuss: Eine Hypervitaminose ist nicht bekannt.

Prävention und Therapie: Pantothensäure in pharmakologischen Dosen wird als Option bei Wundheilungsstörungen und Akne diskutiert. Die Da-tenlage ist jedoch bislang unzureichend.

Biotin (Vitamin B_7)

Biotin (Vitamin B_7, Vitamin H) ist in geringen Mengen in tierischen und pflanzlichen Lebensmitteln enthalten. Neben der Zufuhr über die Nahrung trägt auch die Bildung von Biotin durch Bakterien im Dickdarm zu einem geringen Teil zur Bedarfsdeckung bei.

Funktion: Biotin ist als Coenzym für vier Enzyme wichtig. Über Beteiligung an diesen Enzymen beeinflusst Biotin den Kohlenhydrat- und Energiestoffwechsel, den Auf- und Abbau von Fettsäuren sowie den Abbau verschiedener Aminosäuren. Die Wirkung von Biotin auf die Haut beruht auf seiner Beteiligung am Eiweißstoffwechsel. Sein positiver Effekt auf Haare und Nägel erklärt sich unter anderem durch den Biotin-abhängigen Transport von Schwefel in deren Zellen.

Mangel: Ein Biotinmangel äußert sich in Hautveränderungen, Haarausfall, Übelkeit, Erschöpfung und Appetitlosigkeit. Bei gesunden Menschen mit einer ausgewogenen Ernährung ist ein Biotinmangel selten. Ein erhöhtes Risiko für einen Mangel haben Alkoholiker.

Überschuss: Eine Hypervitaminose ist nicht bekannt.

Prävention und Therapie: Biotin in Mengen von 2,5 mg/d eignet sich zur Verbesserung einer schlechten Nagelqualität. In Studien konnte dadurch die Brüchigkeit reduziert werden und die Dicke und Oberflächenstruktur der Nägel positiv beeinflusst werden.

Vitamin C

Von Vitamin C (Ascorbinsäure) gibt es vier Stereoisomere. Biologisch aktiv sind nur die L-Ascorbinsäure und (in geringem Maß) die D-Isoascorbinsäure. Vitamin C ist in jeder Zelle des menschlichen Körpers enthalten bzw. von Bedeutung.

Funktion: Vitamin C ist vor allem für die Immunabwehr von Bedeutung. Darüber hinaus ist es zur Produktion von Hormonen und Neurotransmittern wichtig, spielt eine Rolle im Calciumstoffwechsel und ist an der Bildung von Carnitin, am Kollagenaufbau und an der Stabilisierung von Blutgefäßen beteiligt.

Mangel: Ein Vitamin-C-Mangel äußert sich in Zahnfleischbluten, einer erhöhten Infektanfälligkeit, entzündeten Schleimhäuten und Leistungsabfall. Der klassische Mangel beim Säugling ist die Moeller-Barlowsche Krankheit, bei Erwachsenen Skorbut. Beide Formen werden in den Industrienationen praktisch nicht mehr beobachtet.

Bei einer ausgewogenen Ernährung wird der Vitamin-C-Bedarf über die Nahrung problemlos gedeckt. Risikogruppen für einen Mangel sind Senioren und Raucher. Einen erhöhten Bedarf haben zudem Schwangere und Stillende, Menschen mit Stress und Sportler.

Überschuss: Die Zufuhr auch hoher Vitamin-C-Dosen ist unbedenklich, bei sehr hohen Gaben kann es zu Durchfall kommen.

Prävention und Therapie: Vitamin C wird aufgrund seiner antioxidativen Eigenschaften bereits seit langem in hohen Dosen in der Krebstherapie diskutiert. Mitte der 1970er-Jahre entwickelten Cameron und Pauling die sogenannte Vitamin-C-Therapie. Dabei erhalten Krebspatienten täglich Vitamin C in einer Dosis von 10 g. Die Gabe führt laut den Studienautoren zu einer Verlängerung der Überlebenszeit und einer Verbesserung der Lebensqualität. Experimentelle Untersuchungen unterstützen die Befunde. So hemmt Vitamin C in der Zellkultur das Wachstum verschiedener Tumorzellen dosisabhängig. In sehr hohen Konzentrationen wirkt Vitamin C sogar zytotoxisch. Um einen Effekt zu erhalten, muss das Vitamin C allerdings intravenös verabreicht werden. Aufgrund der verfügbaren Datenlage ist die Vitamin-C-Hochdosistherapie keine allgemeine Empfehlung für Krebspatienten und wird auch teilweise in Frage gestellt. Sie wird in der Praxis jedoch vielfach begleitend zu einer Chemotherapie durchgeführt.

Immer wieder in der Diskussion ist zudem die Anwendung hoher Vitamin-C-Mengen (Grammbereich) bei Erkältungen. Auf der Basis der bislang hierzu durchgeführten Studien lässt sich sagen, dass sich die Infektanfälligkeit durch Vitamin C nicht senken lässt. Allerdings kann teilweise die Schwere und Dauer einer Erkältung reduziert werden.

Folsäure

Folsäure liegt in Nahrungsmitteln in gebundener Form vor. Wie gut der Körper Folsäure aus der Nahrung aufnehmen kann, hängt von der Art dieser Bindung ab. Um den Bedarf zu bestimmen, hat man daher das Folsäure-Äquivalent eingeführt. Darunter versteht man die Menge einer Folsäure-Verbindung, die wirkungsgleich ist mit 1 mg freier Folsäure.

Funktion: Sowohl die Folsäure als auch ihre Coenzymform Tetrahydrofolsäure erfüllen im Organismus wichtige Funktionen. Unter anderem werden sie für das Wachstum, die Bildung roter Blutkörperchen und den Aufbau der Erbsubstanz benötigt. Sie sind wichtig für die Immunabwehr, den Aufbau der Schleimhaut in Darm und Urogenitaltrakt, die Magen-Darm-Funktion und die Funktion von Gehirn und Nervensystem.

Mangel: Ein Folsäure-Mangel äußert sich in Anämie, Schleimhautveränderungen, Durchfall, Wachstumsstörungen, einer verminderten Immunabwehr und Depressionen. Ein Mangel während der Schwangerschaft kann beim Fötus Fehlbildungen (Neuralrohrdefekt) hervorrufen.

Risikogruppen für einen Mangel sind alle Personengruppen, vor allem junge Frauen, Schwangere und Stillende sowie Alkoholiker.

Überschuss: Eine Hypervitaminose ist nicht bekannt.

Prävention und Therapie: Folsäure sollte zur Prävention eines Neuralrohrdefekts bei Frauen mit Kinderwunsch in einer Dosierung von 400 µg täglich empfohlen werden. Folsäure in Kombination mit den Vitaminen B_6 und B_{12} kann zudem der Senkung eines erhöhten Homocysteinspiegels dienen. Homocystein ist eine natürlich vorkommende Aminosäure. Sie dient im Organismus zur Bildung von Methylgruppen und wird mithilfe von Folsäure und Vitamin B_{12} in Methionin umgewandelt (siehe Abb. 2.1). Fehlen Folsäure und/oder Vitamin B_{12}, reichert sich Homocystein an. Die Substanz birgt ein hohes prothrombotisches Risikopotenzial und gilt daher als Risikofaktor für Herz-Kreislauf-Erkrankungen. Weiterhin werden zu hohe Homocystein-Spiegel (> 12 µmol/l) mit Schwangerschaftskomplikationen (z. B. Neuralrohrdefekt), osteoporotischen Frakturen und neurodegenerativen Erkrankungen in Verbindung gebracht.

Tipp für die Praxis

Vitamine sind ein wichtiger Bestandteil des Apothekensortiments. In vielen Fällen bietet sich die Empfehlung von Vitamingaben in Form von Supplementen an, sei es bei Personengruppen mit einem erhöhten Bedarf für eines oder mehrere Vitamine (z. B. Senioren, Schwangere, Stillende etc.) oder bei Patienten, die Arzneimittel einnehmen, die den Vitaminstoffwechsel beeinflussen (z. B. Diabetiker). Welche Vitamine für welche Apothekenkunden eine gute Zusatzempfehlung sind, wird im Rahmen der entsprechenden Kapitel zur Ernährung bestimmter Personengruppen sowie der Diätetik behandelt.

Für gesunde Menschen gilt, dass sie bei einer ausgewogenen Ernährung keine zusätzlichen Vitamingaben benötigen. Zum Ausgleich einer ungesunden Ernährungsweise sollten Vitaminpräparate nicht eingenommen werden. Sinnvoller ist hier die Empfehlung einer gesunden Ernährung.

Das Wichtigste in Kürze

» Insgesamt 13 Vitamine sind für den Menschen essenziell.
» Man unterscheidet zwischen fettlöslichen und wasserlöslichen Vitaminen.
» Zu den fettlöslichen Vitaminen zählen die Vitamine A, D, E und K, zu den wasserlöslichen die Vitamine B_1, B_2, B_6, B_{12}, Niacin, Pantothensäure, Biotin, C und Folsäure.
» Vitamine dienen dem Körper nicht als Energielieferanten und auch nicht zum Aufbau von Geweben und Organen, sondern sind für die Steuerung des Stoffwechsels wichtig.
» Zu den Vitaminen, bei denen ein Mangel häufiger beobachtet wird, gehören Vitamin D, Vitamin E, Vitamin B1 und Folsäure.

» Eine überhöhte Zufuhr ist bei fettlöslichen Vitaminen deutlich kritischer als bei wasserlöslichen Vitaminen.
» Gesunde Menschen können ihren Vitaminbedarf bei einer ausgewogenen Ernährung über die Nahrung decken. Bei verschiedenen Personengruppen können jedoch Supplemente sinnvoll sein.

2.2 Mineralstoffe

Insgesamt 21 Mineralstoffe sind heute bekannt, die für den Menschen essenziell sind. Sie geben als unlösliche Verbindungen den Knochen und Zähnen ihre Festigkeit und beeinflussen in gelöster Form die Aufrechterhaltung des osmotischen Drucks, die Erhaltung der Elektroneutralität und die Bildung von Puffersystemen. Darüber hinaus sind Mineralstoffe wesentliche Bestandteile biologisch wirksamer organischer Verbindungen. Man unterscheidet bei den Mineralstoffen zwischen Mengenelementen (siehe Tab. 2.2.) und Spurenelementen. Mengenelemente liegen in einer Konzentration von über 50 mg pro Kilogramm Körpermasse vor, Spurenelemente in Konzentrationen darunter.

Mengenelemente

Calcium
Rund ein Kilogramm Calcium enthält der Körper eines Erwachsenen – es ist damit das Mengenelement mit dem größten Anteil im menschlichen Organismus. 99 Prozent davon befinden sich in ungelöster Form in den Knochen und Zähnen.

Calcium wird dem Körper vor allem über Milch und Milchprodukte zugeführt. Daneben enthalten auch grüne Gemüse und Hülsenfrüchte Calcium.

Funktion: Calcium ist besonders während der Wachstumsphase als Baustein zur Bildung von Knochen- und Zahnsubstanz wichtig. Beim ausgewachsenen Menschen wird es zur Knochenstabilisierung und zur Zahnmineralisierung benötigt. Weiterhin ist es an der Regulation des Herzrhythmus, der Muskelkontraktion und der Nervenimpulsübertragung beteiligt und spielt bei Enzymaktivitäten und der Blutgerinnung eine Rolle.

Damit der Mineralstoff seine Funktionen im Körper erfüllen kann, muss die extrazelluläre freie Calciumkonzentration in engen Grenzen konstant

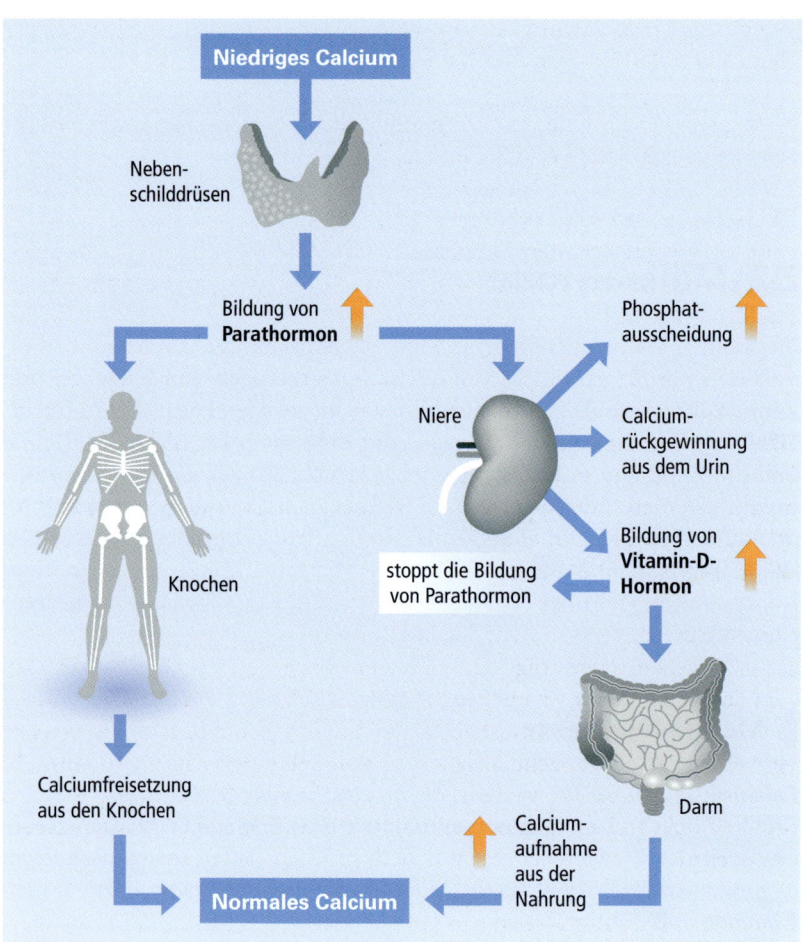

Abb. 2.2: Regulation des Calcium-Stoffwechsels

gehalten werden. Hierfür ist ein komplexes hormonelles Regelsystem zuständig. Zudem sind verschiedene Calciumkompartimente wie Knochen, Niere und Darm an der Calciumhomöostase beteiligt. Parathormon, Calcitonin und Calcitriol (siehe Kap. 2.1, Vitamin D) beeinflussen die Calciumresorption sowie die Calciumausscheidung und regulieren Verschiebungen zwischen den Kompartimenten (siehe Abb. 2.2).

Mangel: Ein Calciummangel führt im Kindesalter zu Wachstumsstörungen (klassischer Mangel: Rachitis), im Erwachsenenalter zur Osteoporose.

Symptome für eine Unterversorgung können Nervosität, Muskelkrämpfe, Herzrhythmusstörungen und Menstruationsbeschwerden sein.

Risikogruppen für eine unzureichende Calciumzufuhr sind junge Frauen, Schwangere, Stillende und Senioren.

Überschuss: Eine stark erhöhte Calciumzufuhr kann zusammen mit Vitamin D Hypercalcämien bewirken. Sie äußern sich in Appetitlosigkeit, Obstipation, Lethargie, Muskelschwäche, Nephrocalcinose und exzessivem Flüssigkeitsverlust.

Prävention und Therapie: Calcium hat einen festen Stellenwert in der Osteoporosetherapie. In Verbindung mit Vitamin D stellt Calcium (500 bis 1000 mg/d) die Basis in der Sekundärprophylaxe von osteoporosebedingten Frakturen dar. Eine hohe Calciumzufuhr (1500 bis 2000 mg/d) wird darüber hinaus mit einem verringerten Risiko für Kolonkarzinome in Verbindung gebracht. Hinweise gibt es auch auf einen positiven Effekt von Calcium bei Bluthochdruck, die Datenlage ist hier jedoch noch unbefriedigend.

Magnesium

Etwa 30 g Magnesium trägt ein erwachsener Mensch in sich. 50 bis 60 Prozent davon sind in den Knochen eingelagert. Mehr als ein Drittel ist zudem in den Herz- und Skelettmuskeln zu finden. Leber und Körperflüssigkeiten enthalten etwa ein Prozent. Magnesium kann über tierische und pflanzliche Lebensmittel zugeführt werden. Es ist leicht wasserlöslich. Beim Waschen und Kochen von Lebensmitteln muss daher mit größeren Verlusten gerechnet werden.

Funktion: Magnesium ist an rund 300 enzymatischen Reaktionen beteiligt und darüber unter anderem für die Fettsäuresynthese, die Proteinsynthese und die Glykolyse wichtig. Es aktiviert vor allem Enzyme, die den Phosphattransfer von ATP auf einen Akzeptor oder von phosphorylierten Verbindungen auf ADP katalysieren. Extrazellulär wirkt Magnesium als Calciumantagonist. Es kontrolliert den Einstrom von Calcium in die Zellen und ist damit für den Ablauf von Kontraktionen und den Gefäßmuskeltonus wichtig. Da Magnesium die Freisetzung von Adrenalin und Noradrenalin hemmen kann, dient es zudem der Stressabschirmung.

Mangel: Ein Magnesiummangel kann sich unter anderem durch Kopfschmerzen, Müdigkeit sowie Bauch- und Muskelkrämpfe (Wadenkrämpfe, prämenstruelle und menstruelle Beschwerden) bemerkbar machen. Bei einem ausgeprägteren Mangel können Herzrhythmusstörungen auftreten.

Ein Risiko für einen Mangel bzw. einen erhöhten Magnesiumbedarf haben Schwangere, Stillende, Diabetiker, Sportler, Menschen mit Stress und Alkoholiker.

Überschuss: Hohe orale Magnesiumzufuhrmengen können Durchfälle verursachen. Bei Serum-Magnesiumkonzentrationen über 5 mmol/l kommt es zu Lähmungserscheinungen, einer gestörten Erregungsbildung und -ausbreitung am Herzen und einem Blutdruckabfall. Besonders bei Schwangeren, die aufgrund einer Eklampsie mit Magnesium behandelt werden, kann eine Hypermagnesiämie auftreten.

Prävention und Therapie: Die Wirksamkeit von Magnesium bei Herzrhythmusstörungen ist mittlerweile gut dokumentiert und wissenschaftlich belegt. Magnesium wird hier sowie aufgrund seiner kardioprotektiven Effekte beim akuten Myocardinfarkt therapeutisch eingesetzt. Auch endotheliale Dysfunktionen im Rahmen einer Arteriosklerose können mit Magnesium positiv beeinflusst werden. Weniger eindeutig sind die Hinweise auf einen blutdrucksenkenden Effekt von Magnesium. In zwei placebokontrollierten Doppelblindstudien wurde mit Magnesiumgaben (knapp 500 mg/d) eine leichte Blutdrucksenkung erzielt. Andere Studien lieferten keine entsprechenden Befunde. Ein weiteres potenzielles Einsatzgebiet für Magnesium ist die Migräne. In zwei doppelblinden placebokontrollierten Studien konnte gezeigt werden, dass sich unter einer Magnesiumgabe (600 mg/d) sowohl die Anfallsdauer als auch die -frequenz verringerte. Darüber hinaus wird Magnesium bei Schwangerschaftskomplikationen wie nächtlichen Wadenkrämpfen, Gestose und Eklampsie eingesetzt.

Kalium
Etwa 170 g Kalium enthält unser Körper. Bis zu 98 Prozent davon befinden sich innerhalb der Zellen. Kalium ist dort das am häufigsten vorkommende Kation. Viele Lebensmittel enthalten Kalium. Wie bei Magnesium treten allerdings auch bei Kalium bei der Zubereitung, z. B. durch Waschen und Kochen, größere Verluste auf.

Funktion: Kalium spielt für die Erregbarkeit von Nerven und Muskeln eine wichtige Rolle. Es ist an der Herztätigkeit beteiligt, dient als Aktivator für verschiedene Enzyme und ist für die Regulation des Wasserhaushalts notwendig.

Mangel: Ein Kaliummangel äußert sich vor allem in neuromuskulären Symptomen wie Erschöpfung, Muskelschwäche oder -krämpfe, Schwindel und Störungen der Erregungsleitung am Herzen bis hin zu Herzrhythmusstörungen.

Die Kaliumversorgung über die Nahrung ist in der Regel bei uns sichergestellt. Zu einem Mangel kommt es vielmehr nach größeren Flüssigkeitsverlusten, z. B. durch lang andauernde Durchfallerkrankungen, Erbrechen oder längere Einnahme von Abführmitteln. Schleifendiuretika steigern die renale Ausscheidung von Kalium und können darüber einen Abfall des Kaliumspiegels im Blut bewirken.

Überschuss: Von einer Hyperkaliämie spricht man ab einer Plasmakonzentration von > 5 mmol/l. Oft beruht diese auf einer gestörten renalen Ausscheidung (z. B. infolge einer Niereninsuffizienz). Sie kann zur Störung der Herzfunktion bis hin zu einer Herzlähmung führen.

Prävention und Therapie: Kalium hat einen Stellenwert in der Blutdrucksenkung. In einer Metaanalyse von mehr als 30 Studien wurde gezeigt, dass die Gabe von Kalium den systolischen und diastolischen Blutdruck senken kann. Darüber hinaus können KHK-Patienten von einer Kaliumgabe profitieren. Weiterhin wird Kalium zur Sekundärprophylaxe von Nierensteinen empfohlen. Kalium sollte in der Apotheke allerdings nur substituiert werden, wenn zuvor durch den Arzt ein Mangel festgestellt wurde. Während der Gabe sollte die regelmäßige Kontrolle des Kaliumblutspiegels durch den Arzt angeraten werden, um eine Überdosierung und das damit verbundene Risiko von Herzrhythmusstörungen zu vermeiden.

Tipp für die Praxis

Weicht man Gemüse länger in Wasser ein oder kocht es, geht Kalium in die Flüssigkeit über. Soll aus gesundheitlichen Gründen der Kaliumgehalt der Nahrung verringert werden, kann man dies nutzen: So wird im Fall von Nierenerkrankungen, bei denen der Mineralstoffhaushalt gestört ist, empfohlen, Gemüse und Kartoffeln lange zu wässern und das Wasser dann wegzuschütten.

Natrium und Chlorid

Die beiden Mengenelemente Natrium und Chlor bilden nicht nur chemisch betrachtet als Kochsalz eine Einheit, sondern auch funktionell im menschlichen Körper, weshalb sie hier zusammen vorgestellt werden. Der Natriumbestand des menschlichen Organismus beträgt etwa 70 g, der von Chlor bzw. Chlorid liegt bei 120 g. Natrium- und Chloridionen befinden sich hauptsächlich im extrazellulären Raum und dienen als Gegenspieler zum intrazellulär vorherrschenden Kalium. Die unterschiedlichen Konzentrationen der Ionen – innerhalb und außerhalb der Zelle – führen zu einem elektrochemischen Gefälle, das als Membranpotenzial bekannt ist.

Funktion: Ein harmonisches Gleichgewicht der Konzentrationen extra- und intrazellulärerer Ionen ist unabdingbar für die Funktion der Nervensignalübermittlung, der Muskelkontraktion und der normalen Herzfunktion. Natrium und Chlorid sind zudem von großer Bedeutung für den Körperwasserhaushalt und den Blutdruck. Für deren Regelung ist vor allem ein komplexes hormonelles Regelwerk – das Renin-Angiotensin-Aldosteron-System – verantwortlich. Chlorid ist zudem als Bestandteil der Magensäure von Bedeutung.

Mangel: Symptome eines Natriumchloridmangels sind Kopfschmerzen, Übelkeit, Erbrechen, Muskelkämpfe und Schwäche bis hin zur Bewusstlosigkeit. Ein Chloridmangel führt zu einem Verlust an Magensäure, wodurch die Verdauung gestört wird.

Ein Natriumchloridmangel ist praktisch kaum zu befürchten, da die Kochsalzaufnahme in Deutschland bei den meisten Menschen deutlich über dem Bedarf liegt.

Überschuss: Ein Natriumchlorid-Überschuss zeigt sich vor allem durch eine Störung des extrazellulären Volumens. Bei einer übermäßigen Salzaufnahme steigt es an, um die extrazelluläre Natriumkonzentration konstant zu halten. Gesunde Personen sind in der Lage, sofern ausreichend getrunken wird, das Salz renal auszuscheiden und den Spiegel konstant zu halten. Kann der Überschuss nicht kompensiert werden, führt dies je nach Ausmaß zu Lungenödemen, Hypertonie und später auch zu peripheren Ödemen.

Phosphor
Phosphor kommt im Körper vorwiegend in Form von Phosphaten vor. Als Nukleinsäuren sind diese Bausteine der DNA und RNA und Bestandteile von Enzymen.

Funktion: Nahezu alle Lebensvorgänge werden von Phosphaten begleitet. Rund 80 Prozent des Phosphors im Körper werden für den Aufbau von Knochen und Zähnen genutzt. Der Phosphatstoffwechsel hängt eng mit dem Stoffwechsel von Calcium zusammen. Gemeinsam bilden sie das Hydroxylapatit. Weiterhin befinden sich Phosphate in der Muskulatur, im Gehirn, in der Leber sowie in den übrigen Organen und im Blut. Im Blutplasma wirkt Phosphat als Puffer und beteiligt sich am Säure-Basen-Haushalt.

Aufgrund der reichlichen Verfügbarkeit in nahezu allen Lebensmitteln ist ein nutritiv bedingter Phosphormangel nicht bekannt. Ein Mangel ist jedoch bei einer rein parenteralen Ernährung sowie bei Nierenfunktions-störungen möglich. Im Akutfall äußert sich eine Hypophosphatämie mit neuromuskulären Symptomen wie Nervosität und Krämpfen, die bis zum Koma führen können. Eine Unterversorgung mit chronischem Charakter zeigt sich durch eine gestörte Knochenmineralisation, der sogenannten Osteomalazie, sowie durch Muskelschwäche.

Überschuss: Eine Hyperphosphatämie tritt primär durch eine unzureichende Phosphatausscheidung, z. B. bei Niereninsuffizienz, auf und wirkt sich negativ auf den Calciumhaushalt aus.

Phosphate in Lebensmitteln

» Vielen Lebensmitteln werden Phosphat-Salze als Stabilisatoren oder Geschmacksverstärker zugesetzt. Vor allem Fastfood- und Fertigprodukte enthalten größere Mengen. Der verbreitete Zusatz führt dazu, dass immer mehr Menschen überhöhte Phosphat-Blutspiegel aufweisen. Für Patienten mit einer Nierenstörung kann dies problematisch werden. Internisten fordern daher seit einiger Zeit eine Kennzeichnungspflicht für Phosphathaltige Lebensmittel.

Schwefel

Ob Schwefel zu den Mengenelementen zählt oder zur Gruppe der Elemente, die Bausteine organischer Verbindungen sind – hierüber gibt es unterschiedliche Ansichten. Aus Gründen der Vollständigkeit soll der Schwefel hier jedoch nicht unerwähnt bleiben. Unser Körper enthält etwa 150 g Schwefel. Er wird fast ausschließlich mit der Sulfhydrylgruppe schwefelhaltiger Aminosäuren aufgenommen.

Funktion: Schwefel ist im Körper als Bestandteil schwefelhaltiger Aminosäuren von Bedeutung. Im Stoffwechsel entsteht daraus jedoch auch anorganischer Schwefel in Form von SO_4^{2-}, das bei verschiedenen Konjugationsreaktionen weiter verwendet wird. Schwefel wird unter anderem im Energiestoffwechsel, als Zellbestandteil und zur Aktivierung verschiedener Enzyme benötigt.

Mangel: Eine Zufuhrempfehlung für Schwefel gibt es nicht. Auch sind bislang keine Mangelerscheinungen bekannt.

Überschuss: Eine Überdosierung durch die Nahrung stellt ebenfalls kein Problem dar. Schwefeldioxid und Sulfite, die als Konservierungs- und Antioxidationsmittel bei der Herstellung von Lebensmitteln eingesetzt werden, können jedoch zu Überempfindlichkeitsreaktionen führen und Nesselsucht, Magen-Darm-Beschwerden sowie asthmatische Zustände bis hin zum anaphylaktischen Schock auslösen.

Tab. 2.2: Vorkommen und Bedarf (Empfehlungen der DGE für Erwachsene) der verschiedenen Mengenelemente. DGE 2008

Mineralstoff	Bedarf	Vorkommen
Calcium	1000 mg	Milch und Milchprodukte, grüne Gemüse wie Grünkohl und Broccoli, Hülsenfrüchte, Nüsse, Mineral- und Heilwässer
Magnesium	300–350 mg	Vollkornprodukte, Soja, grüne Gemüse, Milch- und Milchprodukte, Geflügel, Fisch, Mineral- und Heilwässer
Kalium	2000 mg*	Hülsen- und Trockenfrüchte, Gemüse wie Spinat und Broccoli, Obst, Mineral- und Heilwässer
Natrium	550 mg*	Fleisch- und Wurstwaren, Hartkäse, Räucherfisch, Mineral- und Heilwässer, Kochsalz zum Würzen
Chlor	830 mg*	Siehe Natrium, wird stets gemeinsam zugeführt
Phosphor	700 mg	Nahezu in allen Lebensmitteln, insbesondere in Wurst, Fleisch, Milch und Milchprodukten, Fisch
Schwefel	Keine Angabe	Fleisch, Fisch, Eier, Milch und Milchprodukte, Hülsenfrüchte, Trockenfrüchte, Wein, Mineral- und Heilwässer

* Hierbei handelt es sich um Schätzwerte für die Mindestzufuhr. Konkrete Zufuhrempfehlungen liegen für Kalium, Natrium und Chlorid nicht vor.

Tipp für die Praxis

Für Mineralstoffe – sowohl die Mengen-, als auch die im nachfolgenden Kapitel vorgestellten Spurenelemente – gilt ebenso wie für Vitamine, dass sie in Form von Supplementen für verschiedene Personengruppen/Patienten eine gute Empfehlung sein können. Die konkreten Empfehlungen werden in den entsprechenden Kapiteln behandelt.

Ebenso wie für Vitamine gilt bei Mineralstoffen, dass gesunde Menschen bei einer ausgewogenen Ernährung keine zusätzlichen Mineralstoffgaben benötigen und dass Mineralstoffpräparate nicht dazu geeignet sind, eine ungesunde Ernährungsweise auszugleichen.

Das Wichtigste in Kürze

» 21 Mineralstoffe sind bekannt, die für den Menschen essenziell sind. Sie werden in Mengen- und Spurenelemente unterteilt.
» Mengenelemente liegen in einer Konzentration von über 50 mg pro Kilogramm Körpermasse vor.
» Zu den Mengenelementen zählen Calcium, Magnesium, Kalium, Natrium, Chlorid, Phosphor und Schwefel.

> » Calcium ist insbesondere für die Knochenmineralisation von Bedeutung, Magnesium ist an rund 300 enzymatischen Reaktionen beteiligt und unter anderem für den Muskeltonus wichtig, Kalium spielt für die Erregbarkeit von Nerven und Muskeln eine wichtige Rolle, Natrium und Chlorid sind von großer Bedeutung für den Körperwasserhaushalt und den Blutdruck, Phosphor wird wie Calcium für den Aufbau von Knochen und Zähnen benötigt und Schwefel ist als Bestandteil schwefelhaltiger Aminosäuren von Bedeutung.

Spurenelemente

Zu den für den Menschen bedeutsamen Spurenelementen zählen Chrom, Eisen, Fluor, Jod, Kobalt, Kupfer, Mangan, Molybdän, Nickel, Selen, Silizium, Vanadium, Zinn und Zink. Für einige dieser Spurenelemente liegt umfangreiches wissenschaftliches Erkenntnismaterial zu Bedarf, Stoffwechsel, Funktionen und den Folgen von Mangel bzw. einer zu hohen Aufnahme vor. Bei anderen gibt es noch Forschungslücken. So existieren z. B. für Kobalt, Nickel, Silizium, Vanadium und Zinn keine D-A-CH-Referenzwerte für die Nährstoffzufuhr. Auch gibt es Abweichungen in der Literatur darüber, welche der genannten Spurenelemente essenziell sind und welche nicht. Da eine ausführliche Vorstellung aller Spurenelemente den Rahmen sprengen würde, werden im Folgenden nur die wichtigsten bzw. die am besten erforschten Elemente ausführlich vorgestellt: Eisen, Fluor, Jod, Selen und Zink. Angaben zu weiteren Spurenelementen sind in Tabelle 2.3 aufgeführt.

Eisen
Der Gesamtbestand des menschlichen Organismus an Eisen beträgt 4 bis 5 g. Eisen ist sowohl in pflanzlichen als auch in tierischen Lebensmitteln enthalten. Aus letzteren wird das Spurenelement besser resorbiert. Zum einen liegt Eisen in tierischen Produkten als besser bioverfügbares Hämeisen vor, zum anderen wird die Resorption von Nicht-Hämeisen aus pflanzlichen Lebensmitteln vielfach durch Inhaltsstoffe wie Oxalsäure, Lignine und Phosphate behindert. Gute Eisenquellen sind somit Fleisch (insbesondere Leber), daneben aber auch Hülsenfrüchte, Vollkornprodukte und verschiedene Gemüse.

Funktion: Eisen ist Bestandteil der Hämproteine Hämoglobin und Myoglobin. Der rote Blutfarbstoff Hämoglobin, der 70 Prozent des gesamten Körpereisenbestandes enthält, bindet Sauerstoff reversibel und ist für dessen Transport im Blut verantwortlich. Auch das in den Muskeln vorliegende

Myoglobin kann Sauerstoff speichern und ihn bei Bedarf rasch abgeben. Eisen ist weiterhin Bestandteil der Cytochrome der Atmungskette sowie vieler weiterer Enzyme, z. B. von Katalasen und Peroxidasen. Darüber hinaus spielt Eisen in der Immunabwehr eine Rolle.

Bedarf: Der tägliche Eisenbedarf liegt bei 1 bis 2 mg. Da Eisen aus der Nahrung relativ schlecht aufgenommen wird, liegen die Zufuhrempfehlungen für Frauen vor der Menopause bei 15 mg/d, für Männer bei 10 mg/d. Während Männer in Deutschland relativ gut mit Eisen versorgt sind, erreichen viele Frauen die empfohlene Zufuhrmenge nicht.

Mangel: Ein Eisenmangel führt zur Anämie und äußert sich durch eine verminderte Leistungsfähigkeit, Kopfschmerzen, Schwindel sowie Störungen von Haar- und Nagelwachstum.

Überschuss: Akute Eisen-Intoxikationen sind selten. Betroffen sind vor allem Kinder, bei denen es nach unkontrollierter Einnahme von eisenhaltigen Präparaten zu Vergiftungserscheinungen kommen kann. Sie zeigen sich durch Erbrechen, Diarrhö, Fieber, Blutgerinnungsstörungen sowie Leber- und Nierenschäden. Für Erwachsene liegt die letale Dosis bei 200 bis 250 mg Eisen pro kg Körpergewicht.

Prophylaxe und Therapie: Eisen wird hauptsächlich zur Vermeidung bzw. Behandlung von Eisenmangelanämien verabreicht. Davon betroffen sein können insbesondere Frauen mit starken Menstruationsblutungen, Schwangere, Patienten mit dialysepflichtiger Niereninsuffizienz, Morbus-Crohn und Colitis-ulcerosa-Patienten.

Die Mär vom Spinat als Eisenquelle

» „Iss Spinat, der enthält viel Eisen und ist deshalb gesund!" Generationen von Kindern mussten sich das anhören und das meist ungeliebte Gemüse regelmäßig essen. Dabei war es nur ein Rechenfehler, der dem Spinat seinen Ruf als exzellente Eisenquelle bescherte. 1890 ermittelte Gustav von Bunge den Eisengehalt von Spinat und gab ihn mit 35 Milligramm pro 100 g an – ein Spitzenwert, verglichen mit anderen Lebensmitteln. Er bezog sich allerdings nicht auf 100 g Frischware, sondern auf 100 g getrockneten Spinat. Als man dies Jahrzehnte später endlich entdeckte, musste man die Angabe – unter der Berücksichtigung, dass Spinat zu gut 90 Prozent aus Wasser besteht – auf 3,1 mg/100 g herunterkorrigieren. Der korrigierte Wert zusammen mit der Erkenntnis, dass die Eisenaufnahme aus Spinat aufgrund der enthaltenen Oxalsäure eher schlecht ist, ließ Spinat endlich aus dem Fokus besorgter Eltern verschwinden – zum Glück für alle weiteren Kindergenerationen!

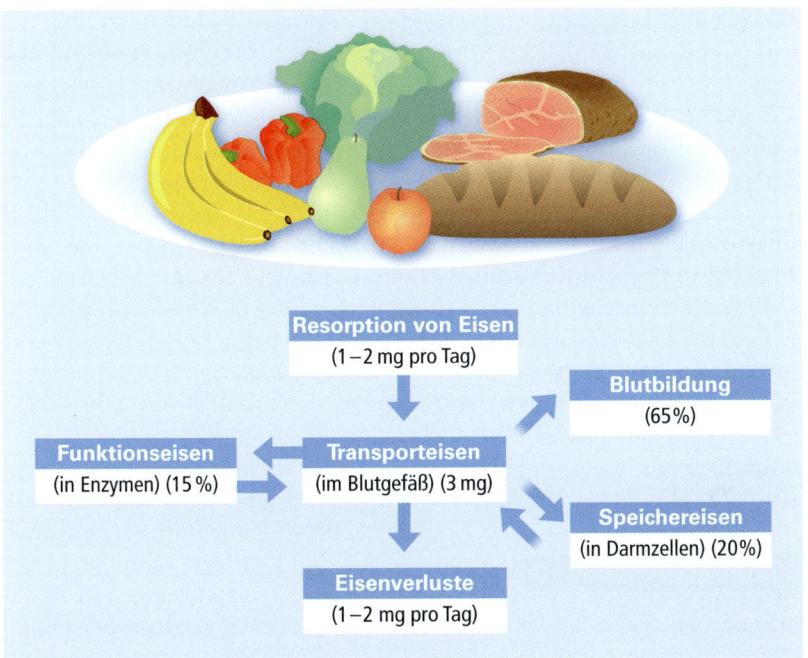

Abb. 2.3: Darstellung des Eisenstoffwechsels. Nach Spegg/Erfurt 2013

Fluor

Fluor kommt aufgrund seiner hohen Reaktivität in der Natur nur in gebundener Form als Fluorid vor und ist als solches auch für den Menschen wichtig. Der Körperbestand beträgt 2 bis 6 g. Fluoride kommen praktisch in allen Lebensmitteln und im Trinkwasser vor – allerdings oft nur in sehr geringen Mengen. Fluoridreich sind Fisch und Meerestiere. Auch einige Schwarzteesorten enthalten größere Fluoridmengen. Weiterhin ist fluoridiertes Speisesalz (enthält 150 mg Fluorid/kg) als Zufuhrquelle von Bedeutung. Trinkwasser hat in Deutschland durchschnittlich einen Fluoridgehalt von 0,5 mg/l, eine künstliche Fluoridierung ist bislang bei uns verboten.

Funktion: Fluorid hat eine entscheidende Bedeutung für die Stabilität der Knochen sowie die Härtung des Zahnschmelzes und wirkt darüber hinaus karieshemmend. Daher sind vor allem bei Kindern in der Phase der Zahnbildung und -entwicklung ausreichende Fluoridmengen wichtig.

Bedarf: Ein einjähriges Kind benötigt etwa 0,7 mg Fluorid täglich. Erwachsene Frauen haben einen Bedarf von 3,1 mg Fluorid/d, Männer von 3,8 mg/d.

Mangel: Die tatsächliche Fluorid-Zufuhr liegt leider häufig unter dem Bedarf. So nehmen Kinder im Schnitt nur etwa 0,1 bis 0,2 mg Fluorid/d und Erwachsene 0,2 bis 0,5 mg/d über die Nahrung auf. Fluoridmangelsymptome sind bei Menschen bislang allerdings nicht bekannt. Tierexperimentelle Untersuchungen haben bei einer sehr niedrigen Fluoridzufuhr ein vermindertes Wachstum und eine verkürzte Lebenserwartung gezeigt.

Überschuss: Fluorid kann akut und chronisch toxisch wirken. Eine akute Toxizität tritt bei einer einmaligen Zufuhr von mehr als 1 mg/kg Körpergewicht auf. Symptome sind Übelkeit, Erbrechen und Bauchschmerzen. Wird Fluorid in den ersten acht Lebensjahren chronisch überdosiert, entsteht die sogenannte Dentalfluorose mit bandförmigen weißliche Flecken im Zahnschmelz und einer verminderten Zahnhärte.

Prophylaxe und Therapie: Fluorid ist zur Kariesprophylaxe wichtig. Der Einsatz hoher Fluoridmengen wird zudem in der Osteoporosetherapie diskutiert.

Fluorid in Zahnpasta

» Neben der Ernährung dient auch das Zähneputzen der Fluoridzufuhr, da Zahnpasta fluoridiert wird. Für Erwachsene liegt der Gehalt in der Regel zwischen 1000 und 1500 mg Fluorid/kg Zahnpasta. Zahnpasta für Kinder bis zum 6. Lebensjahr enthält eine niedrige Fluoridkonzentration zwischen 250 und 500 mg/kg.

Jod

Etwa 10 bis 20 mg Jod enthält der menschliche Organismus. 70 Prozent davon sind in der Schilddrüse gespeichert. Gute Jodlieferanten sind Seefisch und Muscheln. Auch Milch und Eier können zur Bedarfsdeckung beitragen, der Jodgehalt schwankt hier allerdings in Abhängigkeit von der Fütterung der Tiere. Generell sollte zum Würzen von Speisen nur jodiertes Speisesalz verwendet werden.

Funktion: Jod ist in der Schilddrüse Bestandteil der Schilddrüsenhormone und als solcher an der Erhöhung des Grundumsatzes und Sauerstoffverbrauchs sowie der Anregung des Kohlenhydrat- und Fettstoffwechsels (Lipolyse) beteiligt. Darüber hinaus spielt das Spurenelement bzw. die Schilddrüsenhormone für die Reifung und Entwicklung des Nervensystems, der Knochen und anderer Gewebe eine wichtige Rolle.

Bedarf: Der Jodbedarf orientiert sich an der Synthese der Schilddrüsenhormone. In Abhängigkeit vom Körpergewicht liegt der minimale Bedarf zwischen 60 und 120 µg/d. Die Deutsche Gesellschaft für Ernährung empfiehlt für Erwachsene eine tägliche Zufuhr von 200 µg Jod.

Mangel: Auch wenn sich die Versorgungslage in Deutschland durch Maßnahmen wie die Jodierung von Speisesalz in den vergangenen Jahren deutlich gebessert hat, wird die Zufuhrempfehlung nach wie vor vielfach nicht erreicht. Die durchschnittliche Zufuhrmenge liegt derzeit im Bereich der minimalen Bedarfsdeckung. Ein Jodmangel führt zunächst zu einem Wachstum der Schilddrüse bei Aufrechterhaltung der Funktion (euthyreote Struma). Wird der Mangel nicht behoben, kommt es zu einer Schilddrüsenunterfunktion, die im Extremfall zu Kretinismus führt. Bei Kindern hat eine Unterfunktion Entwicklungs- und Wachstumsstörungen zur Folge.

Überschuss: Bei Überschreiten der Zufuhrempfehlung um eine bis mehrere Zehnerpotenzen sind Komplikationen wie eine thyreotoxische Krise oder eine Jodakne beobachtet worden. Durch eine erhöhte Jodzufuhr, selbst bei Verwendung von Jodsalz, werden diese Komplikationen aber nicht ausgelöst. Für die Entstehung eines Jodkropfes ist eine chronische Erhöhung des Jodangebotes in unphysiologischen Mengen, wie sie in jodhaltigen Medikamenten oder Desinfektionsmitteln enthalten sind, notwendig. Die Weltgesundheitsorganisation gibt als oberen tolerablen Zufuhrwert für Jod 1 mg/d an.

Prophylaxe und Therapie: Jod wird zur Behandlung der euthyreoten Struma sowie zur Rezidivprophylaxe nach einer Strumaoperation eingesetzt. Wichtig ist eine ausreichende Jodversorgung insbesondere für Schwangere. Jod ist daher auch fester Bestandteil von Multivitamin-Multimineralstoffpräparaten, die auf den Bedarf von Schwangeren zugeschnitten sind.

Selen

Der Körperbestand eines Erwachsenen an Selen liegt zwischen 10 und 20 mg. Gute Selenlieferanten sind Fisch, Fleisch und Innereien, Hülsenfrüchte und Nüsse.

Funktion: Selen spielt als Bestandteil der Glutathion-Peroxidase eine essenzielle Rolle bei der Bekämpfung von schädlichen Sauerstoffradikalen. Daneben ist Selen Cofaktor des Enzyms Jodthyronin-5-Deiodase. Deiodasen katalysieren die Abspaltung von Jod aus Thyroxin, was zur Bildung des aktiven Schilddrüsenhormons Triiodthyronin führt. Somit besteht zwischen Selen und dem Schilddrüsenstoffwechsel ein Zusammenhang. Weiterhin hat Selen eine Funktion bei der Spermatogenese.

Bedarf: Für den Selenbedarf gibt es bislang nur Schätzwerte. Sie liegen für Erwachsene bei 30 bis 70 µg Selen pro Tag. Tatsächlich nehmen Männer in Deutschland derzeit etwa 40 µg und Frauen 30 µg Selen pro Tag zu sich – der Bedarf wird also gerade so gedeckt. Diskutiert wird, ob die Schätzwerte ausreichen, um die durch Selen vermittelte Funktion des Immunsystems und damit die Prävention verschiedener Erkrankungen (insbesondere Krebs) zu optimieren. So fordern einige Wissenschaftler eine Erhöhung der täglichen Zufuhr auf 120 bis 150 µg Selen.

Mangel: Ein ausgeprägter Selenmangel ist bei uns praktisch nicht anzutreffen. Erniedrigte Plasma-Selenspiegel (< 3 µg/dl) werden z. B. bei Patienten mit Niereninsuffizienz oder mit gastrointestinalen Erkrankungen beobachtet. Symptome eines Selenmangels sind Myopathien, Nagelveränderungen (weiße Flecken), dünne Haare sowie eine erhöhte Infektanfälligkeit.

Überschuss: Zeichen einer Selen-Intoxikation können bei einer dauerhaften Aufnahme ab 900 µg/d beobachtet werden. Die Symptomatik umfasst Haarausfall, neurologische Störungen, Nagelveränderungen und Diarrhö.

Prävention und Therapie: Selen ist ein im Zusammenhang mit Krebs häufig diskutiertes Spurenelement. Zahlreiche Studien haben einen inversen Zusammenhang zwischen der Selenaufnahme und der Krebssterblichkeit beobachtet. Dabei hatten Personen mit einem niedrigen Selenspiegel im Blut teilweise ein bis zu sechsfach höheres Krebsrisiko als solche mit hohen Blutwerten. Selen wird daher mittlerweile als wichtiger Baustein der komplementären Krebsbehandlung betrachtet. Zu den beschriebenen Wirkungen bei Tumorpatienten zählen die Stabilisierung und Stärkung des Immunsystems während der konventionellen Therapie, die Reduzierung der Nebenwirkungen von Zytostatika- und Strahlentherapien und eine Senkung des Ödemvolumens bei Lymphödemen.

Weiterhin wird Selen bei der chronischen Polyarthritis eingesetzt. In Studien ließ sich dadurch teilweise das Entzündungsgeschehen positiv beeinflussen. Die Datenlage ist allerdings inhomogen.

Zink

Zink gehört zu den Schwermetallen. Gute Zinklieferanten sind Fleisch, Fisch und Meeresfrüchte (insbesondere Austern), Vollkornprodukte und Nüsse. In Getreide hängt der Zinkgehalt vom Ausmahlungsgrad ab. Während Weizenvollkornmehl 4 mg Zink/100 g enthält, sind es in Weißmehl nur noch 1 mg/100 g. Die Bioverfügbarkeit von Zink ist aus tierischen Lebensmitteln in der Regel höher als aus pflanzlichen. Grund dafür ist der Phytinsäuregehalt in Pflanzen, der die Resorption von Zink hemmt.

Funktion: Zink beeinflusst im menschlichen Organismus die Aktivität von rund 300 Enzymen und ist darüber unter anderem an Wachstum, Zellstoffwechsel, Speicherung und Transport von Insulin und an der Genexpression beteiligt. Eine wichtige Rolle spielt Zink zudem für die Immunabwehr.

Bedarf: Die DGE empfiehlt eine tägliche Zinkzufuhr von 7 mg für Frauen und 10 mg für Männer.

Mangel: Ein Zinkmangel führt zu Veränderungen im Hormonhaushalt und in der Enzymaktivität. Er äußert sich unter anderem in Appetitlosigkeit, einer gestörten Glucosetoleranz, erhöhten Infektanfälligkeit und verzögerten Wundheilung.

Überschuss: Eine akute Zinkvergiftung wird bei Dosen ab 2 g Zink hervorgerufen und verursacht Magen-Darm-Beschwerden und Fieber. Eine chronische Intoxikation tritt bei Dosen ab 110 mg/d auf und führt zu Anämie und Neutropenie, da es zu Wechselwirkungen mit dem Eisen- und Kupferstoffwechsel kommt.

Prävention und Therapie: Das Spurenelement Zink wird zur Vorbeugung sowie zur Heilungsförderung bei Erkältungskrankheiten eingesetzt (60 bis 140 mg/d). Der Nutzen dieser Supplementierung ist allerdings umstritten. In einzelnen Studien konnte durch Zinkgaben eine positive Beeinflussung der Erkältungssymptome und -dauer erzielt werden, in anderen Studien wurden keine entsprechenden Effekte beobachtet. Eine Verlangsamung des Fortschreitens der im Alter häufig auftretenden Makuladegeneration kann einer placebokontrollierten Studie zufolge durch langfristige hohe Zinkgaben (80 mg/d) erzielt werden. Auch hier gibt es jedoch gegenläufige Studienergebnisse, die Datenlage ist insgesamt unzureichend.

▌Tipp für die Praxis

Linsen sind ein guter Zinklieferant. 100 Gramm Linsen liefern ein Drittel der täglich benötigten Zinkmenge. Neben Zink enthalten die Hülsenfrüchte vor allem Ballaststoffe und Eiweiß. Beim Einkauf sollte man darauf achten, dass die Hülsenfrüchte eine einheitliche Farbe haben. Dunkle Flecken und angetrocknete Stellen deuten auf Schimmel- oder Pilzbefall hin. Mehlspuren auf dem Verpackungsboden sind Anzeichen für einen Parasitenbefall.

Tab. 2.3: Übersicht über die nicht im Text vorgestellten Spurenelemente mit Bedarf, Funktion, Mangelsymptomatik und Nahrungsquellen

Spurenelement	Bedarf*	Funktion	Mangelsymptome	Vorkommen
Chrom	30–100 µg	Beteiligt am Kohlenhydrat- und Insulinstoffwechsel	Gewichtsverlust, Müdigkeit, schlechte Glucosetoleranz, Hypertriglyceridämie	Leber, Weizenkeime, Honig, Hefeprodukte
Kobalt	–	Bestandteil von Vitamin B_{12}, an der Bildung der Erythrozyten beteiligt	Anämie, Müdigkeit, Leistungsabfall	Leber, Getreide, Hülsenfrüchte
Kupfer	1–1,5 mg	Mit Eisen für die Aktivierung von Enzymen notwendig, Erythrozytenbildung, Knochenaufbau	Anämie, Störung der Knochenbildung	Innereien, Fisch und Schalentiere, Nüsse, Kakao
Mangan	2–5 mg	In vielen Enzymen aktiv, beteiligt am Kohlenhydrat-, Eiweiß- und Fettstoffwechsel, Knochenwachstum	Haarausfall, Wachstumsstörungen, verringerte Insulinproduktion, Schwindel	Nüsse, Vollkornprodukte, Hülsenfrüchte, Tee, Mineralwasser
Molybdän	50–100 µg	Bestandteil von Enzymen, Elektronenübertragung	Evtl. Begünstigung von Karies	Hafer, Weizen, Hülsenfrüchte
Nickel	–	Bestandteil der Erbinformation	Verminderte Enzymaktivität	Vollkornprodukte, Gemüse
Selen	30-70 µg	Bestandteil von Enzymen, Schilddrüsenstoffwechsel, Spermatogenese	Myopathien, erhöhte Infektanfälligkeit, Nagel- und Haarveränderungen	Fisch, Fleisch, Innereien, Hülsenfrüchte, Nüsse
Silizium	–	Knochen-, Knorpel- und Bindegewebsaufbau	Störungen der Knochenbildung	Obst, Gemüse, Mineralwasser
Vanadium	–	Knochen- und Zahnbildung	–	In vielen Lebensmitteln in kleinen Mengen, Mineralwasser
Zinn	–	Muskelaufbau, Energiestoffwechsel, Wundheilung	–	In vielen Lebensmitteln in kleinen Mengen, Mineralwasser

* Schätzwerte für Erwachsene, soweit Angaben der DGE vorhanden sind

Das Wichtigste in Kürze

» Bedeutsame Spurenelemente für den Menschen sind Chrom, Eisen, Fluor, Jod, Kobalt, Kupfer, Mangan, Molybdän, Nickel, Selen, Silizium, Vanadium, Zinn und Zink.

» Spurenelemente liegen in einer Konzentration unter 50 mg pro Kilogramm Körpermasse vor.

» Die am besten untersuchten Spurenelemente sind Eisen, Fluor, Jod, Selen und Zink.

» Eisen ist vor allem für die Blutbildung wichtig, Fluorid ist für die Knochenstabilität und den Zahnschmelz von Bedeutung, Jod spielt als Bestandteil der Schilddrüsenhormone eine Rolle im Stoffwechsel, Selen ist an der Bekämpfung von Sauerstoffradikalen beteiligt und Zink wird für die Immunabwehr benötigt.

2.3 Ballaststoffe

Unter dem Begriff Ballaststoffe werden die organischen Nahrungsbestandteile zusammengefasst, die von den menschlichen Verdauungsenzymen nicht oder nur unvollständig abgebaut werden können. Es handelt sich dabei in erster Linie um Gerüst- und Stützsubstanzen der Pflanzen, weshalb Ballaststoffe auch in allen unverarbeiteten pflanzlichen Lebensmitteln enthalten sind (siehe Abb. 2.4). Auch einige Substanzen in von Tieren stammenden Lebensmitteln besitzen Ballaststoffcharakter, kommen dort aber nur in unbedeutenden Mengen vor.

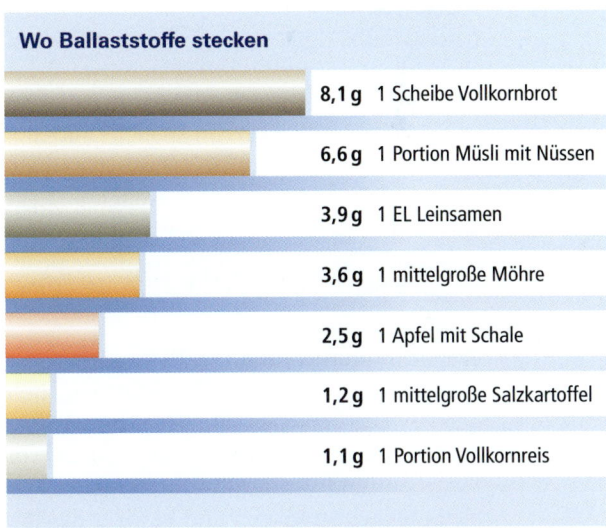

Wo Ballaststoffe stecken

8,1 g 1 Scheibe Vollkornbrot

6,6 g 1 Portion Müsli mit Nüssen

3,9 g 1 EL Leinsamen

3,6 g 1 mittelgroße Möhre

2,5 g 1 Apfel mit Schale

1,2 g 1 mittelgroße Salzkartoffel

1,1 g 1 Portion Vollkornreis

Abb. 2.4: Ballaststoffgehalt ausgewählter Lebensmittel. Quelle: Uni Würzburg/B. u. H. Heseker

Einteilung der Ballaststoffe

Man unterscheidet – bezogen auf die Löslichkeit in Wasser – zwischen löslichen und unlöslichen Ballaststoffen. Zu den unlöslichen Ballaststoffen zählen Cellulose, Hemicellulose und Lignin, lösliche Ballaststoffe sind Algenextrakte (Alginate, Agar, Carrageen), Pektine, Pflanzengummis (Gummi arabicum, Traganth), Samenschleime (z. B. Johannisbrotkernmehl) und Cellulosederivate (z. B. Methylcellulose). Aus chemischer Sicht handelt es sich bei Ballaststoffen in aller Regel um Polysaccharide. Eine Ausnahme ist der Holzstoff Lignin, der sich aus Phenylpropaneinheiten zusammensetzt.

Neben den genannten Verbindungen zählen auch resistente Stärken zu den Ballaststoffen. Sie werden auch als potenzielle Ballaststoffe bezeichnet. Man versteht darunter Stärkeanteile, die im Dünndarm nicht enzymatisch abgebaut werden, sondern unverändert in den Dickdarm gelangen.

Funktionen der Ballaststoffe

Auch wenn – oder gerade weil – Ballaststoffe nicht verdaut werden können, sind sie ernährungsphysiologisch bedeutsam. Mehrere Faktoren spielen für ihren gesundheitlichen Wert eine Rolle.

Faserstruktur
Ballaststoffhaltige Lebensmittel sind faserreich. Sie müssen daher gründlicher gekaut werden als ballaststoffarme Produkte. Durch das längere Kauen wird vermehrt Speichel gebildet, der die Zähne umspült und sie von Nahrungsresten reinigt. Das im Speichel enthaltene Bicarbonat neutralisiert zudem bakteriell gebildete Säuren in der Mundhöhle. Beides zusammen trägt zur Zahngesundheit bei. Ein weiterer Effekt der Fasern: Der höhere Kauaufwand bewirkt eine langsamere Nahrungsaufnahme. Da bis zum Eintreten des Sättigungsgefühls somit weniger Nahrung aufgenommen wird, tragen Ballaststoffe zur Vorbeugung von Übergewicht und Adipositas bei.

Wasserbindungs- und Quellvermögen
Wasserlösliche Ballaststoffe können in hohem Maß Wasser binden und quellen. Das Wasserbindungsvermögen der wasserunlöslichen Ballaststoffe ist vergleichsweise gering. Das Quellvermögen führt im Magen zu einer Volumen- und Viskositätserhöhung des Nahrungsbreis. Die Nahrung verbleibt länger im Magen und bewirkt darüber ein länger anhaltendes Sättigungsgefühl. Im Dünndarm bewirkt das größere Volumen eine Verlangsamung des Nahrungstransports und eine Verzögerung der Verdauung.

Beim Verzehr von ballaststoffreichen Kohlenhydraten steigt der Blutglucosespiegel daher langsamer und gleichmäßiger an als beim Verzehr von einfachen Zuckern. Vor allem für Diabetiker ist dieser Zusammenhang von Bedeutung.

Ionenaustauschfähigkeit

Einige Ballaststoffe besitzen bestimmte funktionelle Gruppen, die sie zum Ionenaustausch befähigen. Sie binden niedrigmolekulare Bestandteile im Gastrointestinaltrakt und vermindern darüber deren Verfügbarkeit. Ein Beispiel für einen Ballaststoff mit Ionenaustauschvermögen ist Pektin. Der Effekt hat positive und negative Seiten: Werden potenziell toxische Verbindungen an den Ballaststoff gebunden, ist dies wünschenswert. Werden jedoch Mineralstoffe und Spurenelemente gebunden (z. B. bindet Pektin Calcium und Magnesium) und somit in geringerer Menge resorbiert, ist die Ionenaustauschfähigkeit negativ zu bewerten. Allerdings geht eine ballaststoffreiche Kost in der Regel mit einer höheren Mineralstoffzufuhr einher, sodass die Verluste ausgeglichen werden. Problematisch kann es jedoch bei langfristiger Verwendung von isolierten Ballaststoffpräparaten werden.

Bindung von Gallensäuren

Einige Ballaststoffe, vor allem Pektine und Lignine, können Gallensäuren und Phospholipide binden und ihre Ausscheidung erhöhen. Durch die Bindung wird die Mizellenbildung beeinträchtigt und darüber die Fettverdauung derart beeinflusst, dass der Blutcholesterinspiegel sinkt.

Im Dickdarm bewirken Ballaststoffe über das höhere Stuhlvolumen eine verbesserte Darmperistaltik und beschleunigen die Transitzeit des Stuhls. Darüber wird Verstopfungen vorgebeugt. Vor allem lösliche Ballaststoffe können von den Bakterien der Dickdarmflora weitgehend abgebaut werden. Dabei entstehen kurzkettige Fettsäuren und der pH-Wert im Dickdarm sinkt, wodurch unerwünschte Mikroorganismen schlechtere Wachstumsbedingungen vorfinden.

▌ Ballaststoffbedarf

Die Deutsche Gesellschaft für Ernährung empfiehlt eine tägliche Ballaststoffzufuhr von mindestens 30 g. Idealerweise sollten unlösliche und lösliche Ballaststoffe dabei im Verhältnis 3:1 aufgenommen werden. Um dies zu erreichen, sollte die Ernährung abwechslungsreich sein und pflanzliche Kost dominieren. Bei der Lebensmittelauswahl sollte darauf geachtet werden, dass sowohl Vollkornprodukte (enthalten überwiegend unlösliche Ballaststoffe) als auch Obst, Gemüse und Kartoffeln (enthalten überwiegend lösliche Ballaststoffe) auf dem Speiseplan stehen, da die einzelnen Ballaststoffkomponenten unterschiedliche Wirkungen aufweisen (siehe Tab. 2.4).

Folgen einer zu niedrigen Ballaststoffzufuhr

In Deutschland erreicht leider kaum jemand die Zufuhrempfehlung der DGE. Im Schnitt nehmen die Deutschen derzeit etwa 23 g Ballaststoffe pro Tag zu sich. Die zu geringe Aufnahme kann sich auf vielfältige Weise negativ auf die Gesundheit auswirken. An erster Stelle ist sicherlich eine auf Ballaststoffmangel zurückzuführende Verstopfung zu nennen. Ein Zusammenhang wird zudem zwischen einer geringen Ballaststoffaufnahme und einem erhöhten Dickdarmkrebsrisiko diskutiert. So war z. B. in der groß angelegten EPIC-Studie das Risiko für Dickdarmkrebs bei Personen mit einer hohen Ballaststoffaufnahme (34 g/d) um 40 Prozent niedriger als bei Studienteilnehmern mit einer geringen Zufuhr (12 g/d). Insgesamt wird die Evidenz für einen risikosenkenden Effekt von Ballaststoffen bei Dickdarmkrebs als möglich eingestuft.

Weiterhin wird eine Förderung von Hämorrhoiden und Gallensteinen durch eine ballaststoffarme Ernährung angenommen.

Mehrere Langzeitbeobachtungsstudien haben auch einen Zusammenhang zwischen einer niedrigen Ballaststoffaufnahme und einer erhöhten Sterblichkeit durch koronare Herzkrankheiten gezeigt. Die Datenlage ist allerdings bislang nicht einheitlich, sodass weiterer Forschungsbedarf besteht.

Einen Einfluss haben Ballaststoffe darüber hinaus für den Krankheitsverlauf bei Diabetes mellitus. Ballaststoffe wirken sich günstig auf die postprandialen Glucosewerte und auf die Ausprägung einer Insulinresistenz auf. Diabetiker sollten daher noch mehr als Stoffwechselgesunde auf eine ausreichende Ballaststoffzufuhr achten.

Beispiel

So kann man den Ballaststoffbedarf decken

Unser Beispielkunde aus Kapitel 1.3 möchte von Ihnen wissen, ob er mit seinem für die Versorgung mit Energie liefernden Nährstoffen aufgestellten Speiseplan auch seinen Ballaststoffbedarf decken kann. Er kann, wie Sie hier sehen:

1 Portion Beerenmüsli (40 g), 150 ml fettarme Milch = ca. 4 g Ballaststoffe

1 Banane (150 g) = ca. 3 g Ballaststoffe

5 Vollkornkekse (25 g) = ca. 2 g Ballaststoffe

1 Portion gekochte Vollkornnudeln (200 g), Gemüse (150 g) =
ca. 8 g Ballaststoffe

1 Handvoll Walnüsse (60 g) = ca. 3 g Ballaststoffe

1 Glas Orangensaft (200 ml) = ca. 2 g Ballaststoffe

2 Scheiben Vollkornbrot (90 g), Margarine (8 g), Edamer (30 % Fett i. Tr., 60 g)
= ca. 8 g Ballaststoffe

1 Portion grüner Salat (60 g) mit Tomaten (150 g) und Mais (50 g) =
ca. 5 g Ballaststoffe

Gesamtballaststoffgehalt: ca. 35 g

Tab. 2.4: Ballaststoffgehalt ausgewählter Lebensmitteln (g/100 g). Bundesanstalt für Getreide-, Kartoffel- und Fettforschung

Produkt	Unlösliche Ballaststoffe	Lösliche Ballaststoffe
Wassermelone	0,1	0,1
Orange	0,9	1,3
Apfel	1,1	1,2
Erdbeeren	1,2	0,8
Banane	1,4	0,6
Himbeeren	3,7	1,0
Aprikosen	3,7	4,3
Kartoffel	0,6	1,3
Gurke	0,8	0,1
Blattspinat	1,3	0,5
Linsen	1,8	1,0
Blumenkohl	2,4	0,5
Grüne Erbsen	4,0	1,0
Mais	6,5	1,2
Nudeln	0,4	1,1
Vollkornnudeln	0,7	3,7
Reis, poliert	0,9	1,2
Vollkornreis	1,1	2,9
Toastbrot	2,0	1,8

Tab. 2.4: Ballaststoffgehalt ausgewählter Lebensmittel (g/100 g). Bundesanstalt für Getreide-, Kartoffel- und Fettforschung (Fortsetzung)

Produkt	Unlösliche Ballaststoffe	Lösliche Ballaststoffe
Weizenmischbrot	2,1	2,7
Roggenmischbrot	3,8	2,2
Roggenknäckebrot	10,0	4,1
Walnüsse	2,5	2,1
Erdnüsse	6,3	0,8
Mandeln	6,5	3,3

Tipp für die Praxis

Wer sich bislang ballaststoffarm ernährt hat und dies ändern möchte, sollte langsam vorgehen. Ein untrainierter Darm kann bei einer zu plötzlichen Ernährungsumstellung mit Blähungen, Schmerzen und Durchfall reagieren. Empfehlenswert ist es, die Ballaststoffzufuhr über mehrere Tage hinweg langsam zu steigern. Zu einer ballaststoffreichen Kost sollte man reichlich trinken, denn nur dann können die quellfähigen Ballaststoffe ihre Wirkung voll entfalten.

Das Wichtigste in Kürze

» Ballaststoffe sind nicht oder nur teilweise verdauliche organische Nahrungsbestandteile. Sie sind in pflanzlichen Lebensmitteln, insbesondere Vollkornprodukten, reichlich enthalten, in tierischen dagegen nur in geringen Mengen.

» Man unterscheidet (wasser)lösliche und unlösliche Ballaststoffe.

» Ballaststoffe wirken dank ihrer Faserstruktur, dem Quellvermögen, der Ionenaustauschfähigkeit und der Fähigkeit Gallensäuren zu binden. Sie sind positiv für die Zähne, beugen Übergewicht vor und regulieren die Verdauungstätigkeit.

» Täglich sollte man 30 g Ballaststoffe aufnehmen, das Verhältnis von unlöslichen zu löslichen Ballaststoffen sollte 3:1 betragen.

2.4 Sekundäre Pflanzenstoffe

Zur Gruppe der sekundären Pflanzenstoffe werden mehrere tausend Substanzen gerechnet, die in Obst, Gemüse, Kartoffeln, Hülsenfrüchten und Vollkornprodukten sowie in fermentierten Lebensmitteln (z. B. Sauerkraut) enthalten sind. Es handelt sich um Verbindungen, die der Pflanze u. a. als Abwehrstoffe gegen Schädlinge, als Wachstumsregulatoren sowie als Farbstoffe dienen. Aufgrund ihrer chemischen bzw. funktionellen Eigenschaften werden sekundäre Pflanzenstoffe in verschiedene Klassen einteilen. Die wichtigsten sind: Carotinoide, Glucosinolate, Monoterpene, Phytoestrogene, Phytosterine, Polyphenole (Phenolsäuren, Flavonoide), Saponine und Sulfide. Des Weiteren gehören Protease-Inhibitoren zu den sekundären Pflanzenstoffen sowie Lektine, Chlorophyll und Phytinsäure, die sich keiner Gruppe zuordnen lassen. Der Gehalt an sekundären Pflanzenstoffen in Lebensmitteln ist gering. Im Schnitt nimmt man beim Verzehr einer Mischkost nur etwa 1,5g pro Tag zu sich. Bei einer vegetarischen Ernährung kann die Aufnahme wesentlich höher liegen.

Sekundäre Pflanzenstoffe

» Sekundäre Pflanzenstoffe sind für den Menschen nicht essenziell, man geht mittlerweile jedoch davon aus, dass die meisten der Verbindungen bei üblichen Verzehrsmengen gesundheitsfördernde Eigenschaften besitzen. Der Kenntnisstand über die gesundheitliche Bedeutung ist allerdings noch nicht ausreichend, um Zufuhrempfehlungen für einzelne sekundäre Pflanzenstoffe geben zu können. Entsprechend gibt es bislang auch keine Empfehlungen der Deutschen Gesellschaft für Ernährung. Von einer isolierten Zufuhr einzelner Verbindungen in Form von Nahrungsergänzungsmitteln rät die DGE ab.

Carotinoide

Carotinoide sind farbige Verbindungen, die von Pflanzen, Bakterien und Algen synthetisiert werden. Es gibt über 700 verschiedene Carotinoide, etwa 50 davon haben Provitamin-A-Aktivität. Man unterscheidet sauerstofffreie und sauerstoffhaltige Verbindungen. Während sauerstofffreie Carotinoide überwiegend in orange-gelb-rotem Gemüse und Obst vorkommen, sind sauerstoffhaltige (Xanthophylle) vor allem in grünblättrigem Gemüse vertreten. Die durchschnittliche tägliche Zufuhr beträgt 5 bis 6 mg. In Labor- und Tierversuchen wurden Schutzeffekte von Carotinoiden gegenüber Krebs und Herz-Kreislauferkrankungen beobachtet. Auch in großen Beobachtungsstudien, in denen Carotinoide im Rahmen einer obst- und gemüsereichen Ernährung zugeführt wurden, zeigten sich entsprechende Effekte. Am Menschen konnten diese Wirkungen mit isolierten Carotinoiden in Form von Nahrungssupplementen bisher jedoch nicht nachgewiesen werden

Eine Schutzwirkung der Carotinoide vor Augenerkrankungen wie Makuladegeneration und Katarakt wird aufgrund der Ergebnisse von epidemiologischen Studien diskutiert. Weiterhin gibt es Hinweise auf einen immunmodulierenden Effekt.

Betacarotin

» Aus Pflanzen extrahiertes oder synthetisch hergestelltes Betacarotin wird als Lebensmittelfarbstoff vielen Lebensmitteln zugesetzt. Beispielsweise findet man es in Butter, Margarine, Süßwaren, Molkereiprodukten und Limonaden. Es vermittelt dem Betrachter das Aussehen, das er von der Ware erwartet. Ohne Betacarotin wäre Margarine z. B. weiß bis hellgrau – was als wenig appetitlich empfunden würde.

Glucosinolate

Glucosinolate sind schwefelhaltige Moleküle, die im Sekundärstoffwechsel der Pflanzen aus Aminosäuren gebildet werden. Es gibt über 120 verschiedene Verbindungen. Enthalten sind Glucosinolate in Kreuzblütlern wie Senf, Kresse, Meerrettich und Kohlgemüse, in denen sie für deren typischen Geschmack verantwortlich sind. Die durchschnittliche tägliche Zufuhr liegt unter 50 mg. Glucosinolaten werden antikanzerogene, antioxidative, antibiotische und immunmodulierende Wirkungen zugeschrieben. Die Datenlage ist allerdings nicht eindeutig.

Monoterpene

Monoterpene sind der Hauptbestandteil von ätherischen Ölen. Sie kommen in Ölen aus Zitrusfrüchten, Fenchel, Kümmel und Pfefferminze vor. In Lebensmitteln werden sie gerne zur Aromatisierung verwendet, beispielsweise in Getränken, Backwaren oder Desserts.

Die durchschnittliche tägliche Zufuhr liegt wahrscheinlich unter 2 mg. Im Tierversuch wurde eine antikanzerogene Wirkung der Monoterpene beobachtet. Weiterhin gibt es Hinweise auf einen cholesterinsenkenden Effekt.

Phytoestrogene

Phytoestrogene werden in drei Strukturklassen eingeteilt: Isoflavone, Lignane und Coumestane. Am weitesten verbreitet sind Lignane. Ihren Namen haben Phytoestrogene, weil sie beim Menschen die Aktivität des endogenen Estrogens durch Interaktion mit den Estrogenrezeptoren nachahmen oder blockieren. Phytoestrogene sind in Vollkornprodukten und Ölsaaten wie Sonnenblumenkernen oder Raps (Lignane) und Leguminosen wie Soja (Isoflavone) enthalten. Die durchschnittliche tägliche Zufuhr liegt unter 5 mg.

Den Phytoestrogenen werden folgende gesundheitsrelevante Wirkungen zugesprochen:

- Antikanzerogen: Ergebnisse aus Fall-Kontroll- und Kohortenstudien sind uneinheitlich, es gibt keine klare Evidenz, dass die Aufnahme von Phytoestrogenen zu einem verringertem Krebsrisiko führt.
- Antioxidativ: Es gibt Hinweise aus Tierversuchen und klinischen Studien.
- Immunmodulierend: Ergebnisse aus Tierversuchen sind widersprüchlich, klinische Studien existieren nicht.
- Cholesterinsenkend: Sojaprodukte führen zu einer Senkung, isolierte Isoflavone nicht.
- Protektive Wirkungen auf den Knochenstoffwechsel werden diskutiert.

Tipp für die Praxis

Sojabohnen und Sojabohnenprodukte werden aufgrund ihres Isoflavongehalts sowie ihres hohen Eiweißanteils als positiv für die Ernährung bewertet. Wer den Effekt nutzen will, sollte wissen, dass Sojasoße nur einen geringen Anteil an Phytoestrogenen besitzt, da sie bei der Herstellung verloren gehen. Die bei uns häufig auf Salaten zu findenden Sprossen sind zudem keine Sojasprossen, sondern in der Regel Mungbohnensprossen. Sie sind zwar auch gesund, enthalten aber nur einen geringen Anteil an Phytoestrogenen.

Phytosterine

Phytosterine sind essenzielle Bestandteile der pflanzlichen Zellmembran. Es gibt über 100 verschiedene Strukturen. Sie kommen in fettreichen Pflanzenteilen, z. B. Sonnenblumenkernen und Sesamsaat vor. Entsprechend sind sie in Ölen und Margarinen enthalten, wobei jedoch durch die Bearbeitung der Fette und Öle der Gehalt an sekundären Pflanzenstoffen verringert wird. Die durchschnittliche tägliche Zufuhr beträgt 170 bis 440 mg. Die gesundheitsrelevante Wirkung besteht darin, dass Phytosterine in der Lage sind, den Cholesterinspiegel des Menschen zu senken und somit kardioprotektiv wirken. In mehreren klinischen Studien wurde nachgewiesen, dass die Aufnahme von 2 bis 3 g Phytosterinen in Form von angereicherter Margarine den Gesamtserumcholesterinspiegel sowie das LDL-Cholesterin nach drei bis vier Wochen verglichen mit Margarine ohne Anreicherung um bis zu 15 Prozent senkt. Die Evidenz für den Effekt wird insgesamt als möglich bewertet.

Polyphenole

Polyphenole kommen überwiegend in den Randschichten von Gemüse, Obst und Vollkorngetreide vor. Man unterscheidet die Untergruppen Phenolsäuren und Flavonoide. Phenolsäuren kommen in Kaffee, Vollkornprodukten, Weißwein und Nüssen vor. Flavonoide sind in vielen Obst- und Gemüsearten sowie in Soja und grünem Tee enthalten. Die durchschnittliche tägliche Zufuhr der Phenolsäuren beträgt 200 bis 300 mg. Bei den Flavonoiden liegt sie bei 50 bis 100 mg. Den Polyphenolen werden antikanzerogene, immunmodulierende, antithrombotische, antioxidative und antibiotische Wirkungen zugesprochen. Die Datenlage ist nicht einheitlich, klinische Studien mit isolierten Flavonoiden fehlen.

Saponine

Saponine sind meist stark bitter schmeckende Glykoside. Sie kommen in Hülsenfrüchten, Soja, Spargel, Hafer und Lakritze vor. Lebensmitteltechnologisch werden sie für die Herstellung von Limonaden und Bier als Schaumbildner verwendet. Die durchschnittliche tägliche Zufuhr liegt unter 15 mg. In Labor- und Tierversuchen wurden antikanzerogene Eigenschaften (Hemmung von Dickdarmkrebs) durch Saponine beobachtet. Darüber hinaus fand man im Tierversuch eine antibiotische Wirkung, die beim Mensch allerdings bislang nicht eindeutig nachgewiesen ist. Weiterhin gibt es Hinweise auf immunmodulierende und cholesterinsenkende Effekte der Saponine.

Sulfide

Sulfide kommen vorwiegend in Liliengewächsen wie Knoblauch, Zwiebeln und Lauch vor. Sie werden in wasserlösliche und fettlösliche Verbindungen unterteilt. Die durchschnittliche tägliche Zufuhr ist nicht bekannt. Ausgehend von Studien mit Knoblauchzubereitungen gibt es jedoch Aussagen zu gesundheitsrelevanten Wirkungen auf Herz und Kreislauf. So wurde eine Reduktion des Gesamtcholesterins sowie der Triglyceride beobachtet. Da die Studien methodische Mängel aufwiesen, gelten diese Effekte allerdings als umstritten. Neuere Untersuchungen mit Knoblauchpulver ergaben keine entsprechende Wirkung auf den Lipidstoffwechsel. In mehreren Studien wurde unter Gabe von Knoblauchpulver weiterhin eine Blutdrucksenkung beobachtet – die Evidenz für einen klinisch relevanten hypotonen Effekt von Knoblauchpräparaten gilt bislang jedoch als unzureichend. Weitere Hinweise gibt es auf einen antithrombotischen Effekt, die klinische Relevanz ist aber noch unklar.

Das Wichtigste in Kürze

» Zu den sekundären Pflanzenstoffen gehören mehrere tausend Substanzen, die Pflanzen u. a. als Abwehrstoffe gegen Schädlinge, als Wachstumsregulatoren sowie als Farbstoffe dienen.

» Sekundäre Pflanzenstoffe werden dem Körper über Obst, Gemüse, Kartoffeln, Hülsenfrüchte, Vollkornprodukte und fermentierte Lebensmittel (z. B. Sauerkraut) zugeführt.

» Im Schnitt nimmt man mit einer durchschnittlichen Mischkost etwa 1,5 g sekundäre Pflanzenstoffe pro Tag zu sich, bei vegetarischer Ernährung kann es mehr sein.

» Sekundäre Pflanzenstoffe sind für den Menschen nicht essenziell, haben aber wahrscheinlich verschiedene positive gesundheitliche Wirkungen.

» Die Datenlage ist für Zufuhrempfehlungen derzeit zu schlecht. Die DGE empfiehlt keine isolierte Gabe in Form von Nahrungsergänzungsmitteln.

Übungen

Fragen

2.1: Welches der genannten Vitamine ist fettlöslich?
a) Vitamin B_1
b) Vitamin C
c) Vitamin K

2.2: Was kann ein Folsäuremangel während der Schwangerschaft auslösen?
a) Ein erhöhtes Geburtsgewicht beim Kind
b) Einen Neuralrohrdefekt beim Kind
c) Eine Neurose beim Kind

2.3: Welche der nachfolgenden Aussagen zu Vitaminen ist richtig?
a) Vitamin B_2 ist auch unter der Bezeichnung Thiamin bekannt.
b) Unter der Bezeichnung Vitamin B_6 werden die Verbindungen Pyridoxin, Riboflavin und Phyllochinon zusammengefasst.
c) Vitamin B_{12} ist der Sammelbegriff für die Cobalamine.

2.4: Für welchen Körperbestandteil ist Calcium besonders wichtig?
a) Knochen und Zähne
b) Nerven und Muskeln
c) Blut und Lymphe

2.5: Über welchen Mechanismus trägt Magnesium zur Stressabschirmung bei?
a) Es steigert die Freisetzung von Adrenalin und Noradrenalin.
b) Es steigert die postsynaptische Wiederaufnahme von Adrenalin und Noradrenalin.
c) Es hemmt die Freisetzung von Adrenalin und Noradrenalin.

Übungen (Fortsetzung)

2.6: *Welche der nachfolgenden Aussagen zur Eisenresorption ist falsch?*
a) Eisen liegt in pflanzlichen Produkten als besser bioverfügbares Hämeisen vor.
b) Eisen wird aus tierischen Lebensmitteln besser resorbiert als aus pflanzlichen.
c) Die Resorption von Eisen aus pflanzlichen Lebensmitteln wird oft durch Inhaltsstoffe wie Oxalsäure, Lignine und Phosphate behindert.

2.7: *Welche der genannten Substanzen zählt zu den unlöslichen Ballaststoffen?*
a) Lignin
b) Pektin
c) Carrageen

2.8: *Welche Aussage zu Ballaststoffen ist falsch?*
a) Einige Ballaststoffe können Gallensäuren und Phospholipide binden.
b) Im Dickdarm bewirken Ballaststoffe über das höhere Stuhlvolumen eine verbesserte Darmperistaltik.
c) Wasserunlösliche Ballaststoffe können in hohem Maß Wasser binden und quellen.

2.9: *In welchen Lebensmitteln sind sauerstoffhaltige Carotinoide vor allem zu finden?*
a) Grünblättrige Gemüsesorten
b) Orange-gelb-rote Gemüsesorten
c) Grün-weiße Gemüsesorten

2.10: *Welcher gesundheitsrelevante Effekt wird für Phytoestrogene nicht diskutiert?*
a) Cholesterinsenkung
b) Blutzuckersenkung
c) Immunmodulation

Lösungen siehe Anhang.

3. Ernährung bestimmter Personengruppen

Der menschliche Körper macht im Lauf eines Lebens viele körperliche Veränderungen durch. Entsprechend diesen Veränderungen ändern sich auch seine Ernährungs-Bedürfnisse. Was genau es bei verschiedenen Lebensabschnitten zu beachten gilt, ist Thema dieses Kapitels: Es reicht von der Ernährung in der Schwangerschaft über Säuglings- und Kinderernährung bis hin zur Ernährung von Senioren sowie speziellen Anforderungen von Sportlern.

3.1 Grundsätze der vollwertigen Ernährung

Unter einer gesund erhaltenden Ernährungsweise versteht man eine Ernährung, die neben einer adäquaten Energiezufuhr alle essenziellen Nährstoffe sowie gesundheitsfördernden Substanzen wie Ballaststoffe und sekundäre Pflanzenstoffe in ausreichender Menge liefert. Theoretisch müsste man zur Erreichung dieses Ziels zunächst seinen Energie- und Nährstoffbedarf so genau wie möglich berechnen und anschließend bei jedem einzelnen Lebensmittel, das man zu sich nimmt, nachschauen, wie viel Energie, Kohlenhydrate, Proteine, Fett, Vitamine, Mineral-, Ballast- und sekundären Pflanzenstoffe es enthält. Bedenken müsste man zudem

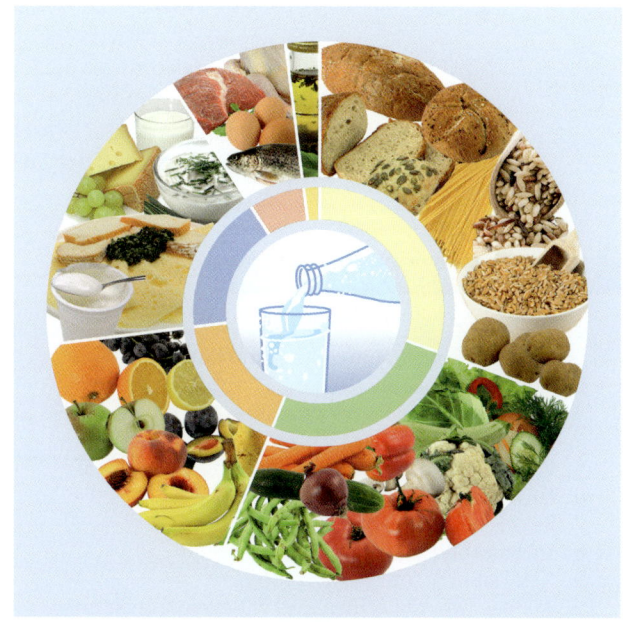

Abb. 3.1: Ernährungskreis der DGE. Quelle: © DGE e.V., Bonn

resorptionsfördernde und -hemmende Interaktionen zwischen verschiedenen Lebensmittelinhaltsstoffen sowie mögliche Lagerungs- und Zubereitungsverluste. Und da sich der Energie- und Nährstoffbedarf bei jeder Änderung des Lebensstils ebenfalls verändert (z. B. ob an einem Tag Sport betrieben wird oder nicht) müsste man diese Berechnungen täglich aufs Neue durchführen.

In der Praxis ist eine derartige Vorgehensweise natürlich unmöglich. Hier helfen Modelle und Regelwerke weiter, die als Beratungsgrundlage für eine gesund erhaltende Kost dienen können. So hat unter anderem die Deutsche Gesellschaft für Ernährung einen Ernährungskreis entwickelt, der Lebensmittel in sieben Gruppen einteilt und diese mengenmäßig in Beziehung zueinander setzt.

Ein anderes ebenfalls von der DGE entwickeltes Modell zur Umsetzung von Ernährungsrichtlinien ist die Dreidimensionale Lebensmittelpyramide. Sie soll sowohl quantitative (Lebensmittelmengen) als auch qualitative (ernährungsphysiologischer Wert) Empfehlungen verbrauchernah darstellen.

Die 10 Regeln der DGE

Sowohl der DGE-Ernährungskreis als auch die Dreidimensionale Lebensmittelpyramide basieren auf fundierten wissenschaftlichen Erkenntnissen unter Berücksichtigung der aktuellen D-A-CH-Referenzwerte für die Nährstoffzufuhr sowie der 10 Regeln der DGE.

Die 10 Regeln der DGE

1. Vielseitig essen
2. Reichlich Getreideprodukte – und Kartoffeln
3. Gemüse und Obst – Nimm „5" am Tag …
4. Täglich Milch und Milchprodukte; ein- bis zweimal in der Woche Fisch; Fleisch, Wurstwaren sowie Eier in Maßen
5. Wenig Fett und fettreiche Lebensmittel
6. Zucker und Salz in Maßen
7. Reichlich Flüssigkeit
8. Schmackhaft und schonend zubereiten
9. Sich Zeit nehmen und genießen
10. Auf das Gewicht achten und in Bewegung bleiben

Vielseitige Ernährung

Merkmal einer gesunden Ernährung ist eine abwechslungsreiche Lebensmittelauswahl. Durch die Empfehlung soll gewährleistet werden, dass bestimmte Nährstoffe nicht vergessen bzw. überreichlich aufgenommen werden. Ergänzen könnte man die Empfehlung noch, indem man sagt, dass die Lebensmittel auf fünf Mahlzeiten täglich verteilt werden sollen. Hierüber gibt es zwar immer wieder Diskussionen in der Ernährungswissenschaft – so werden statt fünf kleineren auch drei größere Mahlzeiten propagiert – das Gros der Empfehlungen stützt sich jedoch auf fünf Mahlzeiten. Durch die häufigere Zufuhr kleinerer Lebensmittelmengen sollen Heißhungerattacken vermieden und der Entstehung von Übergewicht entgegengewirkt werden.

Reichlicher Verzehr von Getreideprodukten und Kartoffeln

Brot, Nudeln, Reis, Getreideflocken, am besten aus Vollkorn, sowie Kartoffeln enthalten kaum Fett, dafür reichlich Vitamine, Mineralstoffe, Spurenelemente, Ballaststoffe und sekundäre Pflanzenstoffe. Sie liefern komplexe Kohlenhydrate in größerer Menge und sind damit gut geeignet, den Kohlenhydratbedarf zu decken. Auch weisen die genannten Lebensmittel einen vergleichsweise niedrigen glykämischen Index auf und führen somit zu einem langsamen Blutzuckeranstieg.

5 Portionen Gemüse und Obst am Tag

Sicherlich eine der bekanntesten und auch wichtigsten Ernährungsregeln ist die „5-am-Tag"-Regel. Fünf Portionen Gemüse und Obst (eine Portion entspricht dabei etwa einer Handvoll) sollte man täglich zu sich nehmen, idealerweise zu jeder Hauptmahlzeit und auch als Zwischenmahlzeit. Eine der Portionen kann als Saft getrunken werden, ansonsten sollte man Obst und Gemüse möglichst frisch oder nur kurz gegart verzehren. Obst und Gemüse liefern Vitamine, Mineralstoffe, Ballaststoffe und sekundäre Pflanzenstoffe. Sie haben dabei meist eine geringe Energiedichte, sodass ihr regelmäßiger Verzehr Übergewicht vorbeugt. Es gibt mittlerweile zahlreiche Untersuchungen, die belegen, dass die Einhaltung der 5-am-Tag-Regel verschiedenen Krankheiten wie Diabetes, Herzinfarkt und auch Krebs vorbeugen kann. Dabei kommt es in diesem Zusammenhang auf die Beachtung der Regel 1 an. Einzelne Obst- oder Gemüsesorten hatten in Studien in aller Regel keine gesundheitlichen Vorteile, die Ausnutzung der Vielfalt an Obst und Gemüse wird dagegen positiv bewertet.

Täglich Milch und Milchprodukte, Fisch ein- bis zweimal in der Woche, Fleisch, Wurstwaren und Eier in Maßen

Milch und Milchprodukte sind insbesondere zur Deckung des Protein- und des Calciumbedarfs wichtig. Darüber hinaus liefern sie Vitamine, weitere

Mineralstoffe und Spurenelemente. Bei der Auswahl sollte man stets auf fettarme Produkte achten, um eine überhöhte Energiezufuhr zu vermeiden. So liefern z. B. 100 ml Vollmilch und 100 ml Buttermilch zwar ähnliche Mengen an Proteinen und Mineralstoffen, während die Vollmilch jedoch 3,5 g Fett enthält, sind es bei der Buttermilch nur 0,5 g. Bei Käse sollte man die Angabe des Fettanteils in der Trockenmasse beachten. Achtung: Der Anteil der Trockenmasse ist bei Hartkäse deutlich höher als bei Frischkäsesorten.

Fisch, vor allem Seefisch, ist als Lieferant von Omega-3-Fettsäuren sowie wegen seines Jod- und Selengehaltes von Bedeutung. Fleisch ist wegen des hohen Beitrags an verfügbarem Eisen und den Vitaminen B_1, B_6 und B_{12} vorteilhaft. Mengen von 300 bis 600 g Fleisch und Wurst pro Woche reichen zur Bedarfsdeckung jedoch aus. Auch hier gilt es fettarme Produkte zu bevorzugen.

Wenig Fett und fettreiche Lebensmittel

Fett liefert zwar essenzielle Fettsäuren und fettlösliche Vitamine, ist jedoch aufgrund seiner hohen Energiedichte mit Vorsicht zu genießen. Bei der Fettauswahl sollte man pflanzliche Öle und Fette (z. B. Oliven-, Raps- und Sojaöl sowie daraus hergestellte Streichfette) tierischen Fetten vorziehen (siehe Kap. 1.4). Achten sollte man zudem auf sogenannte versteckte Fette. Gebäck, Süßwaren, Wurst, Milchprodukte sowie insbesondere Fastfood- und Fertigprodukte können große Mengen an Fett enthalten.

Zucker und Salz nur in Maßen

Zucker und zuckerhaltige Lebensmittel bzw. Getränke sollten nur gelegentlich konsumiert werden. Entgegen den in Regel 2 empfohlenen Lebensmitteln, liefert Zucker als Monosaccharid keine Vitamine, Mineral- oder Ballaststoffe in nennenswerter Weise, sondern nur „leere" Kalorien. Negativ ist zudem der hohe glykämische Index von reinem Zucker. Verbunden mit dem Umstand, dass zuckerreiche Lebensmittel häufig gleichzeitig fettreich sind (Kuchen, Pudding, Eis) begünstigen sie die Entstehung von Übergewicht. Auch die durch sie verursachte Förderung von Karies ist ein Aspekt für die Empfehlung.

Der gesundheitliche Stellenwert von Salz wird kontrovers diskutiert. Während man lange Zeit einen hohen Salzkonsum als wichtigen Risikofaktor für Bluthochdruck gewertet hat, rückt man hiervon inzwischen ab. Der Umstand, dass die durchschnittliche Salzzufuhr in Deutschland deutlich höher als der Bedarf an Natriumchlorid ist, rechtfertigt jedoch in jedem Fall die Empfehlung, mit Salz sparsam umzugehen und lieber öfter mit Kräutern zu würzen. Wenn Salz verwendet wird, sollte es jodiertes Speisesalz sein. Achtung: Fertiggerichte, Wurstwaren und Käse enthalten oft große Mengen an Salz.

Reichliche Flüssigkeitszufuhr

Wasser ist für den Körper lebensnotwendig. Über Urin, Stuhl, Schweiß und Atmung verliert man täglich (in unserer Klimazone) durchschnittlich 2,5 l an Flüssigkeit (siehe Kap. 4.1). Sie muss ersetzt werden. Teilweise kann man Wasser durch feste Nahrung zuführen, mindestens 1,5 l sollte man jedoch täglich trinken. Geeignete Getränke sind Wasser – mit oder ohne Kohlensäure – und Kräuter- oder Früchtetee. Schwarzer Tee und Kaffee sind aufgrund des Coffeingehalts nur eingeschränkt empfehlenswert. Alkoholische Getränke sollten nur gelegentlich und nur in kleinen Mengen konsumiert werden.

Schonende Zubereitung von Speisen

Um Nährstoffverluste bei der Zubereitung gering zu halten, sollte man Speisen bei möglichst niedrigen Temperaturen, so kurz wie möglich und mit wenig Wasser und wenig Fett garen. Diese Empfehlung dient auch zur Vermeidung von schädlichen Verbindungen (z. B. kann beim starken Erhitzen von stärkehaltigen Lebensmitteln Acrylamid oder beim Grillen Nitrosamine und Benzpyren entstehen).

Bewusstes Essen

Bewusstes Essen hilft, richtig zu essen und rechtzeitig zu erkennen, wann man satt ist. Der Mechanismus der Sättigung ist sehr komplex und noch nicht in allen Einzelheiten bekannt. Klar ist, dass es eine gewisse Zeit dauert, bis bei einer Mahlzeit ein Sättigungsgefühl eintritt – etwa 15 bis 20 Minuten. Wer langsam isst, nimmt in dieser Zeitspanne im Durchschnitt weniger Kalorien zu sich als Schnellesser. Auch die Konzentration auf das Essen trägt zu einer gesunden Ernährung bei. Nebenher essen verführt in der Regel dazu, zu viel zu essen.

Bewegung ist wichtig

Ausgewogene Ernährung und körperliche Bewegung (30 bis 60 Minuten pro Tag) gehören zusammen. Daher hat die DGE die Empfehlung in ihre Ernährungsregeln mit aufgenommen. Beachtet man beide Aspekte, muss man auf das Gewicht eigentlich gar nicht mehr streng achten, es wird sich sicherlich ohnehin im Sollbereich halten. Dennoch ist es nicht verkehrt, regelmäßig auf die Waage zu stehen und ggf. etwas an der Ernährung zu verändern und/oder die Bewegungsmenge zu steigern.

Das Wichtigste in Kürze

» Unter einer gesundheitsfördernden Ernährungsweise versteht man eine Ernährung, die Energie, alle essenziellen Nährstoffe sowie gesundheitsfördernden Substanzen wie Ballaststoffe und sekundäre Pflanzenstoffe in ausreichender Menge liefert.

» In der Praxis kann man sich zur Umsetzung einer gesundheitsfördernden Ernährung an verschiedenen Modellen orientieren, z.B. am Ernährungskreis oder der Dreidimensionalen Lebensmittelpyramide der DGE.

» Als Basis für eine gesundheitsfördernden Ernährung hat die DGE 10 Regeln aufgestellt. Sie sind für gesunde Menschen die Richtschnur und können bei Erkrankungen entsprechend angepasst werden.

3.2 Ernährung in Schwangerschaft und Stillzeit

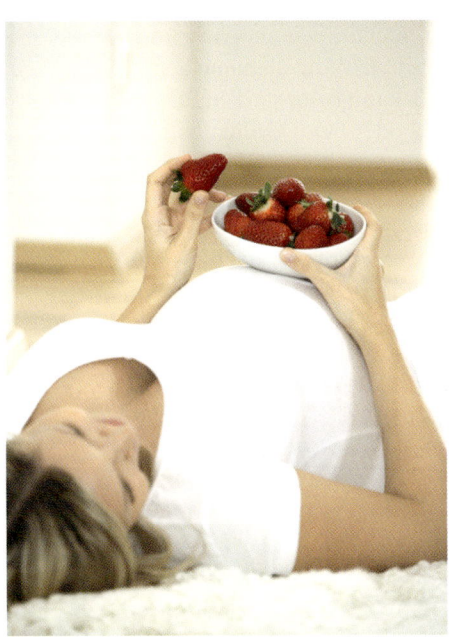

In der Schwangerschaft muss sich der mütterliche Organismus stark umstellen, um die Bedürfnisse des wachsenden Lebens erfüllen zu können. Während der Stillzeit muss das Kind über die Muttermilch sozusagen mitversorgt werden. Für viele Nährstoffe besteht in Schwangerschaft und Stillzeit daher ein deutlicher Mehrbedarf. Dem sollte man unbedingt Rechnung tragen. Denn eine bedarfsgerechte Ernährung in der Schwangerschaft hält nicht nur die Mutter gesund und begünstigt einen unproblematischen Schwangerschaftsverlauf, sie wirkt sich auch langfristig auf die Gesundheit des Kindes aus, wie viele Studien mittlerweile zeigen konnten.

Abb. 3.2: Eine bedarfsgerechte Ernährung in der Schwangerschaft ist wichtig für die Gesundheit von Mutter und Kind. Quelle: © Hannes Eichinger/fotolia.de

Bedarf an Energie liefernden Nährstoffen

In der Schwangerschaft steigt der Energiebedarf der Mutter an, denn das Kind benötigt Energie zum Wachsen und bei der Mutter muss sich neues Körpergewebe bilden. Dennoch sollte eine Schwangere nicht für zwei essen. Der zusätzliche Energiebedarf liegt nur bei ca. 250 kcal pro Tag – und auch das erst ab der zweiten Schwangerschaftshälfte. Insgesamt sollte eine Schwangere zwischen 11 und 16 Kilogramm zunehmen. Alles was deutlich darüber liegt, sind Fettpölsterchen, die dann auch nach der Geburt nicht wieder verschwinden.

Die Empfehlungen zur Kohlenhydratzufuhr unterscheiden sich für schwangere Frauen nicht wesentlich von denen für nicht schwangere und liegen bei 50 bis 60 Prozent der Gesamtenergiezufuhr. Gleiches gilt für die Fettzufuhr. Sie sollte auch während der Schwangerschaft nicht mehr als 30 Prozent der Gesamtenergiezufuhr betragen. Der Proteinbedarf ist leicht erhöht. Etwa 10 g Eiweiß benötigt eine Schwangere zusätzlich pro Tag.

Tipp für die Praxis

10 Gramm Eiweiß mehr benötigt eine Schwangere am Tag. Diese Menge ist ca. enthalten in:
- 100 g Frischkäse,
- 50 g Rindfleisch,
- einem kleinen Ei.

Neuere Erkenntnisse legen nahe, dass Schwangere bei der Fettauswahl auf eine ausreichende Zufuhr der Omega-3-Fettsäure Docosahexaensäure (DHA) achten sollten. Diese Fettsäure spielt sowohl für die Gehirnentwicklung als auch die Entwicklung der Augen des ungeborenen Kindes eine wichtige Rolle. Zugeführt wird DHA vor allem über fetten Seefisch. Da er bei den meisten Schwangeren selten oder gar nicht auf dem Speisplan steht, ist eine ausreichende DHA-Versorgung über die Ernährung kaum gewährleistet. Die Consensus-Empfehlung 2007 von der Europäischen Kommission und der Stiftung Kindergesundheit lautet daher, dass Schwangere von Beginn der Schwangerschaft an täglich 200 mg DHA in Form von Supplementen zu sich nehmen sollten.

Bedarf an Mikronährstoffen

Der Bedarf an den meisten Vitaminen und Mineralstoffen ist in der Schwangerschaft deutlich erhöht (Tab. 3.1). Teilweise kann der Mehrbedarf durch eine sorgfältige Lebensmittelauswahl gedeckt werden, häufig kommt es bei Vitaminen und Mineralstoffen jedoch zu Versorgungslücken, weshalb viele Frauenärzte die Einnahme von Supplementen empfehlen.

Folsäure

Einer der kritischsten Nährstoffe in der Schwangerschaft ist die Folsäure. 550 µg Folsäure pro Tag soll eine Schwangere zu sich nehmen – 250 µg mehr als nicht schwangeren Frauen empfohlen wird. Bereits diesen fällt es schwer, den Tagesbedarf an Folsäure zu decken, denn der Gehalt in den meisten Lebensmitteln ist eher gering und das wasserlösliche Vitamin zudem hochempfindlich gegen Licht und Wärme (siehe Kap. 2.1). Da eine Unterversorgung zu fetalen Anomalien (vor allem der gefürchtete Neuralrohrdefekt), einem geringeren Geburtsgewicht und neurologischen Auffälligkeiten beim Neugeborenen führt, wird Schwangeren die Einnahme von 400 µg Folsäure täglich empfohlen. Optimal ist es, wenn die Supplementation bereits vier Wochen vor der Empfängnis beginnt, da der Neuralrohrschluss zwischen dem 22. und 28. Tag der Schwangerschaft erfolgt und die Folsäurespeicher zu diesem Zeitpunkt schon gut gefüllt sein sollten. In der Praxis geht dies natürlich nur bei einer geplanten Schwangerschaft.

Calcium

Die Gesamtzufuhr an Calcium ist mit 1000 mg/Tag in der Schwangerschaft eigentlich nicht erhöht. Dennoch sollte man Schwangere auf eine ausreichende Zufuhr hinweisen, da der Bedarf vielfach nicht gedeckt wird – vor allem, wenn eine Abneigung gegen Milch und Milchprodukte besteht. Ein niedriger Calciumspiegel während der Schwangerschaft erhöht das Risiko für Gestose und Eklampsie, ggf. sollte daher auch Calcium supplementiert werden.

Magnesium

Für Magnesium besteht ein geringer Mehrbedarf von 10 mg pro Tag. Eine Supplementierung wird empfohlen, wenn die Schwangere unter Wadenkrämpfen leidet sowie bei einer drohenden Frühgeburt bzw. bei vorzeitiger Wehentätigkeit.

Vitamin A

Der Vitamin-A-Bedarf ist vor allem im letzten Schwangerschaftsdrittel erhöht. Eine Unterversorgung wird mit Wachstumsstörungen beim Kind, einem geringen Geburtsgewicht und einer vorzeitigen Geburt in Verbindung gebracht. Eine zu hohe Zufuhr kann andererseits zu Missbildungen beim Kind führen. Schwangere sollten daher nicht mehr als 3 mg Vitamin A täglich zu sich nehmen. Da Leber einen sehr hohen Vitamin-A-Gehalt hat, wird Frauen geraten, im ersten Schwangerschaftsdrittel darauf zu verzichten. In Supplementen sind in der Regel statt Vitamin A Carotinoide enthalten, da diese selbst bei hoher Zufuhr keine toxischen Effekte haben.

Jod

Jod ist als Bestandteil der Schilddrüsenhormone an der Steuerung des Wachstums, der Knochenbildung und der Gehirnentwicklung beim Ungeborenen beteiligt. Etwa in der 10. bis 12. Schwangerschaftswoche beginnt die kindliche Schilddrüse mit der Hormonproduktion. Wie die Schilddrüse der Mutter ist sie dabei auf Jod angewiesen. Somit benötigen während der Schwangerschaft gleich zwei Schilddrüsen das Spurenelement. Um eine ausreichende Versorgung zu gewährleisten, wird Schwangeren eine tägliche Zufuhr von 230 µg empfohlen. Diese Menge ist nur bei konsequenter Verwendung von jodiertem Kochsalz sowie regelmäßigen Fischmahlzeiten erreichbar. Da vor allem letzteres für viele Frauen ein Problem darstellt, wird in der Regel auf Supplemente zurückgegriffen.

Supplemente in der Schwangerschaft

» Da Schwangere es auch bei einer abwechslungsreichen Ernährung kaum schaffen, den – in den meisten Fällen – erhöhten Bedarf an Mikronährstoffen zu decken, sind sie eine Zielgruppe für die Empfehlung von Supplementen. In jedem Fall supplementieren sollten Schwangere Folsäure. Um sicherzugehen, dass auch alle weiteren Mikronährstoffe ausreichend zugeführt werden, kann Folsäure in Kombination verabreicht werden. Am einfachsten ist die Gabe eines Multivitamin-Multimineralstoff-Präparates, das speziell auf Schwangere zugeschnitten ist.

▎Zu vermeidende Lebens- und Genussmittel

Alkohol und Zigaretten sind für eine Schwangere absolut tabu. Auch mit Kaffee und Tee (abgesehen von Kräuter- und Früchtetee) sollte sie aufgrund des Coffeins vorsichtig sein. Im Übermaß genossen, können Kaffee und Tee bei Schwangeren einen erhöhen Blutdruck und Sodbrennen begünstigen. Exzessiver Tee- oder Kaffeekonsum erhöht das Risiko einer Fehl- oder Frühgeburt. Untersuchungen haben jedoch ergeben, dass ein oder zwei Tassen am Tag keine negativen Auswirkungen auf das Kind haben.

Schwangere haben aufgrund der hormonellen Veränderungen eine abgeschwächte Immunabwehr und sind deshalb empfänglicher für Infektionen. Insbesondere Lebensmittelinfektionen sind während der Schwangerschaft problematisch, da die therapeutischen Möglichkeiten begrenzt sind und das ungeborene Kind durch einige Krankheitserreger, die durch Lebensmittel übertragen werden können (z. B. Listerien, Toxoplasmose-Erreger), geschädigt werden kann. Um Lebensmittelinfektionen zu vermeiden, sollten Schwangere einige kritische Lebensmittel meiden und bei der Lagerung und Zubereitung von Lebensmitteln ganz besonders auf eine sorgfältige Hygiene achten. Zu den kritischen Lebensmitteln zählen vor allem Rohmilch und Rohmilchkäse, rohes Fleisch, Rohfleischprodukte wie Hackfleisch oder Tatar, nicht durchgebratene Steaks, rohe Fischprodukte (Sushi), rohe oder nicht ganz durchgegarte Eier sowie selbst gemachte Mayonnaise und Süßspeisen mit rohen Eiern.

Tipp für die Praxis
Das hilft bei Übelkeit

Manch eine Frau hat zu Beginn ihrer Schwangerschaft heftig unter Übelkeit zu leiden, vor allem am Morgen. Hilfreich kann es sein, noch vor dem Aufstehen im Bett eine Kleinigkeit zu essen, z. B. einen Zwieback oder eine Scheibe Knäckebrot. Mehrere kleine Mahlzeiten über den Tag verteilt werden zudem meist besser vertragen als drei größere Mahlzeiten. Vielfach hilft es auch, abends vor dem zu Bett gehen noch einen Jogurt oder ein Käsebrot zu essen. Lebensmittel mit wenig Eigengeschmack wie Knäckebrot mit Frischkäse oder Quark mit Banane rufen in der Regel weniger Abneigung hervor als stark riechende und schmeckende Speisen. Was geht und was nicht, muss aber jede Schwangere selbst ausprobieren.

Nährstoffbedarf in der Stillzeit

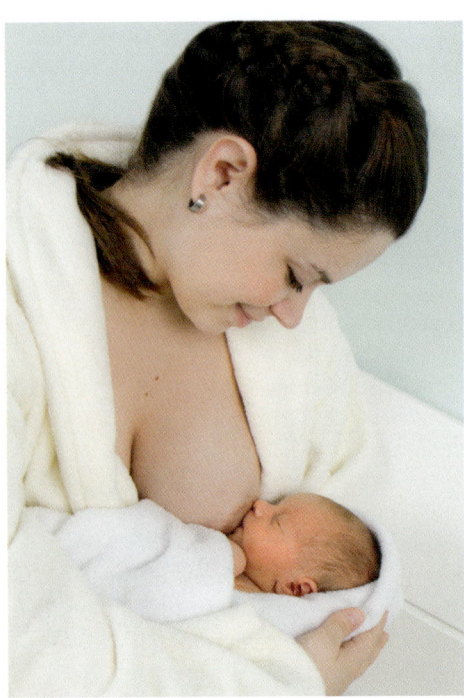

Abb. 3.3: Während der Stillzeit ist der Energiebedarf der Mutter deutlich erhöht.
Quelle: © id-foto.de/fotolia.de

Während der Stillzeit „isst" eine Frau für ihr Kind mit, denn die Nährstoffzufuhr der Stillenden beeinflusst die Zusammensetzung der Muttermilch. In der Stillzeit ist der Energiebedarf der Mutter deutlich erhöht. Etwa 750 ml Milch werden ca. einen Monat nach der Entbindung pro Tag gebildet. Das entspricht einer Energiemenge von ca. 590 kcal (2,5 MJ). Voll stillenden Müttern wird daher in den ersten vier Monaten nach der Geburt eine zusätzliche Energiezufuhr von ca. 650 kcal (2,7 MJ) pro Tag empfohlen. Die Empfehlungen für die Kohlenhydrat- und Fettzufuhr von Stillenden entsprechen denen einer nicht schwangeren Frau. Der Proteinbedarf ist erhöht. Um 100 ml Milch bilden zu können, werden rund 2 g zusätzliches Protein benötigt. Die Deutsche Gesellschaft für Ernährung empfiehlt Stillenden daher eine Proteinaufnahme von 1,1 g pro Kilogramm Körpergewicht pro Tag.

Auch der Vitamin- und Mineralstoffbedarf ist vielfach erhöht (Tab. 3.1). Um ihn decken zu können, ist eine abwechslungsreiche Kost mit viel Obst und Gemüse, Milch und Milchprodukten sowie fettarmes Fleisch und regelmäßig Fisch Voraussetzung.

| **Tipp für die Praxis**
Supplemente auch für Stillende sinnvoll

Wie für Schwangere besteht auch für Stillende ein Mehrbedarf bei den meisten Vitaminen und Mineralstoffen. Um ihn zu decken, kann es vielfach sinnvoll sein, die in der Schwangerschaft begonnene Supplementierung weiterzuführen.

Zu meidende Lebens- und Genussmittel in der Stillzeit

Da Nicotin in die Muttermilch übergeht, sollte man während der Stillzeit darauf verzichten. Auch Alkohol und Coffein gehen in die Muttermilch über. Die meisten Stillenden verzichten daher ganz darauf. Ein geringer Konsum dieser Getränke stellt aus medizinischer Sicht jedoch kein Problem dar. Manche Frauen sagen, dass scharfe oder stark gewürzte Speisen ihr Baby nervös machen, Zitrusfrüchte bei ihm zu einem wunden Po führen und es Blähungen bekommt, wenn sie Brokkoli, Kohl oder Zwiebeln essen. Allgemein gültig ist dies nicht, lebensmittelbedingte Irritationen sind bei jedem Baby anders. Hier hilft nur Ausprobieren.

Flüssigkeitsbedarf in der Stillzeit

Stillende sollten pro Tag mindestens zwei Liter Flüssigkeit zu sich nehmen. Gut eignen sich hierfür stilles Mineralwasser, Fruchtsaft-Schorle sowie Kräutertee. Fenchel ist als Milch bildend bekannt, weshalb er sich besonders gut als Kräutertee eignet und auch in so genannten Stilltees fester Bestandteil ist. Ungeeignet sind dagegen Salbei- oder Pfefferminztee, da sie die Milchproduktion hemmen.

Tab. 3.1: Mehrbedarf an Vitaminen und Mineralstoffen in Schwangerschaft und Stillzeit. Quelle: DGE 2013

Vitamine und Mineralstoffe	Mehrzufuhr in der Schwangerschaft	Gesamtzufuhr in der Schwangerschaft	Mehrzufuhr in der Stillzeit	Gesamtzufuhr
in der Stillzeit				
Vitamin A[1]	0,3 mg	1,1 mg	0,7 mg	1,5 mg
Vitamin E[2]	1,0 mg	13,0 mg	5,0 mg	17,0 mg

Tab. 3.1: Mehrbedarf an Vitaminen und Mineralstoffen in Schwangerschaft und Stillzeit. Quelle: DGE 2008 (Fortsetzung)

Vitamine und Mineralstoffe	Mehrzufuhr in der Schwangerschaft	Gesamtzufuhr in der Schwangerschaft	Mehrzufuhr in der Stillzeit	Gesamtzufuhr in der Stillzeit
Vitamin B_1	0,2 mg	1,2 mg	0,4 mg	1,4 mg
Vitamin B_2	0,3 mg	1,5 mg	0,4 mg	1,6 mg
Vitamin B_6	0,7 mg	1,9 mg	0,7 mg	1,9 mg
Vitamin B_{12}	0,5 µg	3,5 µg	1,0 µg	4,0 µg
Vitamin C	10,0 mg	110,0 mg	50,0 mg	150,0 mg
Niacin[3]	2,0 mg	15,0 mg	4,0 mg	17,0 mg
Folsäure[3]	250 µg	550 µg	150 µg	450 µg
Phosphor	100 mg	800 mg	200 mg	900 mg
Magnesium	10 mg	310 mg	90 mg	390 mg
Eisen	15 mg	30 mg	5 mg	20 mg
Zink	3 mg	10 mg	4 mg	11 mg
Jod	30 µg	230 µg	60 µg	260 µg

[1] Retinol in mg-Äquivalent
[2] Tocopherol in mg-Äquivalent
[3] Bei Niacin und Folsäure beziehen sich die Angaben auf die entsprechenden Äquivalente.

Das Wichtigste in Kürze

» Schwangere haben einen nur mäßig erhöhten Energiebedarf und sollten nicht für zwei essen.
» Der Bedarf an vielen Mikronährstoffen ist erhöht.
» Unbedingt supplementiert werden sollte Folsäure. Um eine ausreichende Versorgung mit allen Mikronährstoffen zu gewährleisten, bieten sich Multivitamin-Multimineralstoff-Präparate an.
» Tabu sind Zigaretten und Alkohol, vorsichtig sollten Schwangere mit Kaffee und Tee sein, meiden sollten sie rohe Fleischspeisen sowie Speisen, die rohe Eier enthalten.
» Stillende haben einen deutlich erhöhten Energiebedarf, auch der Bedarf an Protein und vielen Mikronährstoffen ist erhöht.
» Für Stillende ist Rauchen ebenfalls tabu, Alkohol, Kaffee und Tee sollten nur in geringen Mengen konsumiert werden.

3.3 Ernährung im Säuglingsalter

Das erste Jahr ist eines der wichtigsten Jahre im Leben eines Menschen. Nie wieder finden so viele Entwicklungsschritte in so kurzer Zeit statt. Ganz klar, dass die Ernährung hierbei eine enorme Rolle spielt – und umso schöner, dass man sich in den ersten vier bis sechs Monaten als Mutter über ihre Zusammensetzung eigentlich kaum Gedanken machen muss. In diesem Zeitraum ist ausschließlich Milch angesagt. Im Idealfall handelt es sich um Muttermilch. Sie ist die beste Ernährungsform, die das Kind bekommen kann und enthält – vorausgesetzt, die Mutter ernährt sich selbst nicht zu einseitig und isst ausreichend – alle Nährstoffe in der richtigen Menge (Bedarf der Mutter siehe Tab. 3.1, Empfehlungen für Säuglinge siehe Tab. 3.2).

Kritische Nährstoffe

Als kritische Nährstoffe gelten bei Säuglingen die Vitamine D und K. Aufgrund der geringen Permeation von Vitamin K durch die Plazenta ist bereits das Neugeborene unzureichend mit diesem Vitamin versorgt. Durch die Muttermilch kann der Mangel nicht ausgeglichen werden, da sie selbst nur sehr wenig Vitamin K enthält. Um der mit der Unterversorgung einhergehenden gefürchteten Komplikation einer Gehirnblutung vorzubeugen, wird Säuglingen heute sofort nach der Geburt 2 mg Vitamin K verabreicht. Die gleiche Menge soll dem Kind nochmals zwischen dem 3. und 10. Lebenstag sowie in der 4. bis 6. Woche gegeben werden. Vitamin D ist mit einem durchschnittlichen Gehalt von 0,33 µg pro Liter Muttermilch in zu geringer Menge vorhanden, um den Bedarf des Kindes zu decken. Zur Sicherstellung der Versorgung wird bei Säuglingen daher zu einer prophylaktischen Vitamin-D-Gabe von 10 µg/d (400 IE) geraten. Teilweise wird die Vitamin-D-Gabe mit Fluorid zur Kariesprophylaxe kombiniert. Zahnärzte empfehlen dies mittlerweile allerdings nicht mehr. Vielmehr soll die Kariesprophylaxe mithilfe von fluoridhaltiger Zahnpasta ab dem Durchbruch des ersten Milchzahns durchgeführt werden.

Bedeutung des Stillens

Muttermilch ist die ideale Nahrungsquelle für den Säugling. Neben ihrer optimalen Nährstoffzusammensetzung bietet sie in den ersten Lebenswochen auch einen umfangreichen Infektionsschutz. Vor allem die in den ersten Tagen nach der Geburt gebildete Kolostralmilch enthält wichtige immunologische Schutzfaktoren wie Immunglobulin A, Lysozym, Lactoferrin und Immunzellen wie Makrophagen sowie T- und B-Lymphozyten. Es gibt viele Studien, die gezeigt haben, dass gestillte Säuglinge gegenüber Flaschenkindern einen besseren Schutz vor Infektionskrankheiten besitzen. Einen Beitrag hierfür leisten auch in der Muttermilch enthaltene Oligosaccharide, die dem Aufbau der Darmflora dienen. Ein weiterer Vorteil von

Muttermilch ist ihr hypoallergener Charakter, der vor allem auf dem Fehlen von β-Lactoglobulin beruht – dem wichtigsten Allergen der Kuhmilch.

Tipp für die Praxis
Bitte keine Diät!

Das immer wieder gegen das Stillen ins Feld geführte Argument der hohen Schadstoffbelastung ist weitgehend entkräftet. Dank strengerer Auflagen in der Landwirtschaft, bei der Lebensmittelherstellung sowie für industrielle Schadstoffemissionen konnte der Schadstoffgehalt in Frauenmilch in den vergangenen Jahren deutlich gesenkt werden. Man geht heute allgemein davon aus, dass aus der noch vorhandenen Belastung keine Gesundheitsgefährdung für den Säugling resultiert. Abraten sollte man Stillenden jedoch von Reduktionsdiäten, da sich Schadstoffe überwiegend im Fettgewebe ansammeln und im Zuge einer Diät vermehrt ins Blut und auch in die Muttermilch übergehen.

Muttermilchersatznahrung

Nicht jede Mutter kann oder will stillen. Als Ersatz für die Muttermilch stehen verschiedene industriell gefertigte Formulamilchprodukte zur Verfügung. Man unterscheidet dabei zwischen Anfangsmilch- und Folgemilchnahrung. Anfangsmilchnahrungen dienen der Ernährung nicht gestillter Säuglinge während der ersten vier bis sechs Monate. Sie sind in ihrem Eiweißanteil adaptiert, das heißt die Zusammensetzung orientiert sich an der Muttermilch. Auf der Verpackung von Anfangsmilchnahrungen findet man entweder die Ziffer 1 oder die Silbe Pre, letztere kann noch mit dem Zusatz HA versehen sein. Die Unterscheidung zwischen Ziffer 1 und Pre liegt im Kohlenhydratanteil: Während Pre-Nahrungen ausschließlich Lactose enthalten, sind in Ziffer-1-Nahrungen weitere Kohlenhydrate wie Saccharose oder Dextrinmaltose enthalten. Insgesamt ist der Kohlenhydratanteil bei Ziffer-1-Nahrungen in der Regel höher, sodass sie besser sättigen als Pre-Nahrung. Allerdings kann man das Kind mit ihnen auch leichter überfüttern. Der Zusatz HA bei Pre-Nahrung bedeutet hypoallergen und ist somit für allergiegefährdete Kinder gedacht. Als solche werden alle Säuglinge eingestuft, bei denen ein oder sogar beide Elternteile unter Allergien leiden. Meist findet man auf Anfangsnahrungen auch den Aufdruck probiotisch, d. h. den Produkten sind probiotische Bakterienkulturen zugesetzt. Sie sollen die Funktion der in der Muttermilch enthaltenen Oligosaccharide übernehmen und dazu beitragen, die Darmflora aufzubauen. Der Zusatz der Oligosaccharide selbst ist bislang an technischen Problemen gescheitert. In jüngster Zeit wurden jedoch Anstrengungen unternommen, um diese Oligosaccharide im Industriemaßstab nachbauen zu können. Künftige Muttermilchersatznahrung könnte somit noch näher an das Original herankommen.

Folgenahrungen (Ziffer 2 und 3) sind für die Ernährung von Säuglingen ab dem vollendeten vierten Monat gedacht. Sie sind zur Vermeidung von Eisenmangelzuständen meist mit leicht verfügbarem Eisen angereichert und insgesamt an den veränderten Nährstoffbedarf angepasst. Die Umstellung von Anfangsmilch auf Folgemilch wird von vielen Kinderärzten und Ernährungswissenschaftlern allerdings als unnötig betrachtet, wenn stattdessen mit dem Zufüttern der Beikost begonnen wird.

Tipp für die Praxis

Bitte nicht selber machen!

Von der Selbstherstellung von Säuglingsmilch sollte man abraten. Zum einen erreicht man mit alternativer Säuglingsmilch wie Frischkornmilch, Getreidemilch oder Mandelmilch keine so optimale Nährstoffzufuhr wie es die Formulamilch garantiert, zum anderen ist die Gefahr der Keimbesiedelung deutlich höher. Wird Rohmilch als Basis für die Nahrung verwendet, besteht die Gefahr von Escherichia-coli-, EHEC- oder Listerieninfektionen. Auch schwankt Rohmilch stark im Fett- und Energiegehalt und ist nur schwer verdaulich. Bei Getreidemilch ist das Risiko einer Zöliakie durch die frühe Getreidegabe deutlich erhöht. Die Vitamine A, D und K sowie Eisen sind in alternativen Milchnahrungen meist zu gering enthalten.

Einführung der Beikost

Ab dem fünften oder sechsten Lebensmonat, spätestens ab dem siebten sollte man mit dem Zufüttern der Beikost beginnen, da zum einen der Energiegehalt der Milch allmählich zur Deckung des steigenden Bedarfs nicht mehr ausreicht und man das Kind zum anderen nach und nach an feste Nahrung gewöhnen muss (siehe Abb. 3.4). Zufüttern bedeutet, dass man zunächst eine Milchmahlzeit durch eine Breimahlzeit ersetzt. Meist beginnt man mit dem Mittagessen und führt den so genannten Gemüse-Kartoffel-Fleisch-Brei ein. In der Praxis handelt es sich dabei zunächst nur um einen Gemüsebrei bzw. einen Gemüse-Kartoffelbrei, der dann – wenn es mit dem Füttern einigermaßen klappt – durch püriertes Fleisch ergänzt wird. Beliebt als erster Fütterversuch ist der Karottenbrei. Gängige Gemüse- Kartoffel-Kombinationen sind Karotte-Kartoffel, Zucchini-Kartoffel, Spinat- Kartoffel und Brokkoli-Kartoffel. Als Fleisch wird anfangs gerne Hühnchen oder Pute verwendet.

Einen Monat nach der Einführung der ersten Breimahlzeit wird eine weitere Mahlzeit (meist abends) durch Brei ersetzt, dieses Mal durch einen Milch-Getreide-Brei. Er wird mit Vollmilch oder Säuglingsmilchnahrung, Getreideflocken und Obstsaft oder Obstpüree zubereitet. Ihm folgt als dritter Brei ein milchfreier Getreide-Obst-Brei, der eine weitere Milchmahlzeit ersetzt. Zu diesen drei Breimahlzeiten können noch Milchgaben als Zwischenmahlzeit bzw. falls nötig nachts gegeben werden. Etwa ab dem 10. Monat gehen die Breimahlzeiten dann langsam in die Familienkost über.

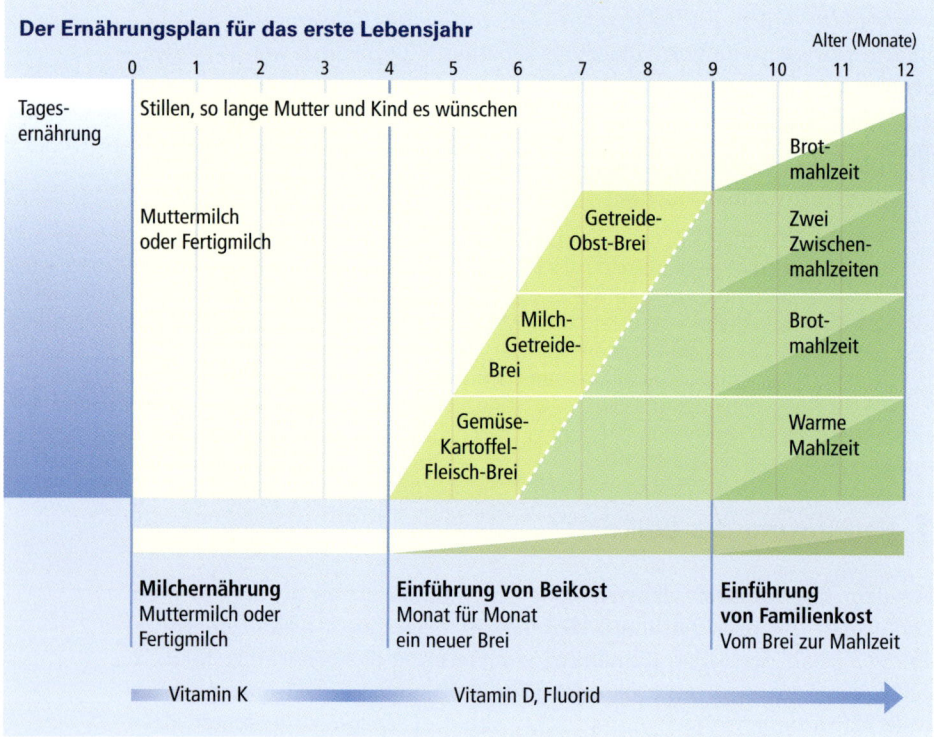

Der Ernährungsplan für das erste Lebensjahr

Alter (Monate)

0 1 2 3 4 5 6 7 8 9 10 11 12

Tages-ernährung

Stillen, so lange Mutter und Kind es wünschen

Muttermilch oder Fertigmilch

Getreide-Obst-Brei

Milch-Getreide-Brei

Gemüse-Kartoffel-Fleisch-Brei

Brot-mahlzeit

Zwei Zwischen-mahlzeiten

Brot-mahlzeit

Warme Mahlzeit

Milchernährung
Muttermilch oder Fertigmilch

Einführung von Beikost
Monat für Monat ein neuer Brei

Einführung von Familienkost
Vom Brei zur Mahlzeit

Vitamin K

Vitamin D, Fluorid

Abb. 3.4: Ernährungsplan für das erste Lebensjahr. Quelle: Forschungsinstitut für Kinderernährung Dortmund (FKE)

Pro und Contra Fertigprodukte

Für alle drei Breiarten gibt es ein umfangreiches industrielles Angebot – man kann sie aber auch selbst zubereiten. Vorteile von industriell hergestellter Babynahrung liegen in der einfachen Handhabung, in der hygienischen Unbedenklichkeit und in der niedrigen Schadstoffbelastung. Nachteilig ist ein teilweise hoher Zucker- und Energiegehalt. Vor allem in den so genannten Abendbreis, die ein wohliges Einschlafen versprechen, ist meist zu viel Zucker enthalten. Bei Verwendung von Fertigprodukten sollte man sich die Zutatenliste daher stets gründlich durchlesen und ggf. auf andere Produkte oder doch auf selbst gemachten Brei ausweichen.

Tipp für die Praxis

Da Säuglinge in der ersten Zeit meist nur zwei, drei Löffel Brei essen, man derart kleine Mengen aber kaum kochen kann, empfiehlt sich das portionsweise Einfrieren in Eiswürfelbehältern.

Tab. 3.2: Empfehlungen der Deutschen Gesellschaft für Ernährung zur Nährstoffzufuhr von Säuglingen. Quelle: DGE 2013

Nährstoff	Säugling 0 bis < 4 Monate	Säugling 4 bis < 12 Monate
Nahrungsenergie (kcal)	500 (m), 450 (w)	700
Protein (g)	12[1]	10[2]
Fett (% der Energie)	40–45	35–45
Essenzielle Fettsäuren (% derEnergie)	4,0[3]; 0,5[4]	3,5[3]; 0,5[4]
Vitamin A (mg RÄ)	0,5	0,6
Vitamin D (µg)	10	10
Vitamin E (mg TÄ)	3	4
Vitamin K (µg)	4	10
Vitamin B_1 (mg)	0,2	0,4
Vitamin B_2 (mg)	0,3	0,4
Vitamin B_6 (mg)	0,1	0,3
Vitamin B_{12} (µg)	0,4	0,8
Folsäure (mg FÄ)	60	85
Niacin (mg NÄ)	2	5
Vitamin C (mg)	50	55
Calcium (mg)	220	330
Magnesium (mg)	24	60
Eisen (mg)	0,5	8
Jod (mg)	40	80
Zink (mg)	1,0	2,0

[1]0 bis < 1 Monat, [2]1 bis < 12 Monate, [3]Omega-6-Fettsäuren, [4]Omega-3-Fettsäuren

Das Wichtigste in Kürze

» In den ersten vier bis sechs Monaten erhalten Säuglinge ausschließlich Milch.
» Die beste Ernährungsweise ist Stillen. Muttermilch enthält die für das Kind optimale Nährstoffzusammensetzung und wichtige immunologische Schutzfaktoren.
» Kritische Nährstoffe sind die Vitamine D und K. Sie werden anfangs über Supplemente zugeführt.

> » Wenn Stillen nicht möglich ist, können Säuglinge mit Formulamilchnahrungen gut ernährt werden. Von der Selbstherstellung von Muttermilchersatznahrung muss abgeraten werden.
> » Ab dem vollendeten 4. Monat, spätestens ab dem vollendeten 6. Monat wird mit der Einführung der Beikost begonnen. Ab dem 10. Monat kann allmählich auf die Familienkost übergeleitet werden.

3.4 Ernährung im Kindesalter

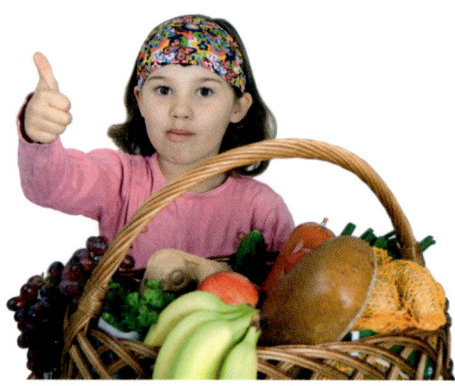

Abb.3.5: Ernährung für Kinder sollte abwechslungsreich sein und viel Obst und Gemüse enthalten. Quelle: © st-fotograf/fotolia.de

Eine gesunde Ernährung für Kinder bedeutet vor allem eine abwechslungsreiche Ernährung, die alle Lebensmittelgruppen einbezieht und sowohl rohe als auch gekochte Speisen beinhaltet. Der Energie- und Nährstoffbedarf von Kindern ist bedingt durch die geringere Größe und das geringere Gewicht niedriger als der von Erwachsenen, die Relation der Nährstoffe ist aber in etwa dieselbe. Eine Bedarfsdeckung lässt sich für die meisten Nährstoffe bei einer abwechslungsreichen Kost, die sich nach den 10 Regeln der Deutschen Gesellschaft für Ernährung richtet (siehe Kap. 3.1) und insbesondere reichlich Obst und Gemüse enthält, gewährleisten. Vitamin- und Mineralstoffsupplemente sind daher aus Sicht von Ernährungswissenschaftlern bei Kindern in der Regel nicht notwendig.

Auf Vielseitigkeit achten

Neben der guten Nährstoffzufuhr hat die Abwechslung in der Speisenauswahl bei Kindern noch einen weiteren Effekt. Es wird dadurch vermieden, dass das Kind sich auf eine bestimmte Geschmacksrichtung fixiert. Eine solche Fixierung stumpft das Empfinden für den Eigengeschmack von Lebensmitteln ab und mündet oft unbemerkt in einer monotonen Ernährungsweise. Kinder sollten daher von Anfang an daran gewöhnt werden, von allen Speisen wenigstens ein bisschen zu probieren.

Tipp für die Praxis

Lehnt ein Kind verschiedene Lebensmittel ab, kann der Kompromiss, dass es bis zu drei Lebensmittel langfristig meiden darf, dafür alle anderen aber isst, hilfreich sein – und die Stimmung am Esstisch entspannen.

Auf Regelmäßigkeit achten

Kinder brauchen feste Strukturen. Das gilt auch für das Essen. Optimal sind drei größere Mahlzeiten, wobei Frühstück und Abendessen vorwiegend aus kalten Speisen und das Mittagessen aus warmen bestehen sollte (oder als Variante kaltes Mittag- und warmes Abendessen). Hauptbestandteile von Frühstück und Abendessen sollten Brot bzw. Getreideflocken (Müsli), Milch und Milchprodukte sowie Gemüse als Rohkost und/oder Obst sein. Magere Käse- und Wurstsorten und Margarine ergänzen idealerweise die Mahlzeiten. Eiweiß, Calcium, Vitamine und Ballaststoffe werden auf diese Weise zugeführt. Die warme Mittagsmahlzeit sollte hauptsächlich aus Kartoffeln, ungeschältem Reis oder Vollkornnudeln und Gemüse oder Salat bestehen und liefert damit neben Vitaminen und Mineralstoffen Kohlenhydrate und Ballaststoffe. Regelmäßig, aber nicht täglich, sollte die Mahlzeit durch Fleisch ergänzt werden, wobei mageren Sorten der Vorzug zu geben ist. Fleisch enthält gut nutzbares Eisen sowie hochwertiges Eiweiß und Vitamin B_{12}. Ein- bis zweimal pro Woche sollte Fisch auf den Tisch kommen. Seefische, vor allem Seelachs, Kabeljau, Schellfisch und Scholle sind die wichtigsten Nahrungsquellen für Jod.

Zu den Hauptmahlzeiten kommen zwei Zwischenmahlzeiten hinzu, sodass man insgesamt auf fünf Mahlzeiten pro Tag kommt. Als Lebensmittel eignen sich hier vor allem rohes Obst und Gemüse sowie Milchprodukte wie Joghurt und Quark. Auch Brot und Vollkornkekse können in kleinen Mengen Bestandteil der Zwischenmahlzeiten sein.

Tipp für die Praxis
Schwankungen sind normal

Prinzipiell sollte man ein Kind weitgehend selbst entscheiden lassen, wie viel es isst, denn nur so erhält man sein natürliches Sättigungsgefühl. Wissen sollte man, dass zu den Ernährungsgewohnheiten von Kindern große Schwankungen gehören. Diese Schwankungen sind kein Grund, gleich Maßnahmen zu ergreifen. Auch bei einem Kind, das über mehrere Tage hinweg schlecht isst, besteht in der Regel kein Risiko für eine unzureichende Versorgung. Appetitanregende Säfte oder Stärkungsmittel sind nicht notwendig, ebenso wenig wie die Erlaubnis zu Pommes, Pizza und Süßigkeiten. Auf der anderen Seite wird ein Kind, das einmal mehrere Tage hintereinander mehr isst als es seinem Bedarf entspricht, nicht gleich dick und sollte daher auch nicht sofort gebremst werden.

Auf ausreichend Flüssigkeit achten

Trinken ist für Kinder immens wichtig. Je jünger ein Kind ist, desto empfindlicher reagiert sein Organismus auf eine unzureichende Flüssigkeitsversorgung, weshalb bei kleinen Kindern Durchfälle auch rasch lebensbedrohlich werden. Der Flüssigkeitsbedarf richtet sich wie der Nährstoffbedarf nach der Größe des Kindes. Für 4- bis 9-jährige Kinder etwa wird eine Zufuhr von 800 bis 900 ml Getränke am Tag empfohlen. Leider wird diese Menge vielfach nicht erreicht, durchschnittlich trinken Kinder dieses Alters in Deutschland nur 500 bis 700 ml, wobei die Werte für Jungen etwas günstiger liegen als die für Mädchen. Eltern sollten daher darauf achten, dass ihr Kind regelmäßig trinkt. Als Getränke eignen sich Leitungs- und stilles oder kohlensäurearmes Mineralwasser sowie Kräuter- und Früchtetee. Reine Fruchtsäfte sind zwar vitaminreich, enthalten aber – auch ohne künstlichen Zusatz – rund zehn Prozent Zucker und sind daher in größeren Mengen zu energiereich. Wenn Fruchtsäfte getrunken werden, sollten sie mindestens 1:1 mit Wasser verdünnt werden. Vorsicht geboten ist bei Fruchtsaftgetränken und Limonaden. Ihr Zuckergehalt ist viel zu hoch, um einen geeigneten Durstlöscher darzustellen. Verschiedene Studien weisen darauf hin, dass ein regelmäßiger Genuss von Limonade mit einem erhöhten Risiko für Übergewicht verbunden ist. Abgesehen davon ist der hohe Zuckergehalt auch für die Zähne Gift. Schwarzer Tee und Kaffee scheiden aufgrund ihres Coffeingehalts als Getränke für Kinder aus.

Ernährung von Kleinkindern

Die Bedürfnisse von Kindern an ihre Ernährung wachsen sozusagen mit. So ist es bei Kindern im Alter zwischen einem und drei Jahren besonders wichtig, ihre Geschmacksvielfalt durch das Angebot von unterschiedlichen Nahrungsmitteln anzuregen und sie an ein geregeltes Essverhalten zu gewöhnen. Da Kinder in diesem Alter noch nicht alleine an den Kühlschrank gehen, stellt der Konsum von Fast Food und Süßigkeiten eigentlich noch kein Problem dar – es sei denn, man gibt den Kindern diese Lebensmittel aktiv zu essen. Zu kämpfen hat man als Eltern in diesem Entwicklungsabschnitt eher damit, dass die Kinder Lebensmittel ablehnen,

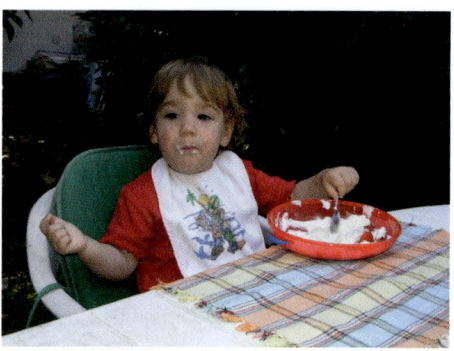

Abb. 3.6: Selbstständiges Essen will geübt sein.
Quelle: Rall

keine Lust zum Essen haben und es auch mit dem selbstständigen Essen teilweise noch hapert (siehe Abb. 3.6). Da hilft nur Geduld und selbst mit gutem Beispiel vorangehen.

Ernährung von Schulkindern und Teenagern

Vom 5. Lebensjahr an bis zum Jugendalter wächst das Kind langsam, aber beständig. Die Aufnahme von Eisen, Calcium, Vitamin A, D und C kann in dieser Periode bei manchen Kindern geringer sein als die Empfehlungen, Mangelzustände sind bei einer ausgewogenen Ernährung aber unwahrscheinlich. Jugendliche haben einen erhöhten Nährstoffbedarf. Er wird hauptsächlich durch den Wachstumsschub verursacht, der während der Pubertät eintritt. Die Wachstumsspitze liegt bei Mädchen meist zwischen dem 11. und 15. Lebensjahr, bei Jungen zwischen dem 13. und 16. Lebensjahr. In diesem Lebensabschnitt ist das Risiko eines Mangels an bestimmten Nährstoffen, insbesondere Eisen und Calcium, größer als bei jüngeren Kindern. So ist unter Jugendlichen die Eisenmangelanämie eine der häufigsten ernährungsbezogenen Mangelkrankheiten. Eine der wichtigsten Überlegungen zur Verbesserung des Ernährungsstatus Jugendlicher ist daher die Steigerung des Verzehrs eisenhaltiger Nahrungsmittel wie magerem Fleisch, Fisch, aber auch Bohnen, grünem Gemüse, Nüssen oder mit Eisen angereicherten Getreide- und Kornprodukten. Kombiniert werden sollte dies mit einer regelmäßigen Aufnahme von (fettarmer) Milch und Milchprodukten zur Vermeidung eines Calciumdefizits und somit zur Prävention einer späteren Osteoporose.

Eine wichtige Rolle im Mahlzeitenmuster sollte bei Schulkindern und Teenagern das Frühstück spielen. Diese Mahlzeit wird leider gerade von jungen Mädchen zur Vermeidung oder Bekämpfung von Übergewicht gerne ausgelassen. Das ist fatal, denn das Frühstück liefert – nach der nächtlichen Nahrungkarenz – Energie und Nährstoffe, die für eine ausreichende Leistungsfähigkeit in der Schule unabdingbar sind. Eltern sollten daher auf einen guten Start ihrer Kinder in den Tag achten – am besten, indem sie gemeinsam mit ihnen frühstücken.

Das Wichtigste in Kürze

» Bei Kindern ist der Energiebedarf und der Bedarf an Nährstoffen aufgrund der geringeren Größe niedriger als bei Erwachsenen, die Nährstoffrelationen sind aber ungefähr gleich.

» Achten sollte man bei Kindern auf eine vielseitige und regelmäßige Ernährung. Wichtig ist zudem eine ausreichende Flüssigkeitszufuhr.

> » Kritische Nährstoffe können bei Kindern Eisen, die Vitamine A, C und D und Calcium sein. In der Regel sind Supplemente aber bei Kindern nicht notwendig.
> » Bei Teenagern sollte man insbesondere darauf achten, dass sie frühstücken. Vor allem junge Mädchen lassen diese Mahlzeit gerne aus.

3.5 Ernährung von Senioren

Altern ist ein komplexer Prozess, der mit zahlreichen organischen Veränderungen verbunden ist. Warum wir altern, ist noch immer nicht im Detail geklärt. Klar ist jedoch, dass oxidative Schäden, ausgelöst von freien Radikalen, eine wesentliche Rolle bei der Alterung spielen. Der Beginn der Alterung ist die Geburt, von „alt" spricht man jedoch erst ab etwa 65 Jahren.

Zu den organischen Veränderungen, die ab etwa 65 Jahren zunehmend zum Tragen kommen, zählt die Abnahme der fettarmen, stoffwechselaktiven Körpermasse. Davon sind vor allem die Skelettmuskulatur, die inneren Organe und die Knochenmasse betroffen. Parallel zum Rückgang der fettarmen Masse steigt der Körperfettanteil. Eine weitere Veränderung betrifft die Niere. Ihre Filtrationsleistung sinkt mit dem Alter, sodass Stoffwechselendprodukte (und Arzneimittel) langsamer ausgeschieden werden und die Fähigkeit zur Harnkonzentration abnimmt. Bei älteren Menschen kann daher eine geringe Flüssigkeitszufuhr schneller kritisch werden als bei jüngeren. Das ist insbesondere in Verbindung mit der Tatsache, dass das Durstempfinden im Alter sinkt, bedenklich – und ein wichtiger Beratungsaspekt bei Senioren (siehe Kap. 3.5 und 4.1). Im Gastrointestinaltrakt ist vor allem der Magen bzw. die Magenschleimhaut vom Alterungsprozess betroffen. Sie bildet sich zurück, was bei jedem dritten bis zweiten über 65-Jährigen zu einer chronischen atrophischen Gastritis führt. Diese äußert sich in einer reduzierten Magensäure- und Pepsinogen-Sekretion, im fortgeschrittenen Stadium ist auch der Intrinsic-Faktor vermindert. Bei den Betroffenen wird weniger Vitamin B_{12} aus der Nahrung freigesetzt und auch die Folsäure-Verfügbarkeit ist vermindert, was zu einem Mangel an diesen Vitaminen führt.

| Nährstoffbedarf im Alter

Durch die Abnahme der fettfreien Körpermasse – und verstärkt durch eine meist geringere körperliche Aktivität – sinkt der Energiebedarf im Alter.

Etwa 20 Prozent weniger Energie braucht ein 75-jähriger Mann verglichen mit einem 25-jährigen. In Kalorien ausgedrückt sind das etwa 375 kcal/Tag weniger. Bei einer Frau nimmt der Bedarf um etwa 200 kcal/Tag ab. Junge Alte, bei denen der Energiebedarf bereits sinkt, der Appetit jedoch noch unverändert hoch ist, haben daher ein erhöhtes Risiko für Übergewicht.

Die Empfehlungen für essenzielle Nährstoffe sind bei gesunden Senioren im Wesentlichen dieselben wie für jüngere Menschen (siehe Tab. 3.3). Um Übergewicht zu vermeiden, sollten Senioren mit ihrem verminderten Energiebedarf jedoch auf eine höhere Nährstoffdichte ihrer Nahrung achten. Die Fettzufuhr sollte reduziert werden, wobei jedoch die Versorgung mit essenziellen Fettsäuren weiterhin gewährleistet werden muss. Eine abwechslungsreiche Mischkost mit einem hohen Obst- und Gemüseanteil sowie Milch und Vollkornprodukten, ist das beste Rezept, um die Anforderungen an die Nährstoffzufuhr zu erfüllen.

Kritische Nährstoffe im Alter

Besonderes Augenmerk sollte bei Senioren auf die Zufuhr der folgenden Nährstoffe gelegt werden. Ihr Bedarf wird erfahrungsgemäß oft nicht gedeckt:

- **Vitamin D:** Mit dem Alter sinkt die Fähigkeit, Vitamin D selbst herzustellen. Gleichzeitig wird ein erhöhter Bedarf zur Optimierung der Calciumresorption und zur Prävention einer Osteoporose diskutiert. Um den Bedarf zu decken, müssen Senioren Vitamin D verstärkt über die Nahrung aufnehmen. Da sich hierfür insbesondere fettreiche Lebensmittel wie Hering, Makrele, Leber oder Eigelb eignen, die Fettzufuhr jedoch gedrosselt werden soll, kommt es häufig zu einer Versorgungslücke.
- **Vitamin B$_{12}$:** Die in Kapitel 3.5 beschriebenen Veränderungen im Gastrointestinaltrakt führen zu einer verminderten Vitamin-B$_{12}$-Aufnahme aus der Nahrung. Um diese zu kompensieren, wird älteren Personen, die an einer atrophischen Gastritis leiden, die Einnahme eines hochdosierten Vitamin-B$_{12}$-Supplements empfohlen (mind. 100 µg/Tag).
- **Folsäure:** Eine zu niedrige Folsäureaufnahme ist eigentlich in allen Altersgruppen ein Problem. Bei Senioren verstärkt es sich durch die gastrointestinalen Veränderungen und den Umstand, dass sie häufig auf Arzneimittel angewiesen sind, die den Folsäurestatus beeinträchtigen. In Verbindung mit dem häufigen Vitamin-B$_{12}$-Mangel kann bei Senioren das Arterioseroserisiko deutlich erhöht sein.
- **Jod:** Auch der Jodmangel ist kein reines Altersproblem – kommt jedoch bei Senioren häufig vor. Der Mineralstoff ist in Seefisch reichlich ent-

halten. Deshalb sollte wöchentlich ein Fischtag eingeplant und immer jodiertes Speisesalz verwendet werden.

Tipp für die Praxis

An Supplemente denken

Senioren haben ein erhöhtes Risiko für einen Mangel an den Vitaminen D, B_{12} und Folsäure sowie an Jod. Weiterhin ist ihre Calciumaufnahme teilweise zu niedrig, was insbesondere im Hinblick auf das Osteoporoserisiko zum Tragen kommt. Bei den genannten Nährstoffen sollte an eine Supplementierung gedacht werden, wenn sich im Beratungsgespräch zeigt, dass die Zufuhr über die Ernährung wohl nicht zu erreichen ist. Bei Senioren mit manifesten Erkrankungen wie Diabetes, KHK, Osteoporose etc. kann zudem krankheits- und medikationsbedingt eine Supplementierung einzelner oder mehrerer Nährstoffe notwendig werden (siehe die entsprechenden Kapitel zur Diätetik).

Veränderter Appetit im Alter

Während ältere Menschen häufig übergewichtig sind, überwiegt bei hoch- und höchstbetagten das gegenteilige Problem. Mit zunehmendem Alter sinkt das Hungergefühl und der Appetit nimmt ab. Hinzu kommen meist Einschränkungen beim Kauen, Schwierigkeiten in der Bewegung, geistige Beeinträchtigungen und seelische Probleme. Viele alte Menschen sind daher unterernährt. Diese Unterernährung, die in aller Regel mit einem Vitamin- und Mineralstoffmangel einhergeht, schwächt den Organismus und macht die alten Menschen antriebslos – was wiederum den Appetit senkt. Ein Teufelskreis, der in einer erhöhten Infektanfälligkeit, schweren Funktionsstörungen, geistiger Verwirrung bis hin zum Tod mündet. Bei alten Menschen sollte man daher versuchen, den Appetit zu steigern. Hierfür können folgende Tipps hilfreich sein:

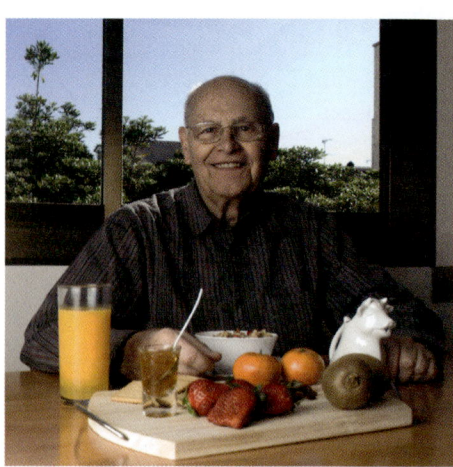

Abb. 3.7: Bunte Vielfalt beim Essen, appetitlich angerichtet, ist für Senioren besonders wichtig. Quelle: © carmeta/fotolia.de

- Kontrollieren Sie regelmäßig Ihr Körpergewicht.
- Hilfsmittel wie Schnabeltassen, Besteck mit verdickten Griffen, abgewinkelte Löffel oder Teller mit rutschfestem Boden erleichtern das selbstständige Essen.

- Bewegen Sie sich regelmäßig. Bewegung regt den Appetit an.
- Essen Sie in einer Umgebung, in der Sie sich wohl fühlen. Wenn Sie Musik mögen, können Sie Ihre Mahlzeit damit untermalen.
- Suchen Sie sich Gesellschaft während des Essens. Nehmen Sie zum Beispiel am Mittagstisch in einer Senioreneinrichtung teil oder laden Sie einen oder mehrere liebe Gäste ein.
- Auch wenn Sie alleine leben, sollten Sie regelmäßig kochen, den Tisch hübsch dekorieren und darauf achten, dass Speisen appetitlich angerichtet sind (siehe Abb. 3.7).

Veränderung des Durstempfindens im Alter

Ebenso wichtig, wenn nicht noch wichtiger als die ausreichende Nahrungszufuhr, ist für Senioren ausreichendes Trinken. Da das Durstgefühl bei älteren Menschen nachlässt und gleichzeitig die Niere nicht mehr so gut wie bei Jüngeren funktioniert, kommt es insbesondere im Sommer immer wieder zu Austrocknungen, die häufig tödlich enden. Mindestens 1,5 l Flüssigkeitszufuhr pro Tag sollte für Senioren daher die Regel sein. Geeignete Getränke sind Leitungs- und Mineralwasser, ungesüßte Kräuter- und Früchtetees oder Saftschorle. Folgende Tipps können eine ausreichende Flüssigkeitsaufnahme fördern:

- Trinken Sie, bevor Sie Durst verspüren.
- Trinken Sie zu jeder Mahlzeit ein Getränk.
- Stellen Sie schon morgens die Getränke, die Sie tagsüber trinken möchten, an gut sichtbarer Stelle bereit.
- Suppen und viele Obstsorten enthalten reichlich Flüssigkeit. Sie können einen Teil der nötigen Trinkmenge liefern.

Tipp für die Praxis

- Es sollten kalorienarme Lebensmittel mit einem hohen Gehalt an wichtigen Nährstoffen bevorzugt werden. Zum täglichen Speiseplan sollten daher viel frisches Obst und Gemüse gehören. Das Ziel lautet wie bei jüngeren Menschen: 5-mal am Tag eine Portion Obst und Gemüse.
- Lebensmittel, die reich an komplexen Kohlenhydraten sind, wie Vollkornbrot und andere Getreideprodukte und Kartoffeln, sollten täglich verzehrt werden.
- Mit Fetten und Ölen sollte bewusst und sparsam umgegangen werden. Der tägliche Bedarf an Streichfetten und Pflanzenölen liegt bei einem Esslöffel Butter oder Margarine und einem Esslöffel Pflanzenöl.
- Nur selten auf den Speiseplan gehören: Gebäck, Schokolade, Kuchen, Erdnüsse, Chips, Eier, Schlagsahne, Käse ab 40 % Fett i. Tr., Bratkartoffeln, Pommes Frites, Bratwurst, paniertes Fleisch, Leberwurst, Salami, Fleischwurst.

Tab. 3.3: D-A-CH-Referenzwerte für die tägliche Nährstoffzufuhr; dargestellt sind nur diejenigen Nährstoffe, bei denen es zu Abweichungen im Alter kommt. DGE 2013

Nährstoffe	Referenzwerte für die Zufuhr/Tag			
	Frauen 51 bis 65	Frauen über 65	Männer 51 bis 65	Männer über 65
Energiezufuhr (kcal)	1800	1600	2200	2000
Eiweiß (g)	46	44	58	54
Wasserzufuhr über Getränke (ml)	1230	1310	1230	1310
Vitamin A (mg Retinol-Äquivalent)	0,8	0,8	1,0	1,0
Vitamin D (µg)	20	20	20	20
Vitamin E (mg Tocopherol-Äquivalent)	12	11	13	12
Vitamin K (µg)	65	65	80	80
Vitamin B_1 (mg)	1,0	1,0	1,1	1,0
Vitamin B_2 (mg)	1,2	1,2	1,3	1,2
Niacin (mg-Äquivalent)	13	13	15	13
Vitamin B_6 (mg)	1,2	1,2	1,5	1,4
Zink (mg)	7	7	10	10

Das Wichtigste in Kürze

» Im Alter kommt es zu körperlichen Veränderungen, die auch die Nährstoffzufuhr beeinflussen.
» Die Nährstoffrelationen entsprechen im Wesentlichen denen jüngerer Menschen. Da der Energiebedarf im Alter sinkt, sollte auf eine hohe Nährstoffdichte geachtet werden.
» Kritische Nährstoffe im Alter sind Vitamin D, Vitamin B_{12}, Folsäure, Calcium und Jod. Weiterhin kann es krankheits- und medikationsbedingt zu einem erhöhten Bedarf verschiedener Mikronährstoffe kommen.
» Bei jüngeren Senioren ist aufgrund des erniedrigten Energiebedarfs bei gleichzeitig erhaltenem Appetit das Risiko für Übergewicht erhöht. Bei hoch- und höchstbetagten Menschen (ab 80 Jahren) kommt es dagegen aufgrund des sinkenden Appetits häufig zur Unterernährung.
» Besonders achten sollte man bei alten Menschen auf eine ausreichende Flüssigkeitszufuhr. Da das Durstempfinden im Alter sinkt, kommt es bei alten Menschen leicht zur Austrocknung, insbesondere im Sommer.

3.6 Ernährung von Sportlern

Körperliches Training löst im Organismus eine Vielzahl von Prozessen aus, mit denen er sich an die anstrengende Tätigkeit anzupassen versucht.

Ausdauersportarten gehen insbesondere mit einem Anstieg des Atem-, Herz- und Blutvolumens einher. Gemeinsam mit einer Vermehrung der kleinen Blutgefäße in der Muskulatur (Kapillarisierung) wird hierdurch die Sauerstoffversorgung des Organismus verbessert. Daneben erhöht sich die Fähigkeit der Muskulatur, Glucose aufzunehmen sowie Fette zur Energiegewinnung zu nutzen. Ausdauertrainierte Menschen haben daher bereits unter Ruhebedingungen eine stärkere Fettoxidation als untrainierte Personen. Bei Kraftsportarten stehen morphologische Veränderungen im Vordergrund, die in Form der wachsenden Muskelmasse sichtbar werden.

▌ Bedarf an Kohlenhydraten

Grundsätzlich unterscheidet sich die Ernährung von Sportlern in ihrer Zusammensetzung nicht so stark von den allgemein gültigen Ernährungsempfehlungen wie man vielleicht denkt. Der Energiebedarf ist abhängig von der Trainingsdauer, -häufigkeit und -intensität. Er kann bei Leistungssportlern deutlich erhöht sein, bei Breitensportlern ist eher von einem geringfügig erhöhten Energiebedarf auszugehen. Eine besondere Bedeutung in der Ernährung von Sportlern haben Kohlenhydrate, da aus ihnen das für die Energiegewinnung im Muskel notwendige Glykogen gebildet wird. Bei Leistungssportlern versucht man die Kapazität der Glykogenspeicher so weit anzuheben, dass die im Training und Wettkampf auftretenden Verluste möglichst schnell wieder ausgeglichen werden und kein Hungerast entsteht (siehe Kasten). Empfohlen wird hierfür ein Kohlenhydratanteil in der Nahrung von 60 Prozent der täglichen Gesamtenergiezufuhr. Breitensportlern wird geraten, sich an die allgemein gültigen Vorgaben für die Kohlenhydratzufuhr von 50 bis 55 Prozent der Gesamtenergiezufuhr – zu halten. Besonders geeignet sind komplexe Kohlenhydrate. Vollkornprodukte, Reis, Nudeln sowie Kartoffeln und Gemüse bilden daher die Basis einer guten Sportlerernährung.

Was ist der Hungerast?

» Von einem Hungerast spricht man, wenn sich die Glykogenspeicher während des Trainings oder Wettkampfs erschöpfen und der Körper auf Blutglucose zurückgreifen muss. Dadurch entwickelt sich eine Hypoglykämie, die sich in plötzlich auftretendem Hungergefühl, Schwindel, Übelkeit und Kraftlosigkeit äußert. Der Hungerast ist vor allem bei Langstreckenläufern gefürchtet. Als Gegenmaßnahme wird empfohlen, rechtzeitig kohlenhydrathaltige Getränke (Saftschorle) oder eine Banane während des Sports zu sich zu nehmen.

Bedarf an Fett und Proteinen

Fett spielt als Energielieferant im Sport eine untergeordnete Rolle. Die Zufuhr sollte bei Sportlern nicht höher als bei untrainierten Menschen liegen und 30 Prozent der Gesamtenergiezufuhr nicht überschreiten. Für Proteine wurde lange Zeit eine erhöhte Zufuhr propagiert. Vor allem bei Kraftsportlern galt (und gilt) Protein als Mittel der Wahl zur Steigerung der Muskelmasse und der Kraftleistung. Mittlerweile hat man die Einstellung zum Proteinbedarf jedoch deutlich revidiert. Der durchschnittliche Proteinbedarf eines Ausdauersportlers wird mit 1,2 bis 1,4 g/kg Körpergewicht, der eines Kraftsportlers mit 1,4 bis 1,8 g/kg KG angegeben (die allgemeine DGE-Empfehlung für Erwachsene liegt bei 0,8 g/kg KG). Lediglich Hochleistungssportlern wird eine höhere Proteinzufuhr (1,8 bis 2,2 g/kg KG) empfohlen. Bedenkt man den gesteigerten Energiebedarf von Sportlern, so sind diese Proteinmengen problemlos mit einer ausgewogenen Kost zu realisieren und Proteinsupplemente in aller Regel überflüssig.

Tipp für die Praxis

Athleten, die trotz aller Gegenargumente nicht auf ihre Eiweißkonzentrate verzichten möchten, sollte man empfehlen, täglich mindestens 2,5 l – plus Trainingsbedarf – zu trinken. Das ist wichtig, da die erhöhte Proteinzufuhr mit einer übermäßigen Harnstoffproduktion und somit einer gesteigerten Nierentätigkeit verbunden ist, die den Verlust größerer Flüssigkeitsmengen nach sich zieht.

Bedarf an Vitaminen und Mineralstoffen

Bei einer ausgewogenen und dem Energiebedarf angepassten Ernährung kann der Vitaminbedarf von Sportlern an und für sich gut gedeckt werden. Analysen haben jedoch gezeigt, dass Sportler häufiger Defizite an bestimmten Vitaminen der B-Gruppe (Vitamin B_1, B_2 und B_6) und auch an Vitamin C aufweisen. Im Fall eines möglichen Defizits kann eine Supplementation sinnvoll sein. Die Frage, ob eine zusätzliche (hochdosierte) Gabe eines oder mehrerer Vitamine empfehlenswert ist, kann nicht abschließend beantwortet werden, da hierfür die Studienlage nicht ausreicht. So gibt es zwar einzelne Studien, die einen leistungssteigernden Effekt höher dosierter Vitamine nachgewiesen haben, allerdings werden sie aufgrund des mangelhaften Studiendesigns kritisch betrachtet. Hinweise auf einen positiven Effekt gibt es nur für antioxidative Vitamine. Werden die antioxidativen Vitamine C und E Sportlern in höherer Dosis verabreicht, so lässt sich dadurch der oxidative Stress bei ihnen mindern. Konkrete Empfehlungen für eine Mehrzufuhr dieser Vitamine gibt es jedoch noch keine.

Mineralstoffe gehen unter Trainingsbedingungen vermehrt über den Urin und den Schweiß verloren. Sportler sollten insbesondere auf eine ausreichende Zufuhr an Kalium, Magnesium und Zink achten. Der Bedarf ist bei einer sorgfältigen Lebensmittelauswahl jedoch problemlos über die Ernährung zu decken. Der Eisenbedarf ist bei Sportlern aufgrund des verstärkten Sauerstoffumsatzes erhöht. Vor allem junge Frauen, die Ausdauersportarten betreiben, weisen häufig ein Eisendefizit auf. Es wirkt sich nicht nur auf die Leistungsfähigkeit, sondern auch auf die Immunabwehr negativ aus. Für gefährdete Sportlerinnen kann daher die Gabe eines niedrig dosierten Eisenpräparates sinnvoll sein. Eine hochdosierte prophylaktische Eisengabe ist allerdings abzulehnen.

Bewertung ergogener Substanzen

Neben Protein-, Vitamin- und Mineralstoffpräparaten werden Sportlern häufig auch sogenannte ergogene Substanzen angepriesen, die die Leistung steigern sollen. Hierzu zählen Aminosäuren (Glutamin, Arginin und Ornithin) und Aminosäurederivate (Carnitin und Kreatin). Supplemente, die Arginin und Ornithin enthalten, sollen die Sekretion der anabolen Hormone Somatotropin und Insulin steigern und damit muskelaufbauend wirken. Glutamin als Energiesubstrat von Immunzellen soll die Abwehrkräfte von Ausdauersportlern erhöhen, da man einen reduzierten Glutaminstatus als Grund für eine erhöhte Infektanfälligkeit bei ihnen vermutet. Carnitin besitzt in Muskelzellen eine Art Taxifunktion, da es Fettsäuren in die Mitochondrien transportiert, wo sie zur Energiegewinnung genutzt werden. Durch Carnitingaben erhofft man sich eine Steigerung dieses Effekts. Kreatin liegt im Muskel als rasch verfügbare Energiequelle Kreatinphosphat vor, was man durch Supplementation ebenfalls verstärken will. In der Theorie klingt der Effekt, der sich durch ergogene Substanzen erzielen lässt, wunderbar. In der Praxis muss man jedoch sagen, dass für keine der genannten Substanzen in klinisch haltbaren Studien tatsächlich eine leistungssteigernde Wirkung festgestellt wurde.

Was sind ergogene Substanzen?

» Unter dem Begriff „ergogene Substanzen" werden potenziell leistungsfördernde oder leistungssteigernde Verbindungen zusammengefasst. Ziel der Gabe von ergogenen Substanzen ist die Vergrößerung der Energiereserven, die Erhöhung der Energieproduktionsrate, der Aufbau von Muskelmasse und/oder die Förderung der Regeneration von sportbedingten Zellschäden.

Flüssigkeitsbedarf von Sportlern

Ganz wichtig für die Leistungsfähigkeit eines Sportlers ist der Ausgleich des Flüssigkeitsverlustes. Bis zu zwei Liter Flüssigkeit können je nach Sportart pro Stunde über den Schweiß verloren gehen. Wasserverluste von zwei Prozent des Körpergewichts führen bereits zu erheblichen Einschränkungen der körperlichen Leistungsfähigkeit. Für Sportler heißt es deshalb: trinken, trinken, trinken. Da mit dem Schweiß nicht nur Wasser, sondern auch Elektrolyte verloren gehen, sind hypo- oder isotone Getränke zum Flüssigkeitsersatz besonders gut geeignet. Isoton bedeutet, dass eine Flüssigkeit denselben osmotischen Druck wie das Blut aufweist. Das trifft z. B. auf Mischungen aus Fruchtsäften und Mineralwasser (im Verhältnis 1:3) zu. Im Handel sind zudem fertige Sportgetränke erhältlich, die isoton sind. Sie enthalten je nach Produkt unterschiedliche Mengen an Mineralstoffen sowie meist eine hohe Konzentration an rasch verfügbaren Kohlenhydraten. Letzteres kann sich aufgrund der hohen Energiezufuhr sowie aufgrund der Tatsache, dass sich bei einem Kohlenhydratanteil über acht Prozent die Magenentleerung verzögert und die Flüssigkeit somit langsamer verfügbar ist, negativ auswirken. Das, sowie der meist recht hohe Preis der Getränke, spricht eher gegen ihren Einsatz.

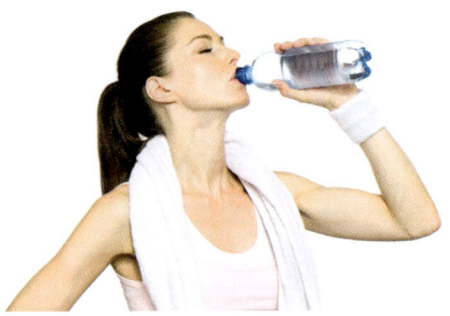

Abb. 3.8: Wichtige Regel beim Sport: Unbedingt Wasser- und Elektrolytverluste ersetzen!
Quelle: © Jonas Glaubitz/fotolia.de

Tipp für die Praxis

- Schon vor dem Sport sollte man ausreichend trinken und bei längeren Belastungen (mehr als 45 bis 60 Minuten) auch in den Pausen zwischendurch immer wieder kleinere Mengen von 0,1 bis 0,2 l Flüssigkeit zu sich nehmen.
- Mineralwasser sollte nicht zuviel Kohlensäure und reichlich Magnesium (mindestens 100 Milligramm je Liter) enthalten.
- Ungeeignet sind eiskalte, stark kohlensäurereiche und sehr zuckerhaltige Getränke, da sie die Magenentleerung verzögern und somit die Flüssigkeitsaufnahme verlangsamen.
- Die richtige Getränketemperatur ist im Sommer kühl (zwischen 12 und 20° C); bei kälteren Umgebungstemperaturen leicht erwärmt.

Ernährung vor, im und nach dem Wettkampf

Im Zusammenhang mit einem Wettkampf ist bei der Ernährung nicht nur das Was, sondern auch das Wann wichtig. Die Zeit vor dem Wettkampf umfasst, je nach Sportart, die letzten drei bis sieben Tage davor. Für alle Sportarten entscheidend ist es, in dieser Zeit die Glykogenspeicher aufzufüllen, weshalb eine deutlich kohlenhydratbetonte Kost auf den Tisch kommen sollte, z. B. Vollkornspaghetti oder Gemüserisotto. Die letzte größere Mahlzeit dieser Art sollte man am Vorabend des Wettkampfes essen. Am Wettkampftag selbst sollten nur noch kleinere Mengen verzehrt werden (zwischen der letzten kohlenhydratreichen Mahlzeit und dem Wettkampf sollten mindestens drei Stunden liegen). Empfohlen werden für den Wettkampfmorgen z. B. Milchreis oder Cornflakes mit Milch. Günstig ist es, eine halbe Stunde vor Wettkampfbeginn eine kleine Menge Kohlenhydrate in Form von Lebensmitteln zu sich zu nehmen, die den Blutzuckerspiegel langsam, aber kontinuierlich erhöhen, z. B. eine Banane, einen Becher Joghurt mit Obst, einen Müsliriegel oder ein Glas Fruchtsaft mit löslichen Haferflocken. Bei Sportarten, bei denen zwei oder mehrere Einsätze an einem Tag vorgesehen sind, wird empfohlen, in der Pause Flüssigkeit, Mineralstoffe und Kohlenhydrate zu ersetzen. Hierfür eignen sich z. B. Bananen und Saftschorle. Die ideale Flüssigkeitszufuhr liegt bei 800 ml pro Belastungsstunde, verteilt auf Portionen von etwa 0,2 l alle 15 Minuten. Die erste Mahlzeit nach dem Wettkampf dient dazu, dem Körper die durch den Sport verbrauchten Nährstoffe zurückzugeben. Zuckerhaltige Getränke und kohlenhydratreiche Lebensmittel, die die leeren Glykogenspeicher schnell wieder füllen, sind hierfür geeignet.

Das Wichtigste in Kürze

» Der Energiebedarf von Breitensportlern ist nur geringfügig erhöht, bei Leistungssportlern kann er deutlich erhöht sein.
» Leistungssportlern wird ein Kohlenhydratanteil in der Nahrung von 60 Prozent der Gesamtenergie empfohlen, für Breitensportler gelten die allgemein gültigen Zufuhrempfehlung (50 bis 55 Prozent)
» Der durchschnittliche Proteinbedarf eines Ausdauersportlers liegt bei 1,2 bis 1,4 g/kg Körpergewicht, der eines Kraftsportlers bei 1,4 bis 1,8 g/kg KG.
» Der Vitamin- und Mineralstoffbedarf von Sportlern kann bei sorgfältiger Lebensmittelauswahl gedeckt werden. Ein möglicher Benefit von Supplementen wird kontrovers diskutiert. Abgeraten wird von der Zufuhr ergogener Substanzen in Form von Supplementen.
» Achten sollten Sportler auf eine ausreichende Flüssigkeitszufuhr. Geeignet sind dafür insbesondere Mischungen aus Wasser und Saft im Verhältnis 3:1.

3.7 Alternative Ernährungsformen

Lebensmittelskandale, der allgemeine Trend zu einer gesünderen und natürlicheren Lebensweise, ökologische Überlegungen oder religiöse/ethische

Aspekte veranlassen viele Menschen, sich nach alternativen Ernährungsformen umzusehen. Das Angebot ist riesig – und birgt viele Fallstricke, denn längst nicht alles, was unter der Überschrift alternativ läuft, erfüllt die Anforderungen an eine gesunde Kostform.

Vegetarismus

Vegetarische Kostformen bestehen ausschließlich oder vorwiegend aus Lebensmitteln pflanzlichen Ursprungs. Es gibt verschiedene Formen:

- **Ovo-Lacto-Vegetarismus:** Neben pflanzlichen Lebensmitteln, die sowohl roh als auch gekocht verzehrt werden, sind Milch und Milchprodukte sowie Eier erlaubt. Auf Fleisch und Fisch wird jedoch verzichtet.
- **Lacto-Vegetarismus:** Die Ernährungsweise entspricht derjenigen der Ovo-Lacto-Vegetarier, allerdings wird zusätzlich zu Fisch und Fleisch auch auf Eier verzichtet.
- **Vegane Ernährung:** Die Ernährung besteht ausschließlich aus pflanzlicher Kost. Auf sämtliche vom Tier stammenden Lebensmittel, also Fleisch, Fisch, Milch und Milchprodukte, Eier und zum Teil sogar auf Honig, wird verzichtet.
- **Rohkost:** Bei der strengsten Form des Vegetarismus wird nicht nur jegliche Art tierischer Lebensmittel abgelehnt, sondern die pflanzliche Kost auch nur in rohem Zustand verzehrt.

Bei der ernährungsphysiologischen Beurteilung der vegetarischen Ernährung muss man ganz klar zwischen den verschiedenen Formen unterscheiden. Über eine ovo-lacto- oder eine lacto-vegetabile Ernährung können Erwachsene in der Regel gut mit allen Nährstoffen versorgt werden. Der hohe Anteil an pflanzlichen Lebensmitteln mit ihrer geringen Energiedichte und ihrem hohen Ballaststoffanteil wirkt der Entstehung von Übergewicht und dem damit verbundenen erhöhten Risiko für Herz-Kreislauf-Erkrankungen, Diabetes etc. entgegen. Schwangere und Stillende sowie Säuglinge und Kleinkinder sollten jedoch nicht völlig auf Fisch und Fleisch verzichten, da es bei ihnen zu einem Mangel an Jod und Eisen kommen kann.

Bei Veganern ist die Versorgung mit Eiweiß, Vitamin B_{12}, Jod, Calcium und Eisen als kritisch zu betrachten. Mit einer sehr sorgfältigen Lebensmittelauswahl, z. B. der Kombination verschiedener Eiweißquellen zur Erhöhung der biologischen Wertigkeit und dem Verzehr von Sauerkraut als Vitamin-B_{12}-Lieferant, kann bei gesunden Erwachsenen zwar theoretisch eine bedarfsgerechte Nährstoffzufuhr erreicht werden, vielfach gelingt dies in der

Praxis aber nicht. So weisen viele Veganer z.B. niedrige Calciumspiegel auf. Für sensible Bevölkerungsgruppen wie Schwangere, Stillende, Ältere und Kinder ist eine vegane Ernährung nicht empfehlenswert. Gleiches gilt für die Rohkost. Hier kommt erschwerend zu den Problemen der veganen Ernährung hinzu, dass manche Nährstoffe aufgrund des Verbots des Erhitzens schwerer verwertbar sind. Die Deutsche Gesellschaft für Ernährung lehnt eine Rohkost-Dauerernährung prinzipiell ab.

Tipp für die Praxis

Für Veganer kann die Empfehlung von B-Vitaminen in Form von Supplementen sinnvoll sein. Kritisch ist vor allem Vitamin B_{12}. Da Folsäure insgesamt jedoch zu den kritischen Mikronährstoffen zählt, kann auch eine kombinierte Gabe empfohlen werden.

Vollwertkost

Bei der Vollwerternährung handelt es sich um ein ganzheitliches Ernährungskonzept. Die Hauptmerkmale sind:

- Vorwiegend ovo-lacto-vegetabile Kost.
- Möglichst geringer Verarbeitungsgrad der Lebensmittel.
- 50 Prozent der Kost wird nicht erhitzt.
- Isolierte und raffinierte Produkte (z. B. Zucker oder Maisstärke) sind als leere Kalorienträger zu meiden.
- Die Zubereitung der Lebensmittel sollte möglichst schonend und mit wenig Fett erfolgen.

Die verwendeten Lebensmittel sollten aus ökologischer Landwirtschaft aus der Region und entsprechend der Jahreszeit verwendet werden. Unverpackte und umweltschonend verpackte Lebensmittel werden bevorzugt.

Die Vollwerternährung ist aus ernährungsphysiologischer Sicht positiv zu bewerten. Sie sorgt für eine ausreichende Zufuhr aller lebensnotwendigen Nährstoffe, liefert reichlich Ballaststoffe und kann insgesamt empfohlen werden – auch als Dauerkost für Gesunde. Bei der Auslegung der Regeln sollte man allerdings Augenmaß walten lassen. So sehen viele Vollwertköstler erhitzte Lebensmittel generell als weniger gut an als rohe. Das Erhitzen von Lebensmitteln bedeutet nicht immer eine Minderung der ernährungsphysiologischen Qualität. So wird z. B. bei Kartoffeln die Stärkeverdauung durch Erhitzen erst möglich. Auch werden eventuell natürlich vorhandene Giftstoffe, z. B. in Hülsenfürchten, durch Erhitzen unschädlich gemacht.

Tipp für die Praxis

Der hohe Rohkostanteil der Vollwerternährung kann eventuell zu Verdauungsproblemen führen. Wer von einer eher ballaststoffarmen Ernährungsweise auf die Vollwerternährung umstellt, sollte den Anteil roher Lebensmittel daher langsam steigern. Insgesamt muss man individuell ausprobieren, was vertragen wird und was nicht.

Schnitzer-Kost

Der Zahnarzt Dr. Johann Georg Schnitzer entwickelte eine Ernährungsweise, mit der er Gebissschäden und Zivilisationskrankheiten vorbeugen wollte. Im Mittelpunkt der Schnitzerkost stehen möglichst unbehandelte pflanzliche Lebensmittel aus biologischer Landwirtschaft. Man unterscheidet zwei Formen: Die Intensivkost lässt ausschließlich pflanzliche Rohkost zu. Die ovo-lacto-vegetabile erweitert die Intensivkost um Vollkornprodukte, Käse, Vorzugsmilch und daraus hergestellter Sauermilch, Eier, Vollreis und Kartoffeln. Als Getränke werden Leitungswasser, Tafelwasser, Kräuter- oder Früchtetee empfohlen. Laut Schnitzer sollte beim Übergang von der normalen Ernährung auf die Schnitzerkost zunächst möglichst einige Jahre lang die Intensivkost gewählt werden, bevor man auf die Normalkost übergeht. Er verspricht dadurch die Prävention und Heilung einer Vielfalt von Zivilisationskrankheiten.

Aus ernährungsphysiologischer Sicht ist die Intensivkost nicht als Dauerernährungsform geeignet. Für Schwangere, Stillende, ältere Menschen und Kinder ist sie generell abzulehnen. Negativ zu bewerten ist zudem das Heilsversprechen, das Schnitzer macht. Hierfür gibt es keine wissenschaftlich haltbaren Belege. Die Normalkost, die der ovo-lacto-vegetabilen Ernährung entspricht, ist dagegen bei sorgfältiger und abwechslungsreicher Gestaltung als Dauerernährungsform für gesunde Erwachsene geeignet.

Tipp für die Praxis

Bei der Schnitzer-Intensivkost wird ein Multimineralstoffpräparat als Nahrungsergänzung empfohlen. Kritische Mineralstoffe sind insbesondere Calcium, Eisen und Jod. Da auch Vitamin B_{12} in zu geringer Menge zugeführt wird, sollte hier ebenfalls an eine Supplementierung gedacht werden.

Bruker-Kost

Der Arzt Dr. Max Otto Bruker (1909 bis 2001) entwickelte eine Ernährungsform, die den Wert einer Nahrung nach ihrer „Lebendigkeit und

Natürlichkeit" misst. Bruker unterscheidet zwischen „Lebensmitteln", die „lebendig" sind (rohes Obst, rohes Gemüse, Frischkornbrei, Sauerkraut, kaltgepresste Öle, Butter sowie rohe Eier und Rohmilchprodukte) und „Nahrungsmitteln", die durch Erhitzung, Konservierung und Präparierung verändert sind, d. h. „tote" Nahrung sind (z. B. gekochtes Obst und Gemüse, gekochtes und gebratenes Fleisch, pasteurisierte Milch, gegarte Getreidespeisen, Brot, Konserven, Dauerbackwaren, raffinierter Zucker, industriell produzierte Fette und Auszugsmehlprodukte). Je größer der Anteil an „Lebensmitteln" und je geringer der Anteil an „Nahrungsmitteln", desto größer ist laut Bruker der gesundheitliche Wert der Kost. Die Bruker-Kost meidet alle „präparierten" Nahrungsmittel. Vollkornbrot und Vollkornprodukte, rohes Obst und Gemüse sowie naturbelassene Fette stehen auf dem Speiseplan. Der Verzehr von Fleisch und Wurst ist Bruker zufolge unnötig, der von Käse, Milchprodukten und Eiern soll eingeschränkt werden. Rohmilch wird empfohlen, andere Milchprodukte sollen eher gemieden werden.

Aus ernährungsphysiologischer Sicht sind Brukers Vorschriften kritisch zu werten. Sie enthalten zahlreiche falsche, unbewiesene und irreführende Behauptungen. Dass die Bruker-Diät Krankheiten vorbeugt oder sie heilt, ist wissenschaftlich nicht haltbar. Auch die Trennung in „Lebensmittel" und „Nahrungsmittel" entbehrt einer wissenschaftlichen Grundlage. Wenn man sich nicht ausschließlich auf „Lebensmittel" beschränkt und die krankheitsbezogenen Aussagen ausblendet, ist eine vollwertige Ernährung nach Bruker bei sorgfältiger und abwechslungsreicher Nahrungsauswahl jedoch wie die Vollwertkost an sich positiv zu bewerten.

Tab. 3.4: Weitere alternative Ernährungsformen im Überblick

Ernährungsform	Regeln	Vorteile	Nachteile
Makrobiotik	Lebensmittel werden nach dem Yin-Yang-Prinzip eingeordnet. Ideal ist das Verhältnis Yin zu Yang von 1:5. Der Schwerpunkt liegt stark auf Vollkorn. Im Extremfall ist es als ausschließliche Nahrung gedacht.	Kohlenhydrat- und ballaststoffreich, energie- und fettarm	Mangel an Eiweiß, Eisen, Calcium, Jod sowie den Vitaminen A, D, B_{12} und C; insgesamt als Dauerkost nicht zu empfehlen.
Ayurveda	Ayurveda unterscheidet drei Konstitutionstypen nach Doshas. Nahrungsmittel werden entsprechend der Konstitutionstypen ausgewählt.	Vorwiegend ovo-lacto-vegetabile Kost, daher als Dauerernährung geeignet	Komplizierte Ernährungsregeln; Einteilung der Lebensmittel ist wissenschaftlich nicht haltbar.

Tab. 3.4: Weitere alternative Ernährungsformen im Überblick (Fortsetzung)

Ernährungsform	Regeln	Vorteile	Nachteile
Anthroposophische Ernährung	Nahrungsmittel werden in verschiedene Stoffzustände unterteilt. Keine generellen Verbote. Empfohlen wird der Verzicht auf Fleisch, da es „den geistig strebenden Menschen in der Entwicklung aufhält".	Vorwiegend ovo-lacto-vegetabile Kost, daher als Dauerernährung geeignet	Die anthroposophische Anschauung der Lebensmittel ist wissenschaftlich nicht haltbar.
Hay'sche Trennkost	Einteilung in basische, sauere und neutrale Lebensmittel. Trennung von eiweißreichen und kohlenhydratreichen Lebensmitteln innerhalb einer Mahlzeit. Kost soll zu 80% aus Basenbildnern und 20% aus Säurebildnern bestehen.	Reichlich Obst und Gemüse; Meiden von Zucker	Trennung von eiweißhaltigen- und kohlenhydrathaltigen Lebensmitteln ist unsinnig; bei strenger Einhaltung der Regeln Übersäuerung möglich; als Dauerkost nicht geeignet

Das Wichtigste in Kürze

» Gründe für eine alternative Ernährungsform können Lebensmittelskandale, der allgemeine Trend zu einer gesünderen und natürlicheren Lebensweise, ökologische Überlegungen oder religiöse/ethische Aspekte sein.

» Eine positiv zu bewertende alternative Ernährungsform ist die Vollwerternährung. Sie ist vorwiegend ovo-lacto-vegetabil und setzt auf einen geringen Verarbeitungsgrad der Lebensmittel. Wer auf Vollwerternährung umstellt, sollte den Ballaststoffanteil der Nahrung langsam steigern, um Verdauungsprobleme zu meiden.

» Ebenfalls positiv ist eine ovo-lacto- oder eine lacto-vegetabile Kost, die auf Fleisch, Fisch und im letzteren Fall auch auf Eier verzichtet. Der völlige Verzicht auf tierische Lebensmittel (vegane Ernährung) und ggf. noch auf das Erhitzen der Speisen (Rohkost) ist dagegen kritisch zu betrachten. Hier kann es zu Nährstoffmängeln kommen.

» Die Bruker- und die Schnitzerkost sind im Prinzip empfehlenswert, allerdings nur in modifizierter Form und bei Ausblendung der krankheitsbezogenen Aussagen.

» Ernährungsweisen wie die Makrobiotik, die anthroposophische Ernährung oder die Hay'sche Trennkost entbehren in der Regel einer wissenschaftlichen Grundlage. Bei Kostformen, die hauptsächlich ovo-lacto-vegetabil sind, kann eine Daueranwendung jedoch empfohlen werden.

Übungen

Fragen

3.1: *Wie häufig sollte man nach den DGE-Regeln Fisch verzehren?*
a) Täglich
b) Ein- bis zweimal pro Woche
c) Ein- bis zweimal pro Monat

3.2: *Welche Aussage zur 5. DGE-Regel ist falsch?*
a) Tierische Fette sollten pflanzlichen Ölen vorgezogen werden.
b) Bei Fertigprodukten sollte man auf versteckte Fette achten.
c) Fett ist aufgrund seiner hohen Energiedichte mit Vorsicht zu genießen.

3.3: *Wann sollte man optimalerweise mit der Folsäuresupplementation beginnen?*
a) Vier Wochen vor der Empfängnis
b) Bei Bekanntwerden der Schwangerschaft
c) Im zweiten Schwangerschaftsdrittel

3.4: *Warum ist Pfefferminztee für Stillende ungeeignet?*
a) Er fördert das Wundwerden der Brustwarzen.
b) Er hemmt die Milchproduktion.
c) Er führt zu Blähungen beim Kind.

3.5: *Wie viel Magnesium benötigen Säuglinge zwischen 4 und 12 Monaten?*
a) 24 mg
b) 42 mg
c) 60 mg

3.6: *Die Versorgung von Säuglingen mit welchen der genannten Vitamine ist kritisch?*
a) Vitamin D und K
b) Vitamin A und E
c) Vitamin B_1 und B_5

3.7: *Warum ist Fleisch für Kinder wichtig?*
a) Es ist eine wichtige Nahrungsquelle für Jod.
b) Es enthält gut verwertbares Eisen, hochwertiges Eiweiß und Vitamin B_{12}.
c) Es liefert besonders viele Ballaststoffe.

3.8: *Wie hoch ist im Schnitt der Zuckeranteil reiner Fruchtsäfte?*
a) 20 Prozent
b) 5 Prozent
c) 10 Prozent

Übungen (Fortsetzung)

3.9: Warum kann bei älteren Menschen eine geringe Flüssigkeitszufuhr rasch kritisch werden?
a) Weil die Fähigkeit zur Harnkonzentration in der Niere abnimmt.
b) Weil ältere Menschen stärker schwitzen.
c) Weil Stoffwechselprodukte bei ihnen mit dem Harn schneller ausgeschieden werden.

3.10: Wie wirkt sich die häufig bei Senioren vorkommende chronische atrophische Gastritis aus?
a) Die Magensäure- und Pepsinogen-Sekretion ist erhöht.
b) Vitamin B_{12} wird verstärkt resorbiert.
c) Es kommt zu einem Mangel an Vitamin B_{12} und Folsäure.

3.11: Welche körperliche Veränderung tritt bei Ausdauersportarten ein?
a) Ein Anstieg des Atem-, Herz- und Blutvolumens
b) Eine Abnahme der kleinen Blutgefäße in der Muskulatur zugunsten größerer Gefäße
c) Eine Abnahme der Fettoxidation

3.12: Welche Aussage trifft auf den so genannten Hungerast zu?
a) Er wird durch eine übersteigerte Fettoxidation während des Sports ausgelöst.
b) Er tritt vor allem bei Sportarten mit kurzfristigen, aber hohen Belastungen (z.B. bei Turnern) auf.
c) Er äußert sich in Hungergefühl, Schwindel, Übelkeit und Kraftlosigkeit.

3.13: Welcher der genannten Nährstoffe ist bei Veganern kritisch?
a) Vitamin C
b) Jod
c) Kohlenhydrate

3.14: Welche Aussage zur Vollwerternährung ist falsch?
a) Lebensmittel sollten einen möglichst hohen Verarbeitungsgrad haben.
b) 50 Prozent der Kost sollte nicht erhitzt sein.
c) Die Lebensmittelzubereitung sollte mit wenig Fett erfolgen.

3.15: Nach welchem Prinzip werden Lebensmittel bei der Makrobiotik eingeordnet?
a) Nach dem Dosha-Prinzip
b) Nach dem Yin- und Yang-Prinzip
c) Nach dem Prinzip der Stoffzustände

Lösungen siehe Anhang.

4 Spezielle Lebensmittel

Eines der wichtigsten Lebensmittel für den Menschen ist Wasser. Während er ohne Zufuhr fester Nahrung einige Zeit überleben kann, wird es bei Ausbleiben der Flüssigkeitszufuhr rasch lebensbedrohlich. Warum dies so ist, ist eines der Themen dieses Kapitels. Daneben wird die Bedeutung und rechtliche Einordnung von funktionellen Lebensmitteln – einer Lebensmittelgruppe, die in den vergangenen Jahren immer mehr Produkte umfasst – sowie der diätetischen Lebensmittel und Nahrungsergänzungsmittel beschrieben.

4.1 Die Bedeutung des Trinkens

Wasser nimmt unter den Bestandteilen des Körpers den größten Anteil ein. Er ist abhängig vom Alter und vom Geschlecht. Beim Neugeborenen macht Wasser etwa 75 Prozent des Körpergewichts aus, der erwachsene Organismus besteht zu ca. 65 Prozent aus Wasser, im Alter geht der Anteil auf etwa 50 bis 55 Prozent zurück. Frauen haben einen niedrigeren Körperwassergehalt als Männer (5 bis 10 Prozent), da sie einen höheren Körperfettanteil aufweisen, der verhältnismäßig wenig Wasser enthält. Die Abnahme des Wassergehalts mit dem Lebensalter ist bedingt durch eine Zunahme des Fettgehalts und durch den altersbedingten Umbau des Bindegewebes von wasserreichen zu wasserärmeren Typen.

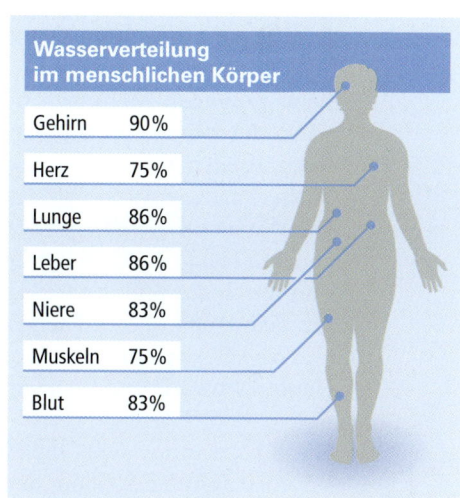

Abb. 4.1: Wasserverteilung im menschlichen Körper

Wasserverteilung im menschlichen Körper	
Gehirn	90 %
Herz	75 %
Lunge	86 %
Leber	86 %
Niere	83 %
Muskeln	75 %
Blut	83 %

| Verteilung von Wasser im Körper

Bei der Verteilung des Wassers im Körper (siehe Abb. 4.1) unterscheidet man generell zwischen intrazellulärer und extrazellulärer Flüssigkeit. Die intrazelluläre Flüssigkeit wird auch als Zellwasser bezeichnet. Zu den extrazellulären Flüssigkeiten gehören das Blutplasma, Gewebewasser und alle Flüssigkeiten wie Drüsen-, Gehirn-, Rückenmark-, Herzbeutel-, Lungenfell-, Rippenfell-, Gelenk- und Augenkammerwasser. Den höchsten Wasseranteil weisen Blut und Nieren auf (jeweils 83 Prozent), den niedrigsten das Skelett (22 Prozent) und das Fettgewebe (10 bis 30 Prozent).

Funktionen von Wasser im Körper

Wasser hat vielfältige Funktionen im Organismus. Es ist Baumaterial in den Zellen, ermöglicht den Stoffwechsel, indem es als Lösungs- und Transportmittel von Substanzen dient und ist außerdem an der Wärmeregulation beteiligt. Als Quellungswasser für Proteine bildet es mit diesen die Grundsubstanz der Zellen, in der alle anderen Bausteine vorliegen. Das bedeutet, dass alle Zellen des Körpers nur dann funktionstüchtig sind, wenn sie genügend Wasser enthalten. Der größte Teil des täglich aufgenommenen Wassers wird für den Transport von Nährstoffen in die Zellen sowie den Abtransport und die Ausscheidung von Abbauprodukten und Salzen über Gefäße und Nieren verwendet. Im Zusammenhang mit der Wärmeregulation ist Wasser zur Kühlung wichtig. Der menschliche Körper kann nur unter gleich bleibenden Temperaturen funktionieren. Daher ist es notwendig, die Körpertemperatur konstant auf 37 °C zu halten. Ein wichtiger Regulationsmechanismus bei Hitze ist hierfür Schwitzen, also die Abgabe von Wasser über die Haut.

Bilanz zwischen Wasseraufnahme und -abgabe

Beim gesunden Menschen besteht ein dynamisches Gleichgewicht zwischen der Wasseraufnahme und den Wasserverlusten des Körpers. In unseren Breiten beträgt die tägliche Wasserumsatzmenge, die sogenannte Wasserbilanz, etwa 2,4 bis 2,6 l (die Zahlen schwanken in der Literatur). Die Wasserzufuhr erfolgt etwa zur Hälfte durch Trinken (1,2 bis 1,3 l), zur anderen Hälfte durch in der festen Nahrung enthaltenes Wasser (0,9 bis 1 l) und durch die Bildung von Oxidationswasser bei der Verstoffwechselung der Nährstoffe (0,3 l). Die Wasserabgabe findet vor allem über den Urin (1,4 bis 1,5 l), zu einem geringeren Teil durch Verdunstung über Lunge und Haut (0,9 bis 1 l) und zu einem kleinen Teil über den Fäzes (0,1 l) statt.

Die Bilanzsumme steigt bei Gewöhnung an große Trinkmengen oder bei Wärmebelastung. So kann der Wasserverlust bei Arbeiten in großer Hitze bis zu 1,6 l/h betragen. Neben Wasser gehen mit dem Schweiß dabei auch erhebliche Mengen an Mineralstoffen, insbesondere Kochsalz verloren, die ersetzt werden müssen. Der minimale tägliche Wasserverlust beträgt ca. 1,5 l und setzt sich aus der unvermeidlichen Verdunstung von 0,9–1 l sowie der für die Niere zur Ausscheidung harnpflichtiger Substanzen mindestens notwendigen Wassermenge von 0,5 l zusammen. Beim Säugling liegt der Mindestwasserbedarf bei 0,3 l/Tag.

Regelung des Wasserhaushalts

Da der Körper aufWasser dringend angewiesen ist, verfügt er über verschiedene Regulationsmechanismen, die für eine ausgeglichene Wasserbilanz sorgen sollen. Sie hängen eng mit dem Elektrolythaushalt zusammen und umfassen systemische und zelluläre Regler. Als Osmoregulation bezeichnet man die Vorgänge, die bei Änderungen der extrazellulären Osmolalität der Körperflüssigkeiten angeschaltet werden. Die Osmolalität ist die Konzentration aller osmotisch wirkenden Teilchen pro kg Lösung. Sie ist beim Gesunden auf ca. 290 mosmol/l eingestellt und sehr empfindlich. Schon Abweichungen von ± 1 Prozent vom Normwert lösen die Regulation aus. Die wichtigsten Stellglieder sind eine verstärkte Wasseraufnahme ausgelöst durch Durst und eine gesteigerte Wasserausscheidung über die Niere.

Gründe für einen erhöhten Wasserverlust

» Der tägliche Wasserverlust kann durch verschiedene Faktoren erhöht sein:
  ■ Starkes Schwitzen aufgrund von körperlicher Arbeit/Sport oder bei Fieber sowie bei hohen Temperaturen mit geringer Luftfeuchtigkeit.
  ■ Aufenthalt in großen Höhen mit kalter und trockener Luft bei gleichzeitig erhöhter Atemfrequenz aufgrund des niedrigen Sauerstoffgehaltes.
  ■ Erhöhte Urinausscheidungen bei Krankheiten wie Diabetes oder bei einer Diarrhö, medikamentös bedingte gesteigerte Diurese (Diuretika).

Folgen einer zu geringen Wasserzufuhr

Wenn der Regelmechanismus Durst nicht richtig funktioniert oder ignoriert wird oder wenn zu viel Wasser verloren geht, macht sich das rasch in körperlichem Unwohlsein bemerkbar. Müdigkeit, Nervosität und Leistungsabfall sind typische Symptome eines leichten Wassermangels (bis zu ca. 5 Prozent). Auch Verdauungsprobleme in Form einer Verstopfung können bei einer länger andauernden latenten Unterversorgung mit Wasser auftreten. Hintergrund hierfür ist der Versuch des Körpers Wasser durch verstärkte Rückresorption im Dickdarm einzusparen. Stärkere Flüssigkeitsverluste zeigen sich durch Austrocknung, Rötung und Brennen der Schleimhäute von Mund, Nase, Rachen und Augen sowie in Kopfschmerzen. Ab einer Verringerung des Körperwassers um 15 bis 20 Prozent tritt Bewusstlosigkeit und schließlich der Tod ein (Verdursten).

Tipp für die Praxis
Trinken für die Konzentration

Wenn man zu wenig trinkt, sinkt der Blutdruck. Das Blut wird dickflüssiger und kann weniger Sauerstoff transportieren. Hierunter leidet das Gehirn, da es für eine optimale Funktion auf Sauerstoff angewiesen ist. Bei Konzentrationsschwierigkeiten kann es daher hilfreich sein, ein Glas Wasser zu trinken.

Bedarf an Wasser

Um einer Unterversorgung mit Wasser vorzubeugen, hilft nur eines: Trinken, trinken, trinken. Die Empfehlungen zur täglichen Flüssigkeitszufuhr schwanken in der Literatur wie die Angaben für die Wasserbilanz. Die Deutsche Gesellschaft für Ernährung empfiehlt Erwachsenen ca. 30 bis 40 ml Flüssigkeit pro Kilogramm Körpergewicht pro Tag durch Getränke und feste Nahrung zu sich zu nehmen. Umgerechnet auf einen 70 Kilogramm schweren Menschen wären dies 2100 bis 2800 ml Flüssigkeit. Eine pauschalere Angabe der DGE nennt für Erwachsene eine tägliche Flüssigkeitszufuhr über Getränke von 1200 bis 1500 ml und etwa 300 bis 350 ml über feste Nahrung. Häufig liest man in der Literatur auch, dass man ca. 1,5 bis 2 l täglich trinken soll.

Bewertung von Getränken zur Deckung des Bedarfs

Neben der Menge der Flüssigkeitszufuhr spielt auch die Getränkewahl eine wichtige Rolle (siehe Abb. 4.2). Das wichtigste Getränk ist Wasser. Es liefert neben der nötigen Flüssigkeit Mineralstoffe und Spurenelemente, jedoch keine Energie. Geeignet sind sowohl Leitungswasser als auch Mineral- und Heilwässer, nicht jedoch destilliertes Wasser. Ob stilles oder kohlensäurehaltiges Wasser getrunken wird, ist eine Frage des Geschmacks und teilweise auch der Verträglichkeit. Weitere geeignete Getränke sind ungesüßte Kräuter- und Früchtetees. Obst- und Gemüsesäfte sind aufgrund ihres Energiegehalts nur bedingt als Durstlöscher geeignet. Positiv ist bei ihnen, dass sie neben Mineralstoffen auch Vitamine liefern. Um Übergewicht zu vermei den, sollten Säfte jedoch mit Wasser verdünnt getrunken werden (eine Portion reiner Saft gilt im Zusammenhang mit der Empfehlung 5-am-

Tag als Ersatz für eine Portion Gemüse oder Obst, wird dann aber eher als Nahrungsmittel gewertet). Auch Milch kann in den Trinkplan miteinbezogen werden und ist als Calciumlieferant wichtig. Fettarme Milch ist dabei zu bevorzugen – sie enthält bezogen auf die Gesamtmenge auch den größeren Wasseranteil.

Ungeeignete Getränke sind Limonaden, Kaffee, Schwarzer Tee und alkoholische Getränke. Limonaden weisen einen hohen hohen Zuckeranteil auf (mindestens 7 Prozent) und sind zudem reich an Phosphorsäure, was die Calciumbilanz negativ beeinflusst. Kaffee und schwarzer Tee zählen wie Alkohol zu den Genussmitteln, die man nur in Maßen konsumieren sollte.

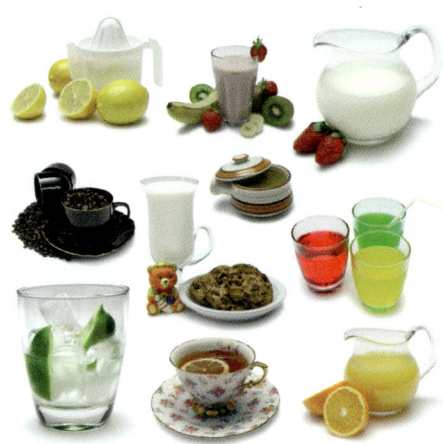

Abb. 4.2: Nicht alle Getränke sind zur Deckung des Flüssigkeitsbedarfs geeignet.
Quelle: © Tomboy 2290/fotolia.de

Tipp für die Praxis

- Täglich sollte man mindestens 1,5 l Flüssigkeit über Getränke zu sich nehmen – mehr ist besser.
- Wer bislang zu wenig getrunken hat und die Menge steigern möchte, sollte langsam vorgehen.
- Am besten bereits morgens die Trinkmenge des Tages gut sichtbar bereitstellen. Wer sichergehen möchte, kann sich einen Wecker stellen, der einen jede Stunde daran erinnert, ein Glas Wasser zu trinken.
- Geeignete Getränke sind Leitungs- und Mineralwasser, ungesüßter Kräuter- und Früchtetee sowie verdünnter Obst- und Gemüsesaft.

Das Wichtigste in Kürze

» Wasser nimmt unter den Bestandteilen des Körpers den größten Anteil ein.
» Wasser ist Baumaterial in den Zellen, ermöglicht den Stoffwechsel, indem es als Lösungs- und Transportmittel von Substanzen dient und ist an der Wärmeregulation beteiligt.
» Die DGE empfiehlt Erwachsenen eine tägliche Flüssigkeitszufuhr über Getränke von 1200 bis 1500 ml und etwa 300 bis 350 ml über feste Nahrung.
» Geeignete Getränke zur Deckung des Flüssigkeitshaushaltes sind Wasser (Leitungs-, Mineral- oder Heilwasser), ungesüße Früchte- und Kräutertees und Saftschorle. Weniger geeignet sind konzentrierte Fruchtsäfte und Milch (beide laufen eher unter Nahrungsmittel als Getränk). Alkohol, Kaffee und Schwarztee sollten nur mäßig konsumiert werden.

4.2 Functional Food

Mitte der 1980er-Jahre fanden sich die ersten funktionellen Lebensmittel in deutschen Supermarktregalen. Es handelte sich dabei zunächst um Joghurts, die mit speziellen Milchsäurebakterien, so genannten Probiotika, angereichert waren und die Verdauung positiv beeinflussen sollten. Mittlerweile ist eine Fülle weiterer Lebensmittel auf dem Markt, die einen gesundheitlichen Mehrwert bieten sollen und mit entsprechenden Aussagen werben. Ein Milliardenmarkt, der sich das wachsende Gesundheitsbewusstsein der Bevölkerung zu Nutze macht.

Definition von Functional Food

Functional Food ist beim Verbraucher ein gern gesehener Begriff. Rechtlich betrachtet macht er allerdings einige Schwierigkeiten. Seit dem Aufkommen der Idee, Lebensmittel mit einem Zusatznutzen auszustatten, ist man auf der Suche nach einer einheitlichen und verbindlichen Definition für Functional Food – bislang ohne Erfolg. Eine geeignete Vorlage wäre möglicherweise eine aus Japan stammende Definition, die dort verbindlich ist. Danach ist ein Functional Food ein Lebensmittel,

- das auf Inhaltsstoffen natürlichen Ursprungs basiert, es handelt sich also nicht um Kapseln, Tabletten oder Pulver,
- das als Teil der täglichen Nahrungszufuhr verzehrt werden kann,
- das eine definierte Funktion im Hinblick auf die Regulation des Stoffwechsels erfüllt, beispielsweise die Immunabwehr verbessert, bestimmten – teilweise ernährungsbedingten – Krankheiten vorbeugt, die Genesung bestimmter Krankheiten unterstützt, einen Einfluss auf die physische und psychische Leistungsfähigkeit hat oder einer vorzeitigen Alterung vorbeugt.

Nur Produkte, die diese Kriterien erfüllen, dürfen in Japan das FOSHU-Siegel tragen, das dort funktionelle Lebensmittel kennzeichnet.

Einordnung von Functional Food

In Deutschland unterliegen funktionelle Lebensmittel den allgemeinen Kennzeichnungsvorschriften bzw. den Vorschriften der Diätverordnung für den Fall, dass sie für einen besonderen Ernährungszweck konzipiert wurden. Neuere Produkte können auch in den Zuständigkeitsbereich der Novel-Food-Verordnung fallen, die 1997 in Kraft getreten ist und das Inverkehrbringen neuartiger Lebensmittel und -zutaten regelt. Der überwiegende Teil der derzeit auf dem deutschen Markt befindlichen Functional Foods wird allerdings über die Rechtsbestimmungen des Lebensmittel- und Bedarfsgegenständegesetzes (LMBG) geregelt. Daraus leiten sich insbesondere Fragen zur Werbung ab. Da Lebensmittel laut LMBG dazu bestimmt sind, der Ernährung und/oder dem Genuss zu dienen, müssen sie eindeutig von Arzneimitteln abgegrenzt werden. Gesundheitsbezogene Werbeaussagen sind laut LMBG verboten. Nun nehmen funktionelle Lebensmittel für sich jedoch gesundheitliche Effekte in Anspruch – und wollen diesen Vorteil natürlich gegenüber dem Verbraucher herausstellen. In der Vergangenheit hat das zu einer regelrechten Werbelyrik geführt.

Was ist Novel Food?

» Novel Food (engl. für neuartige Lebensmittel) sind nach ihrer Definition Lebensmittel, die vor Inkrafttreten der Novel-Food-Verordnung (1997) in der EG nicht in nennenswertem Umfang für den menschlichen Verzehr verwendet wurden und/oder wenn sie unter eine der folgenden Gruppen von Erzeugnissen fallen.

Lebensmittel und Lebensmittelzutaten sind neuartig, wenn sie
» gentechnisch veränderte Organismen enthalten oder aus solchen bestehen (z.B. gentechnisch veränderte Tomaten, Maiskörner, Raps, Salami mit gentechnisch veränderten Mikroorganismen, Joghurt mit gentechnisch veränderten Milchsäurebakterien),
» aus gentechnisch veränderten Organismen hergestellt werden, diese selbst aber nicht mehr enthalten (Zusatz- und Hilfsstoffe, Enzyme, Stärken, Öle, Zucker),
» neue oder gezielt veränderte primäre Molekülstrukturen aufweisen (Produkte mit neuen Strukturen wie Fettersatzstoffe, Süßungsmittel, neue Kohlenhydrate),
» aus Mikroorganismen, Pilzen oder Algen bestehen oder aus diesen isoliert worden sind (Lebensmittel aus nicht traditionellen Rohstoffen, Single Cell Proteine, Algen, Plankton, Lupinenmehl),
» aus Pflanzen bestehen oder aus Pflanzen oder Tieren isoliert werden, mit Ausnahme der Lebensmittel und Lebensmittelzutaten, die mit Hilfe traditioneller Vermehrungs- und Züchtungsmethoden gewonnen werden und die erfahrungsgemäß als unbedenklich gelten (Produkte aus fremden Kulturkreisen wie geröstete Heuschrecken, Käferlarven, exotische Meeresfrüchte oder exotisches Obst und Gemüse),
» nach nicht üblichen Verfahren verarbeitet worden sind, und wenn sie hierdurch eine bedeutende Veränderung in ihrer Zusammensetzung oder Struktur erfahren haben, die sich auf ihren Nährwert, ihre Verstoffwechselung oder auf die Menge an unerwünschten Inhaltsstoffen auswirkt (neue technische Verfahren für traditionelle Lebensmittel wie Hochdrucksterilisierung, UV-Sterilisierung, z.B. länger haltbare Milch).

Health-Claims-Verordnung

Um die sowohl für die Verbraucher als auch für die Hersteller verwirrende und unbefriedigende Situation zu verbessern, hat die EU-Kommission im

Jahr 2003 einen Vorschlag für eine Verordnung über nährwert- und gesundheitsbezogene Angaben zu Lebensmitteln erarbeitet, die eine europaweit einheitliche Regelung der Gesundheitswerbung beinhaltet.

Seit 1. Juli 2007 ist die EG-Verordnung Nr. 1924/2006, die auch als Health-Claims-Verordnung bekannt ist, in Kraft. Sie regelt alle nährwert- und gesundheitsbezogenen Angaben (Health Claims) bei Lebensmitteln einschließlich Nahrungsergänzungsmitteln, die direkt an den Endverbraucher abgegeben werden. Die Angaben beinhalten auch „Bilder, graphische Darstellungen und Symbole, mit denen erklärt, suggeriert oder auch nur mittelbar zum Ausdruck gebracht wird, dass ein Lebensmittel besondere Eigenschaften besitzt".

Während für die nährwertbezogenen Aussagen (z. B. zuckerfrei, fettreduziert oder reich an Vitamin C) bereits seit dem 1. Juli 2007 die Bestimmungen der Health-Claims-Verordnung gelten, wurden die Regelungen für die gesundheitsbezogenen Aussagen (z. B. stärkt die Abwehrkräfte, cholesterinsenkend oder unterstützt die Gelenkfunktionen) erst in den vergangenen Jahren nach und nach umgesetzt. Seit Mai 2012 dürfen nur noch solche gesundheitsbezogenen Angaben gemacht werden, die in der Claims-Liste der EG (Gemeinschaftsregister) gelistet sind oder gesondert zugelassen sind. Mit der Veröffentlichung des Gemeinschaftsregisters gelten das „Verbotsprinzip mit Erlaubnisvorbehalt" sowie ein „strenger Wissenschaftsvorbehalt". Das bedeutet: Jegliche gesundheitsbezogene Aussage ist verboten, es sei denn, sie wird durch die Verordnung ausdrücklich erlaubt. Zulässig ist nur, was durch anerkannte wissenschaftliche Erkenntnisse nachgewiesen wurde, also belegbar ist.

> ### Beispiel
>
> Einige nährwertbezogene Angaben und Bedingungen für ihre Verwendung nach der Claims-Verordnung (nach BLL – Bund für Lebensmittelrecht und Lebensmittelkunde e.V.)
>
> **Energiereduziert:** Die Angabe, ein Lebensmittel sei energiereduziert, ist nur zulässig, wenn der Brennwert um mindestens 30 Prozent verringert ist; dabei sind die Eigenschaften anzugeben, die zur Reduzierung des Gesamtbrennwerts des Lebensmittels führen.
>
> **Fettarm:** Die Angabe, ein Lebensmittel sei fettarm, ist nur zulässig, wenn das Produkt im Fall von festen Lebensmitteln nicht mehr als 3 g Fett/100 g oder nicht mehr als 1,5 g Fett/100 ml im Fall von flüssigen Lebensmitteln enthält (1,8 g Fett pro 100 ml bei teilentrahmter Milch).

Ohne Zuckerzusatz: Die Angabe, einem Lebensmittel sei kein Zucker zugesetzt worden, ist nur zulässig, wenn das Produkt keine zugesetzten Mono- oder Disaccharide oder irgendein anderes wegen seiner süßenden Wirkung verwendetes Lebensmittel enthält. Wenn das Lebensmittel von Natur aus Zucker enthält, sollte das Etikett auch den folgenden Hinweis enthalten: Enthält von Natur aus Zucker.

Hoher Ballaststoffgehalt: Die Angabe, ein Lebensmittel habe einen hohen Ballaststoffgehalt, sowie jegliche Angabe, die für den Verbraucher voraussichtlich dieselbe Bedeutung hat, ist nur zulässig, wenn das Produkt mindestens 6 g Ballaststoffe pro 100 g oder mindestens 3 g Ballaststoffe pro 100 kcal enthält.

Leicht: Die Angabe, ein Produkt sei leicht, sowie jegliche Angabe, die für den Verbraucher voraussichtlich dieselbe Bedeutung hat, muss dieselben Bedingungen erfüllen wie die Angabe reduziert; die Angabe muss außerdem mit einem Hinweis auf die Eigenschaften einhergehen, die das Lebensmittel leicht machen.

Inhaltsstoffe von Functional Food

Probiotika

Eine der größten Gruppen funktioneller Lebensmittel sind Produkte, denen probiotische Kulturen zugesetzt sind. Dabei handelt es sich um Bakterien, die laut Definition von einem Mikroorganismus sezerniert werden und das Wachstum eines anderen Mikroorganismus unterstützen. Verwendet werden überwiegend Milchsäurebakterien, vor allem Lactobazillen und Bifidobakterien, die die Magen- und Dünndarmpassage lebend überstehen, sich im unteren Darmabschnitt ansiedeln und dort das Wachstum von natürlicherweise in der Darmflora vorkommenden Bakterienspezies unterstützen. Sie sollen das Verhältnis intestinaler Keime derart beeinflussen, dass daraus positive Effekte auf den Organismus resultieren. Es gibt mittlerweile verschiedene Studien, die positive Effekte von Probiotika postulieren. Die Studienergebnisse hängen allerdings stark von der verwendeten Bakterienkultur sowie der Konzentration der Bakterien in den Produkten ab. Als (relativ) gesicherte Effekte gelten eine Linderung von Symptomen der Lactoseintoleranz, eine Verbesserung der Lactoseverdauung bei Malabsorption durch probiotische Kulturen, präventive und therapeutische Wirkungen bei Durchfallerkrankungen, immunstimmulierende Wirkungen sowie eine Absenkung der Konzentration einiger krebsfördernder Enzyme im Dickdarm. Diskutiert werden zudem weitere gesundheitsfördernde Effekte wie eine Steigerung der Mineralstoffabsorption, vor allem von Calcium, eine Motilitätssteigerung, die Verstopfungen und Blähungen lindern soll, und

eine Senkung des Cholesterinspiegels bzw. eine Beeinflussung des Lipid-
stoffwechsels.

Präbiotika

Präbiotika sind unverdauliche Nahrungsbestandteile, insbesondere aus der
Gruppe der Fructooligosaccharide (Oligofructose und Inulin), die im Dickdarm die Vermehrung von milchsäureproduzierenden Dickdarmbakterien
fördern sollen. Sie stellen also sozusagen eine Vorstufe der Probiotika dar.
In Studien konnte durch den Einsatz von Präbiotika eine Verbesserung einer Obstipation beobachtet werden. In der Diskussion sind Wirkungen wie
die Prävention von Magen-Darm-Erkrankungen, immunmodulierende
Effekte und eine Steigerung der Mineralstoffaufnahme.

Tab. 4.1: Weitere Inhaltsstoffe funktioneller Lebensmittel und ihr gewünschter Effekt

Inhaltsstoff	Gewünschter Effekt
Omega-3-Fettsäuren	Kardioprotektion, Cholesterinsenkung, Entwicklung von Gehirn und Augen bei Säuglingen (DHA)
Sekundäre Pflanzenstoffe	Antioxidative Effekte, Förderung der Immunabwehr, Cholesterinsen-kung
Ballaststoffe	Förderung der Verdauung
Vitamine	Antioxidative Effekte, Verbesserung der Vitaminversorgung
Mineralstoffe	Verbesserung der Mineralstoffversorgung

Das Wichtigste in Kürze

» Funktionelle Lebensmittel sind Lebensmittel, die mit bestimmten Inhaltsstoffen angereichert sind und darüber einen gesundheitlichen Mehrwert bieten
sollen.

» Der überwiegende Teil der derzeit auf dem deutschen Markt befindlichen
Functional Foods wird über die Rechtsbestimmungen des Lebensmittel-,
Bedarfsgegenstände und Futtermittelgesetzbuchs (LFBG) geregelt.

» Mit welchen Aussagen funktionelle Lebensmittel werben dürfen, wird in der
Health-Claims-Verordnung geregelt.

» Ein häufiger Zusatz bei Functional Food sind Probiotika, lebende Bakterienkulturen, die das Verhältnis intestinaler Keime derart beeinflussen sollen,
dass daraus positive Effekte auf den Organismus resultieren.

» Weitere häufige Zusätze sind Präbiotika, Omega-3-Fettsäuren, Ballaststoffe,
sekundäre Pflanzenstoffe, Vitamine und Mineralstoffe.

4.3 Diätetische Lebensmittel und Nahrungsergänzungsmittel

▌ Definition von Nahrungsergänzungsmitteln

Für Nahrungsergänzungsmittel (NEM) existierten lange keine verbindlichen Regeln, was in der Vergangenheit zu einigem Wildwuchs geführt hat. Seit dem 1. Mai 2004 unterliegen Nahrungsergänzungsmittel in Deutschland jedoch der Nahrungsergänzungsmittelverordnung (NemV), die sie nicht nur definiert, sondern auch zahlreiche Vorgaben an die Produkte stellt. So sind Nahrungsergänzungsmittel laut NemV:

- Lebensmittel, die dazu bestimmt sind, die allgemeine Ernährung zu ergänzen.
- Sie enthalten Konzentrate von Nährstoffen oder sonstigen Stoffen mit ernährungsspezifischer Wirkung allein oder in Kombination (in aller Regel enthalten NEM Mikronährstoffe wie Vitamine und Mineralstoffe).
- Charakteristisch für NEM ist, dass sie als Kapseln, Tabletten etc., das heißt in dosierter Form, verabreicht werden.
- Für die Kennzeichnung gilt unter anderem, dass die Produkte deutlich als Nahrungsergänzungsmittel gekennzeichnet sein müssen. Auch ist die Angabe der charakteristischen Stoffkategorien (z. B. Vitamine) zwingend sowie ein Zutatenverzeichnis und eine Nährstoffkennzeichnung, die beschreibt, welche Mengen der Stoffe pro empfohlener Tagesverzehrsmenge aufgenommen werden (also z. B. eine Kapsel deckt 30 Prozent des täglichen Vitamin-C-Bedarfs).

▌ Abgrenzung zu Arzneimitteln

In der Apothekenpraxis besonders wichtig ist die Frage, ob ein als Lebensmittel vermarktetes Nahrungsergänzungsmittel auch wirklich ein Lebensmittel ist oder nicht eher als (nicht zugelassenes) Arzneimittel eingestuft werden müsste. Leider lässt sich das im Einzelfall nicht immer eindeutig sagen. Früher wurde gerne die sogenannte Dreifachregel zur Abgrenzung herangezogen. Danach waren z. B. Vitaminpräparate, die bis zum Dreifachen der empfohlenen Tageszufuhrmenge enthielten, ein Lebensmittel. Höher dosierte Produkte mussten als Arzneimittel zugelassen werden. Mittlerweile ist diese Regel in der Rechtsprechung jedoch überholt. Bei der Abgrenzung spielt heute die Verkehrsauffassung von der Zweckbestimmung die entscheidende Rolle. Entsteht beim Verbraucher der Eindruck, dass es sich um ein Mittel zur Heilung oder Verhütung von Krankheiten handelt, wird es als Arzneimittel eingestuft und muss dann entsprechend zugelassen werden. Dabei werden nicht nur Zusammensetzung und Verpackung des Produktes beurteilt, auch Werbematerialien, sonstige Informationen und Darstellungen sowie die Erkenntnisse der Wissenschaft finden Berücksichtigung. Natürlich ist hier viel Subjektivität im Spiel, weshalb es immer wieder zu Streitfällen kommt.

Bewertung von Nahrungsergänzungsmitteln

Menschen, die sich abwechslungsreich und vollwertig ernähren, sind ausreichend mit allen Nährstoffen versorgt und benötigen keine Nahrungsergänzungsmittel. Diese Aussage hört man von Ernährungswissenschaftlern und Medizinern immer wieder. Im Prinzip ist dies auch richtig, dennoch sollte man den Nahrungsergänzungsmitteln nicht von vornherein sämtlichen Wert absprechen. In den folgen Fällen sind NEM potenziell von Nutzen:

- Zur gezielten Ergänzung in Fällen einer unausgewogenen Ernährung bzw. zur Supplementierung kritischer Nährstoffe. Es gibt einige Nährstoffe, mit denen ein größerer Anteil der Allgemeinbevölkerung suboptimal versorgt ist (siehe Tab. 4.1), sodass eine ergänzende Aufnahme sinnvoll sein kann. Darüber hinaus gibt es verschiedene Personengruppen, bei denen die Versorgung mit bestimmten Nährstoffen kritisch ist (siehe Tab. 4.2).
- Zur gezielten Ergänzung der Ernährung bei erhöhtem Nährstoffbedarf (siehe Tab. 4.3, das betrifft vor allem Schwangere, Stillende und Leistungssportler).
- Zur gezielten Ergänzung der Ernährung zur Erhaltung von Gesundheit und Wohlbefinden im Rahmen einer erweiterten Primärprävention.

Tab. 4.2: Kritische Nährstoffe in der Allgemeinbevölkerung. mod. nach Hahn et al. 2006

Nährstoff	Tgl. Zufuhrempfehlung (19- bis 65-Jährige)	Anteil der Bevölkerung, der die empfohlene Zufuhr nicht erreicht
Calcium	1000 mg	33 (m) bzw. 41 (w) %
Folsäure	300 µg FÄ[1]	83 (m) bzw. 90 (w) %
Jod	200 µg[2]	k. A.[3]
Vitamin D	20 µg	82 (m) bzw. 90 (w) %
Vitamin E	12 (w) – 15 (m) TÄ	55 (m) bzw. 58 (w) %

[1] Frauen im gebärfähigen Alter wird geraten, zusätzlich 400 µg Folsäure-Äquivalent in Form von Nahrungsergänzungsmitteln zuzuführen
[2] Ab 51 Jahre 180 µg
[3] Keine Angabe, aufgrund der verbreiteten Anwendung von Jodsalz im Haushalt nicht abschätzbar

Tab. 4.3: Bevölkerungsgruppen, bei denen eine Supplementierung bestimmter Nährstoffe sinnvoll sein kann. DAZ Nr. 18/2007

Personen	Grund des Bedarfs	Kritische Nährstoffe
Senioren (multimorbide)	Pharmakotherapie, atrophische Gastritis, eingeschränkte Nahrungsauswahl und -zufuhr	Häufig: Folsäure, Vitamine B_{12}, D und E, Calcium und Jod; seltener: Vitamin B_6, Eisen, Zink
Schwangere und Stillende	Neubildung fetalen und mütterlichen Gewebes, Verluste über die Muttermilch	Folsäure, Vitamine B_1 und B_6, Calcium, Eisen, Jod
Leistungssportler	Schweißverlust, höherer Sauerstoffverbrauch, Enzyminduktion, höhere Blutzellbildung	Vitamine B_1 und B_6, Eisen, Zink
Veganer	Eingeschränkte Nahrungsauswahl	Häufig: Vitamin B_{12}, Jod; seltener: Vitamin B_6, Eisen

Nahrungsergänzungsmittel zur Prävention?

Während der Benefit von Nahrungsergänzungsmitteln für den Fall einer unzureichenden Versorgung anerkannt ist, steht die Primärprävention durch Nahrungsergänzungsmittel nach wie vor in der Diskussion. Es gibt eine Fülle an Studien, die den Einfluss einer gezielten Supplementation mit einem oder auch mehreren Mikronährstoffen zur Prävention verschiedener Erkrankungen untersucht haben (siehe Kap. 2.1 und 2.2). Die Ergebnisse sind allerdings widersprüchlich – und immer wieder kommen neue Studien heraus, die frühere Erkenntnisse widerlegen und neue liefern. Eine abschließende Bewertung ist daher derzeit nicht möglich.

Definition diätetischer Lebensmittel

Als diätetische Lebensmittel werden Produkte bezeichnet, die einer besonderen Ernährung dienen. Sie sind für Personen gedacht, bei denen sich aufgrund einer speziellen Lebenssituation oder wegen einer Erkrankung besondere Ernährungsanforderungen ergeben, die die normale Ernährung nicht erfüllen kann. Zur klassischen Diätetik zählen Formuladiäten, Lebensmittel für Säuglinge und Kleinkinder und spezielle Lebensmittel zum Einsatz bei Erkrankungen (z. B. bei Lactoseintoleranz). Seit einigen Jahren gibt es zudem die Produktgruppe der Lebensmittel für besondere medizinische Zwecke, die so genannten bilanzierten Diäten. Rechtlich unterliegen diätetische Lebensmittel der Diätverordnung (DiätV). Danach müssen sie

- einem besonderen Ernährungszweck bei einer definierten Personengruppe dienen,

- für diesen Zweck geeignet sein und
- sich in der Zusammensetzung oder Herstellung deutlich von Lebensmitteln des allgemeinen Verzehrs unterscheiden.

Einteilung bilanzierter Diäten

Bei den Lebensmitteln für besondere medizinische Zwecke unterscheidet man vollständig bilanzierte Diäten und ergänzende bilanzierte Diäten. Vollständig bilanzierte Diäten sind eine seit langem bekannte Produktgruppe. Zu ihnen zählen z. B. Trinknahrungen, die als einzige Nährstoffquelle bei Patienten mit Schluck- oder Kaustörungen zum Einsatz kommen (siehe Kap. 8.2). Sie werden von den Patienten gerne auch als Astronautenkost bezeichnet.

Neuer ist die Kategorie der ergänzenden bilanzierten Diäten, die zusätzlich zur normalen Ernährung verzehrt werden. Sie werden wie Nahrungsergänzungsmittel in Form von Kapseln, Tabletten oder als Pulver angeboten. Im Sinne der DiätV dienen ergänzende bilanzierte Diäten vor allem der Ernährung von Patienten mit einem medizinisch bedingten Nährstoffbedarf, der über die normale Ernährung oder mithilfe anderer diätetischer Lebensmittel nicht ausreichend gedeckt werden kann. Obwohl sie definitionsgemäß Lebensmittel sind, besitzen ergänzende bilanzierte Diäten damit von Gesetzes wegen einen therapeutischen Anspruch bei einer definierten Krankheit, Störung oder Beschwerde. Nur muss die entsprechende Behandlung eben diätetisch erfolgen, also im Gegensatz zu Arzneimitteln auf nutritivem und nicht auf pharmakologischem Weg.

Bewertung der bilanzierten Diäten

Das Angebot an ergänzenden bilanzierten Diäten ist groß und wächst ständig. Für die Hersteller liegt der Reiz sicherlich darin, ein Produkt auf den Markt bringen zu können, für das sie als Lebensmittel keine aufwändige Zulassung benötigen, für das aber dennoch mit einem therapeutischen Effekt geworben werden darf. Aus wissenschaftlicher Sicht ist allerdings nicht immer nachvollziehbar, welche Störungen alle diätetisch behandelbar sein sollen. So wird z. B. angezweifelt, dass eine diätetische Behandlung von Migräne oder eine diätetische Behandlung von ADHS möglich sein soll. Dagegen besitzen Produkte zur diätetischen Behandlung von Osteoporose, einem erhöhten Homocysteinspiegel, altersbedingter Makuladegeneration, atherosklerosebedingten Gefäßschäden, rheumatoider Arthritis oder Vitamin-B_{12}-Mangel durch chronisch atrophische Gastritis eine mehr oder weniger gute wissenschaftliche Basis.

▌ Tipp für die Praxis

Einen Anhaltspunkt für eine sinnvolle ergänzende bilanzierte Diät erhält man, wenn man die folgenden zwei Fragen mit ja beantworten kann:

- Sind geeignete wissenschaftliche Belege für eine diätetische Beeinflussbarkeit der aus gelobten Indikation vorhanden?
- Entspricht das Produkt durch seine Zusammensetzung und Dosierung dieser Zweckbestimmung?

Das Wichtigste in Kürze

» Nahrungsergänzungsmittel werden in Deutschland durch die Nahrungsergänzungsmittelverordnung (NemV) geregelt.

» Bei der Abgrenzung zu Arzneimitteln spielt die Verkehrsauffassung von der Zweckbestimmung die entscheidende Rolle.

» Nahrungsergänzungsmittel können zur gezielten Ergänzung in Fällen einer unausgewogenen Ernährung bzw. zur Supplementierung kritischer Nährstoffe oder bei einem erhöhten Nährstoffbedarf sinnvoll sein. Ihr Nutzen zur Primärprävention ist umstritten.

» Diätetische Lebensmittel sind Produkte, die einer besonderen Ernährung dienen. Sie unterliegen der Diätverordnung (DiätV).

» Zur „klassischen Diätetik" zählen Formuladiäten, Lebensmittel für Säuglinge und Kleinkinder und spezielle Lebensmittel zum Einsatz bei Erkrankungen.

» Eine neuere Gruppe diätetischer Lebensmittel sind die ergänzenden bilanzierten Diäten.

» Obwohl ergänzende bilanzierte Diäten Lebensmittel sind, besitzen sie einen therapeutischen Anspruch bei einer definierten Krankheit, Störung oder Beschwerde und dürfen damit auch werben.

Übungen

Fragen

4.1: Wie hoch ist der Wasseranteil am Körpergewicht eines Neugeborenen?
a) 65 Prozent
b) 75 Prozent
c) 85 Prozent

4.2: Wie viel beträgt die Wasserbilanz in einer gemäßigten Klimazone?
a) 1,2–1,3 Liter
b) 1,8–2,0 Liter
c) 2,4–2,6 Liter

Übungen (Fortsetzung)

4.3: *Welches Getränk eignet sich nicht zur Deckung des Flüssigkeitsbedarfs?*
a) Destilliertes Wasser
b) Mineralwasser
c) Leitungswasser

4.4: *Welche Aussage gehört nicht zur japanischen Definition für funktionelle Lebensmittel?*
a) Functional Food ist ein Lebensmittel, das auf Inhaltsstoffen natürlichen Urprungs basiert.
b) Functional Food ist ein Lebensmittel, das eine definierte Funktion im Hinblick auf die Regulation des Stoffwechsels erfüllt.
c) Functional Food ist ein Lebensmittel, das nicht als Teil der täglichen Nahrungszufuhr verzehrt werden sollte.

4.5: *Was sieht die Health-Claims-Verordnung vor?*
a) Hersteller dürfen gesundheitsbezogene Werbeaussagen nur noch nutzen, wenn sie wissenschaftlich belegt sind.
b) Hersteller dürfen gesundheitsbezogene Werbeaussagen jeglicher Art machen.
c) Hersteller dürfen nur solche gesundheitsbezogenen Werbeaussagen machen, die nicht auf der Negativliste stehen.

4.6: *Welche Aussage ist für Probiotika falsch?*
a) Verwendet werden vor allem Lactobazillen und Bifidobakterien.
b) Probiotika sind unverdauliche Nahrungsbestandteile, die im Dickdarm die Vermehrung von milchsäureproduzierenden Keimen fördern.
c) Probiotika sollen das Verhältnis intestinaler Keime derart beeinflussen, dass daraus positive Effekte auf den Organismus resultieren.

4.7: *Welche Aussage zu Nahrungsergänzungsmitteln ist richtig?*
a) NEM sind Arzneimittel, die dazu bestimmt sind, die Ernährung zu ergänzen.
b) NEM sind Lebensmittel, die dazu bestimmt sind, die Ernährung zu ersetzen.
c) NEM sind Lebensmittel, die dazu bestimmt sind, die Ernährung zu ergänzen.

4.8: *Für welche beiden Mikronährstoffe erreichen jeweils weniger als 20 Prozent der Erwachsenen die empfohlene Zufuhrmenge?*
a) Calcium und Vitamin D
b) Folsäure und Vitamin D
c) Jod und Vitamin E

Übungen (Fortsetzung)

4.9: *Welches Produkt ist kein diätetisches Lebensmittel?*
a) Multivitamin-Tabletten
b) Diabetiker-Schokolade
c) Trinknahrung für Patienten mit Schluckstörungen

4.10: *Welche rechtliche Bestimmung betrifft diätetische Lebensmittel?*
a) Sind Konzentrate von Nährstoffen oder sonstigen Stoffen mit ernährungsspezifischer Wirkung.
b) Sind Lebensmittel, die auf Inhaltsstoffen natürlichen Ursprungs basieren.
c) Müssen einem besonderen Ernährungszweck bei einer definierten Personengruppe dienen.

Lösungen siehe Anhang.

5. Diätetik: Ernährung bei Stoffwechselkrankheiten

Bei Diätetik denken viele Menschen automatisch an Diät bzw. ans Abnehmen. Der Begriff bedeutet jedoch weit mehr als nur überflüssige Pfunde loszuwerden, wie das folgende Kapitel zeigen wird. Die Diätetik ist zwar dazu geeignet, Übergewicht zu reduzieren, sie ist jedoch darüber hinaus zur positiven Beeinflussung zahlreicher Erkrankungen ein wichtiges Mittel. Zu diesen Erkrankungen gehören die Stoffwechselerkrankungen Diabetes und Gicht, deren Ernährungstherapie Thema dieses Kapitels ist.

5.1 Ernährung bei Adipositas

Die Formel zur Gewichtsreduktion ist in der Theorie ganz einfach: Man muss über längere Zeit weniger Energie zu sich nehmen als man verbraucht. Wie dieses Ungleichgewicht aus zugeführter und verbrauchter Energie am besten zustande kommt, wird allerdings immer wieder heiß diskutiert. Die einen setzen auf Pulvernahrung, die anderen auf Weglassen bestimmter Nährstoffe, wieder andere halbieren einfach jede Mahlzeitenportion und ganz Radikale machen eine Nulldiät. Der Abnehmwillige hat somit die Qual der Wahl – und sollte wissen, was eine gute Diät von einer schlechten unterscheidet.

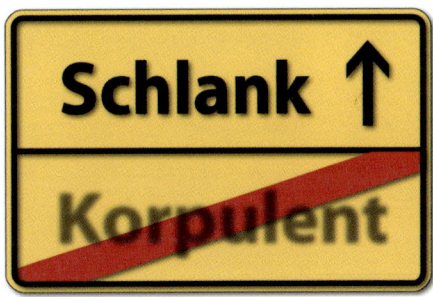

Abb. 5.1: Es gibt nur einen Weg: mehr Energie verbrauchen als aufnehmen!
Quelle: © moonrun/fotolia.de

Abschätzung von Übergewicht

» Body-Mass-Index (BMI): Übergewicht und Adipositas werden vor allem über die Berechnung des Body-Mass-Index (BMI) ermittelt. Die Formel dafür lautet: BMI = Körpergewicht (kg) / (Körpergröße in m²). Als Faustregel gilt, dass Personen mit einem BMI > 25 kg/m² übergewichtig sind, ab einem BMI > 30kg/m² spricht man von Adipositas. Neuere BMI-Tabellen beziehen das Alter mit ein, da man mittlerweile zu der Erkenntnis gelangt ist, dass mit steigendem Alter auch der Bereich für den wünschenswerten BMI leicht steigt.

Abschätzung von Übergewicht (Fortsetzung)

» **Körperfettverteilung:** Neben dem BMI spielt für die Abschätzung von Übergewicht und Adipositas die Körperfettverteilung eine wichtige Rolle. Sie bestimmt wesentlich das Risiko für Folgeerkrankungen. Zwei Fettverteilungsmuster werden unterschieden (siehe Abb. 5.2): Die vor allem bei Männern zu findende bauchbetonte Fettansammlung (Apfeltyp) und die bei Frauen vorherrschende Fettansammlung an Hüften, Gesäß und Oberschenkeln (Birnentyp). Der Apfeltyp trägt dabei das weitaus größere gesundheitliche Risiko. Bestimmt wird die Körperfettverteilung über das Verhältnis von Taillenumfang zu Hüftumfang (Waist-to-Hip). Übersteigt der Wert bei Männern 1,0 und bei Frauen 0,85, liegt Übergewicht vom Apfeltyp vor.

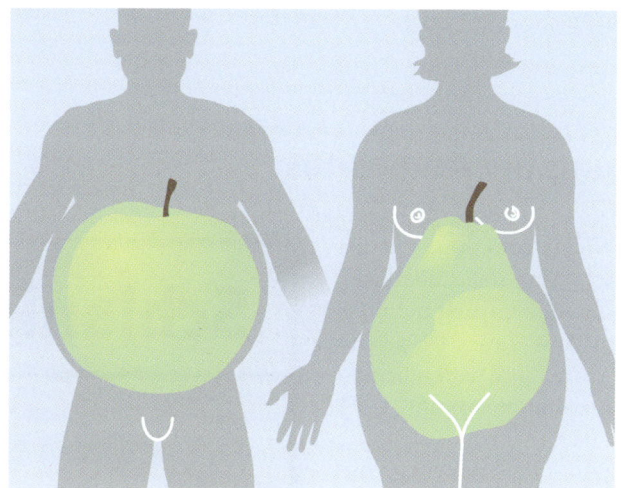

Abb. 5.2: Übergewicht vom Apfel- und vom Birnentyp

▌ Empfehlung zur Zusammensetzung einer Diät

Diäten sollten nicht nur auf wenige ausgewählte Lebensmittel setzen, sondern Vielfalt bieten. Wer sich über längere Zeit hinweg ausschließlich von Ananas oder Eiern etc. ernähren soll, hat dies nicht nur sehr schnell satt, sondern muss auch mit Nährstoffmangelzuständen rechnen. Das Erlernen einer gesunden Ernährungsweise ist zudem mit einer solch einseitigen Ernährung nicht gegeben und die Gefahr des Jo-Jo-Effekts bei Rückkehr in die alten Essgewohnheiten entsprechend hoch.

Empfehlung zur Geschwindigkeit der Gewichtsreduktion

Eine gute Diät wirbt nicht damit, dass man in einer Woche fünf Kilogramm oder mehr abnehmen kann. Realistische und sinnvolle Gewichtsverluste liegen bei 1,5 kg pro Woche – nicht mehr. Um dies zu erreichen, sollte die täglich zugeführte Energiemenge zwischen 1000 und 1500 kcal liegen. Diäten, die eine Energieaufnahme von weniger als 1000 kcal vorsehen, gewährleisten in der Regel keine ausreichende Versorgung mehr mit allen Nährstoffen und führen nach ihrem Abschluss meist auch sehr rasch wieder zur Gewichtszunahme. Fasten ist daher auch keine Maßnahme, die unter dem reinen Aspekt des Abnehmens durchgeführt werden sollte.

Empfehlung zur Diätdauer

Abgeleitet davon, dass eine gute Diät keinen schnellen (und dafür nur kurzfristigen) starken Gewichtsverlust beschert, sondern langsam ans Ziel führt, sollte sie nicht zu kurz geplant werden. Sogenannte Crash-Diäten, die nur drei bis fünf Tage dauern und sehr niedrig kalorig sind, sind zur dauerhaften Gewichtsreduktion ungeeignet. Eine mindestens zehntägige Diätdauer trägt zudem dem Umstand Rechnung, dass der Körper anfangs vor allem Wasser verliert und erst nach einer gewissen Zeit die Fettreserven angreift.

Tipp für die Praxis

Vorsicht Lightprodukte

Als kontraproduktiv beim Abnehmen können sich Lightprodukte erweisen. Für fettreduzierte Produkte wurde in Studien gezeigt, dass ihr gewünschter Effekt teilweise dadurch konterkariert wird, dass größere Mengen gegessen werden.

Für Produkte mit künstlicher Süße statt mit normalem Zucker konnte man mittlerweile im Tierversuch nachweisen, dass sie regelrechte Heißhungerattacken auslösen können.

Diätkonzepte

Fettreduzierte Diäten

Sogenannte Low-Fat-Diäten setzen auf eine Beschränkung der Fettzufuhr, gemäß dem Motto, nur Fett macht fett. Sie weisen eine Kohlenhydrat-Eiweiß-Betonung auf. In der Regel handelt es sich bei den entsprechenden Diäten um eine ausgewogene Mischkost mit einer Reduzierung des Fettanteils. Das Diätprinzip führt über Vollkornprodukte, Obst und Gemüse ausreichend Vitamine, Mineral- und Ballaststoffe zu und kann auch längerfristig empfohlen werden. Allerdings sollte man die Fettzufuhr nicht zu stark senken, da der Körper auf eine gewisse Menge Fett angewiesen ist und bei zu starker Einschränkung z. B. die Aufnahme fettlöslicher Vitamine nicht mehr ausreichend gewährleistet ist.

Beispiel

Low Fett 30
Ein bekanntes Low-Fat-Programm in Deutschland ist Low Fett 30. Dabei wird die Fettaufnahme auf 30 Prozent der Tageskalorienzufuhr begrenzt. Alle Lebensmittel, die weniger als 30 Prozent Fett enthalten, dürfen gegessen werden, bis man satt ist. Dadurch wird erreicht, dass Obst, Gemüse, Nudeln, Kartoffeln etc. keine strikte Begrenzung auferlegt wird. Trotzt der strikten Fettreduktion wird eine gezielte Fettauswahl betrieben: Hochwertige Pflanzenöle sowie Fischöle werden favorisiert, jedoch begrenzt, z. B. auf zweimal wöchentlich Seefisch und täglich eine Handvoll Nüsse oder einen Esslöffel Olivenöl zum Salat.

Informationen findet man unter www.lowfett.de

Kohlenhydrat-reduzierte Diäten

Sogenannte Low-Carb-Diäten setzen auf die Beschränkung von Kohlenhydraten und weisen eine Fett-Eiweiß-Betonung auf. Der strengste Vertreter dieser Diäten ist die von dem amerikanischen Arzt Dr. Robert C. Atkins entwickelte Atkins-Diät. Die Atkins-Diät führt gezielt zu einem Kohlenhydratmangel. Der Organismus verbrennt dabei zunächst seine eigenen Kohlenhydratreserven, indem er die Glykogenspeicher leert. Dabei kommt es zu einem starken Flüssigkeitsverlust, wodurch sich in der Anfangsphase ein schneller Gewichtsverlust einstellt. Sind die Glykogenspeicher leer, ist der Organismus gezwungen, seinen Stoffwechsel umzustellen. Er beginnt nun Glucose aus Fettsäuren zu bilden und baut dafür vermehrt Fett ab. Insgesamt entsteht so eine ketogene Stoffwechsellage. Die eiweiß- und fettreiche Ernährung bzw. die Ketonkörperbildung reduziert das Hungergefühl – was die Diät unterstützt. Das Diätprinzip ist einfach, auf Dauer allerdings etwas eintönig. Verschiedene Studien haben gezeigt, dass man mit der Atkins-Diät vergleichsweise gut abnehmen kann – wahrscheinlich, weil die fett- und proteinreiche Kost gut sättigt und man daher automatisch weniger isst. Ob die Diät aber langfristig schlank hält, ist umstritten. Gleiches gilt für den gesundheitlichen Aspekt. So gibt es konträre Aussagen bezüglich der Auswirkung der Diät auf die Blutfettwerte. Ballaststoffe, Vitamine und Mineralstoffe werden zu wenig aufgenommen.

Diäten nach dem Mischkostprinzip

Neben Diäten mit einer einseitigen Nährstoffbetonung, gibt es auch solche, die auf eine kalorienreduzierte Mischkost setzen. Dazu gehören z. B. Ich nehme ab (das Abnehmprogramm der DGE), die Brigitte-Diät und die Volumetrics-Diät. Allen diesen Mischkostdiäten ist gemein, dass sie die Nährstoffe in dem nach derzeitiger Fachgesellschaften-Meinung richtigen Verhältnis enthalten. Sie sind ernährungsmedizinisch sinnvoll, da sie ausgewogen und aufgrund des hohen Ballaststoffgehaltes sättigend sind. Der Körper wird mit allen essenziellen Nährstoffen versorgt und eine dauerhafte Gewichtsreduktion ist – bei konsequenter Umsetzung – möglich. Für die Zubereitung der im Rahmen von Mischkostdiäten empfohlenen abwechslungsreichen Gerichte wird allerdings relativ viel Zeit benötigt, hier müssen ggf. Kompromisse gefunden werden. Insgesamt sind die Diäten alle als langfristige Kost geeignet.

Beispiel

Brigitte-Diät

Die Brigitte-Diät ist ein Diät-Klassiker. Entwickelt wurde sie von der Zeitschrift Brigitte, die sie seither jedes Jahr neu auflegt bzw. aktualisiert. Die Diät entspricht den derzeitigen Ernährungsempfehlungen, ist vielseitig und abwechslungsreich und bietet sowohl für Vegetarier als auch für Berufstätige, die wenig Zeit zum Kochen haben, Varianten an. Über fünf tägliche Mahlzeiten werden zwischen 1200 und 1400 kcal zugeführt. Für alle, die gerne und viel kochen, gibt es diverse Brigitte-Diät-Kochbücher sowie eine umfangreiche Rezeptdatenbank im Internet (unter www.brigitte.de), die ständig erweitert wird. Für solche, die weniger Zeit zum Kochen haben, gibt es seit 2007 Empfehlungen für zur Diät passende Fertiggerichte (z. B. von Frosta). Im Internet bietet Brigitte darüber hinaus einen so genannten Diät-Coach an. Wer sich hier – kostenpflichtig – registriert, erhält Hilfestellungen zur individuellen Durchführung der Brigitte-Diät und kann sich mit anderen Diätlern austauschen.

Gruppengestützte Diäten

Auf eine kalorienreduzierte Mischkost setzen auch zwei gruppengestützte Abnehmprogramme: Weight Watchers und Leichter leben in Deutschland.

Weight Watchers ist ein ursprünglich aus den USA stammendes Abnehm-Programm, das schon seit vielen Jahren auch bei uns angeboten wird. Im Mittelpunkt stehen – kostenpflichtige – Gruppentreffen, in deren Rahmen die Teilnehmer geschult und motiviert werden. Informationen darüber, wo es Gruppen gibt, findet man auf der Homepage www.weightwatchers.de. Das Weight-Watchers-Programm ist ernährungsphysiologisch anerkannt. Die Treffen in der Gruppe können wesentlich zum Durchhalten beitragen. Allerdings können durch die Treffen sowie die Nutzung von käuflichen Zusatzangeboten auf die Dauer höhere Kosten entstehen, die man bei Wahl des Programms bedenken sollte.

Im Jahr 2000 initiierte Apotheker Hans Gerlach, Inhaber der Einhorn-Apotheke in Straubing, erstmals unter der Bezeichnung Fit ohne Fett eine regional ausgelegte Abnehmaktion. Mittlerweile ist das Konzept aus der Apotheke unter dem Namen Leichter leben in Deutschland bundesweit etabliert. Eine Besonderheit von LliD ist die Einbeziehung der Apotheke in das Diätkonzept. LliD-Apotheken führen – kostenpflichtige – Gruppensitzungen durch und bieten Schulungsmaterialen, Rezeptbücher und LliD-Diätprodukte (Formulanahrung, Riegel, Müsli, Vollkornbrotbackmischungen etc.) an. Alle vier Wochen messen sie Gewicht und Körperfettanteil der Kunden. Zwischen den Gruppensitzungen stehen sie bei Bedarf für Fragen rund ums Abnehmen zur Verfügung. Über 1000 Apotheken tragen derzeit das LliD-Zeichen, über 400.000 Personen haben seit der ersten Aktion das Konzept genutzt. Es ist aus ernährungswissenschaftlicher Sicht empfehlenswert und kann auch als dauerhafte Ernährungsweise fungieren.

Formuladiäten, Sättigungsprodukte und alli®

Zur Unterstützung des Abnehmens werden auch verschiedene Formuladiäten angeboten. Formuladiäten sind Nährstoffgemische in Form von Pulver oder Granulat, die unter Zusatz von Magermilchprodukten oder Wasser als Drinks und Suppen unterschiedlicher Geschmacksrichtung zubereitet werden. Die Pulvergemische unterliegen der Diätverordnung (Kap. 4.3) und müssen, um einen Nährstoffmangel zu verhindern, lebensnotwendige Nährstoffe wie Eiweiß, Vitamine und Mineralstoffe in ausreichender Menge enthalten. Das Prinzip dieses Abnehmkonzeptes ist einfach: Anfangs werden in der Regel alle, im weiteren Diätverlauf dann noch zwei oder nur eine Hauptmahlzeit durch das Pulverkonzentrat ersetzt. Da die Pulvergemische nach den Richtlinien der Diätverordnung nicht mehr als 400 kcal pro Mahlzeit bzw. 1200 kcal pro Tag liefern dürfen, ist die Energieaufnahme stark eingeschränkt und es kommt rasch zur Gewichtsreduktion.

Für Personen, die einen schnellen Erfolg benötigen und/oder sich nicht mit Rezeptplänen beschäftigen möchten sowie zum Einstieg in eine längerfristige Diät, ist eine Formuladiät gut geeignet. Allerdings eignet sie sich nicht zur langfristigen Gewichtsreduktion. Zum einen ist die Pulvernahrung aus geschmacklicher Sicht für die meisten Menschen nicht über längere Zeit hinweg akzeptabel, zum anderen wird dadurch auch kein gesundes Ernährungsverhalten erlernt. Ein dauerhafter Erfolg ist damit äußerst fraglich, denn sobald wieder auf die ursprüngliche Ernährungsweise zurückgegangen wird, schwindet der Diäterfolg rasch dahin.

Umstritten ist die Anwendung von Sättigungsprodukten zur Unterstützung des Abnehmerfolgs. Die Produkte enthalten in der Regel Quellstoffe, die eine (teilweise) Magenfüllung bewirken und darüber Sättigung vermitteln sollen. Der Effekt ist allerdings begrenzt. Abnehmwillige, die in der Apotheke nach entsprechenden Präparaten fragen, sollten hierauf hingewiesen werden. Auch sollte deutlich gemacht werden, dass das Einnehmen eines Sättigungsproduktes nur dann zum Gewichtsverlust beiträgt, wenn gleichzeitig eine energiereduzierte Ernährungsweise eingehalten wird. Ist dies Diätwilligen bewusst, können Sättigungsprodukte als moralische Unterstützung eingesetzt werden.

Im April 2009 wurde Orlistat in einer 60-mg-Dosierung zur Gewichtsreduktion bei Erwachsenen mit einem BMI von 28 kg/m² in Verbindung mit einer kalorienarmen, fettreduzierten Ernährung unter dem Handelsnamen alli® als Selbstmedikationspräparat auf dem deutschen Markt eingeführt. Mittlerweile wird Orlistat auch von verschiedenen Generikaherstellern angeboten. Orlistat bindet an Lipasen im Darm und verhindert darüber die Verdauung von Fett. Nach Einnahme von Orlistat 60 mg sollen etwa 25 Prozent des mit der Nahrung aufgenommenen Fettes ausgeschieden werden. Die Werbeaussage lautet: „Mit Orlistat können Anwender bis zu 50 Prozent mehr Gewicht verlieren als mit einer Diät alleine". Ohne gleichzeitige Diät kann Orlistat 60 mg allerdings zu fettigen Stühlen, vermehrtem Stuhldrang oder Flatulenz führen. Hierauf sollte bei der Abgabe hingewiesen werden. Weiterhin sollte man darauf aufmerksam machen, dass der eventuelle Durchfall die Resorption der Pille beeinträchtigen kann und in diesem Fall eine zusätzliche Verhütung anzuraten ist. Für eine Reihe von Personengruppen ist Orlistat 60 mg zudem kontraindiziert. Dazu gehören Stillende, Patienten, die mit Ciclosporin immunsupprimiert sind oder unter einer Therapie mit Antikoagulanzien stehen sowie Patienten, die Amiodaron einnehmen.

Als Selbstmedikationsoption zur Gewichtsreduktion ist Orlistat 60 mg für die Apotheke interessant. Die Substanz kann einen Gewichtsverlust unterstützen. Eine Diät ersetzen kann sie aber nicht. Da Diätsünden sich rasch und deutlich bemerkbar machen, ist ein Missbrauch allerdings kaum zu befürchten.

Tab. 5.1: Auswahl weiterer Diätkonzepte

Diätname	Diätprinzip	Diätbewertung
Glyx-Diät	Teilt Lebensmittel nach ihrem glykämischen Index (GI) ein. Der GI misst den Einfluss eines Lebensmittels auf den Blutzuckerspiegel und das Hormon Insulin. Lebensmittel mit einem hohen GI (Zucker, Weißmehlprodukte), die einen raschen Anstieg des Blutzuckerspiegels bewirken, sollen gemieden werden.	Da die Glyx-Diät eine Kost empfiehlt, die reich an Vollkornprodukten sowie Obst und Gemüse ist, kann sie aus gesundheitlicher Sicht empfohlen werden. Kritiker bemängeln jedoch die Theorie, die hinter dem Prinzip steckt. Bei strenger Durchführung sind zudem die Nährstoffrelationen nicht ausgewogen.

Tab. 5.1: Auswahl weiterer Diätkonzepte (Fortsetzung)

Diätname	Diätprinzip	Diätbewertung
Hay'sche Trennkost	Lebensmittel werden in drei Gruppen eingeteilt: eiweißreiche Lebensmittel wie Fleisch, Fisch, Eier, Milch, kohlenhydratreiche Lebensmittel wie Getreideprodukte, Kartoffeln, Zucker und neutrale Lebensmittel wie Fette, zahlreiche Gemüse und Gewürze. Neutrale Lebensmittel dürfen zusammen mit eiweiß- oder kohlenhydratreichen Lebensmitteln innerhalb einer Mahlzeit verzehrt werden. Zwischen dem Verzehr von Eiweißmahlzeiten und Kohlenhydratmahlzeiten soll eine mehrstündige Zeitspanne liegen.	Positiv an der Trennkost ist eine vorwiegend lacto-vegetabile Basis sowie die Bevorzugung von Obst, Gemüse und Vollkornprodukten. Die hinter der Trennkost stehende Theorie ist aus wissenschaftlicher Sicht allerdings haltlos. Engpässe können bei Calcium, Jod, Eisen und Ballaststoffen auftreten. Insgesamt werden zu wenige Getreideprodukte gegessen.
Kohlsuppendiät	Erlaubt ist eine Suppe aus Kohl und weiteren Gemüsesorten, so viel man mag. Täglich ist zudem eine weitere Lebensmittelgruppe erlaubt (Obsttag, Gemüsetag, Fischtag etc.).	Die Energiezufuhr ist zu niedrig, die Gefahr des Jo-Jo-Effekts entsprechend hoch. Die Versorgung mit Eiweiß ist an den meisten Tagen zu niedrig, die Diät insgesamt zu einseitig. Die Kohlsuppe kann zu Blähungen führen.
Nulldiät	Ausschließlich Flüssigkeit in Form von Wasser und Kräutertee ist erlaubt.	Rascher Gewichtsverlust, bei Wiedereinführung fester Nahrung allerdings auch rasch wieder Gewichtszunahme. Führt zu Nährstoffmangel mit entsprechenden Begleiterscheinungen. Zu radikal, kein Erlernen einer gesunden Ernährungsweise.

Das Wichtigste in Kürze

» Um abzunehmen, muss man über längere Zeit weniger Energie zu sich nehmen als man verbraucht.
» Empfehlenswerte Diäten zeichnen sich durch eine abwechslungsreiche Lebensmittelzusammensetzung aus, machen keine überzogenen Versprechungen, sondern setzen auf einen langsamen Gewichtsverlust und dauern mindestens zehn Tage.
» Die Diätenlandschaft ist groß. Vom Prinzip her unterscheidet man Mischkostdiäten von solchen mit einer einseitigen Nährstoffbetonung (Low Fat oder Low Carb). Daneben gibt es weitere Ansätze wie die Lebensmittelauswahl nach dem glykämischen Index, die Trennung von eiweiß- und kohlenhydrathaltigen Mahlzeiten etc. Während Mischkostdiäten in der Regel empfehlenswert sind, gilt dies für andere Konzepte nur zum Teil.

» Formuladiäten sind für den Einstieg in eine Diät geeignet oder zur Unterstützung einer Diät bei Zeitmangel. Sättigungsprodukte können als „moralische" Stütze dienen. Ein für die Apotheke interessantes Produkt ist alli®, das eine Diät unterstützen kann.

5.2 Ernährung bei Diabetes

Für die Ernährung von Diabetikern sowie zur Prävention des Diabetes liegen seit einigen Jahren evidenzbasierte Empfehlungen vor, die als Richtschnur für die Beratung dienen können. Sie wurden von der Nutrition Study Group of the European Association for the Study of Diabetes entwickelt und in ihrer deutschen Form mit der Deutschen Diabetes-Gesellschaft, der Deutschen Adipositas-Gesellschaft, der Deutschen Gesellschaft für Ernährungsmedizin und der Deutschen Gesellschaft für Ernährung abgestimmt. Basis für die Empfehlungen ist eine systematische Literaturrecherche sowie die Einordnung der gefundenen Studien nach ihrem Evidenzhärtegrad. Die vollständigen Empfehlungen sind im Internet auf den Seiten der Deutschen Diabetes-Gesellschaft unter www.deutsche-diabetesgesellschaft. de abrufbar. Hier nun ein Überblick:

Empfehlung Gewichtsnormalisierung

Der erste Punkt der Ernährungsempfehlungen beschäftigt sich nicht – wie man bei Diabetes vermuten könnte – mit der Zuckerzufuhr, sondern mit dem Körpergewicht. Das zeigt, wie sich der Fokus der Empfehlungen verändert hat. Als wichtigstes über eine Ernährungsmodifikation erreichbares Ziel zur Prävention und auch in der Behandlung des Ty-2-Diabetes gilt heute eine Normalisierung des Körpergewichts. Hintergrund hierfür sind Studien, die gezeigt haben, dass die Mortalitätsrate von Diabetikern drastisch erhöht ist, wenn ihr BMI über 25 kg/m² liegt, sie der Definition gemäß also übergewichtig sind. Weitere Studien belegen, dass es bei übergewichtigen Diabetikern bereits bei einer moderaten Gewichtsabnahme von weniger als zehn Prozent des Körpergewichts zu einer Verbesserung der Insulinempfindlichkeit und der Glucosetoleranz kommt, die Serumlipidspiegel und der Blutdruck gesenkt werden und die herabgesetzte Lebenserwartung insgesamt steigt.

Um eine Gewichtsnormalisierung zu erreichen, sollte den Leitlinien zufolge zunächst versucht werden, den Anteil energiereicher Lebensmittel, vor allem solche mit vielen gesättigten Fettsäuren und freien Zuckern, zugunsten von energieärmeren Lebensmitteln zu reduzieren. Reicht dies nicht aus, sollte eine gezieltere Beratung durchgeführt werden, um ein Energiedefizit zu erreichen, das zu einer angemessenen Gewichtsabnahme führt.

Beispiel

So könnte ein Austausch aussehen
- Statt Weißbrot mit Butter und Wurst ein Vollkornbrot mit Margarine und Gurke.
- Statt Hamburger ein Gemüseburger.
- Statt Pommes frites Pellkartoffeln mit Magerquark.
- Statt Kuchen ein Obstsalat.
- Statt Pudding fettarmer Naturjoghurt mit Früchten.

Empfehlungen zur Fettzufuhr

Für die Zufuhr an Fett gelten im Prinzip die gleichen Regeln, die die DGE auch für gesunde Menschen vorsieht. So soll die Gesamtfettaufnahme 35 Prozent der Tagesenergiezufuhr nicht überschreiten, bei übergewichtigen Personen nicht mehr als 30 Prozent. Das Fett soll zu 10 bis 20 Prozent aus einfach ungesättigten Fettsäuren und bis zu 10 Prozent aus mehrfach ungesättigten Fettsäuren bestehen. Gesättigte und trans-ungesättigte Fettsäuren sollen zusammen weniger als 10 Prozent der Gesamttagesenergie liefern. Um Omega-3-Fettsäuren zuzuführen, wird der Verzehr von zwei bis drei Portionen Fisch (bevorzugt fettreicher Seefisch) empfohlen.

Empfehlungen zur Proteinzufuhr

Die Empfehlungen für die Proteinzufuhr bei Diabetikern hängen vom Zustand ihrer Nierenfunktion ab. Diabetiker ohne Anzeichen einer Nephropathie können wie gesunde Menschen 10 bis 20 Prozent ihrer täglichen Gesamtenergie in Form von Proteinen aufnehmen. Hinsichtlich der Quelle, aus der die Proteine bevorzugt stammen sollen, liegen nicht genügend Daten vor, sodass hierzu keine Empfehlung gegeben wird. Empfehlungen für eine reduzierte Proteinaufnahme werden nur für Typ-1-Diabetiker mit manifester Nephropathie genannt. Hier heißt es, dass die Proteinaufnahme im unteren Bereich der akzeptablen Bandbreite (0,8 g/KG/Tag) liegen sollte. Für Typ-1-Diabetiker mit einer beginnenden Nephropathie sowie Typ-2-Diabetiker mit beginnender oder manifester Nephropathie ist die Datenlage laut den Leitlinien für eine Zufuhrempfehlung nicht ausreichend. Man kann allerdings davon ausgehen, dass eine entsprechende Reduktion des Proteinanteils auch in diesen Fällen sinnvoll sein kann. So wird in anderen Quellen (siehe Tab. 5.2) auch nicht zwischen Typ-1- und Typ-2-Diabetikern unterschieden, sondern nur eine Empfehlung abhängig von der Nierenfunktion gegeben.

Empfehlungen zur Kohlenhydratzufuhr

Während in früheren Jahren stets zu einer Reduktion des Kohlenhydratanteils in der Ernährung von Diabetikern geraten wurde, liegt die heute empfohlene Kohlenhydratmenge im Bereich zwischen 45 und 60 Prozent der Gesamtenergie. Sie entspricht also den Empfehlungen, die auch für gesunde Menschen gelten. „Für Personen mit Diabetes findet sich keine Begründung zur Empfehlung von Kostformen mit geringem Kohlenhydratanteil" heißt es in den Leitlinien. Kohlenhydratquellen wie Obst, Gemüse, Hülsenfrüchte und Getreideprodukte aus vollem Korn sind zu bevorzugen – auch das eine Empfehlung, die allgemein gültig ist. Befürchtungen, wonach ein hoher Obstkonsum mit einer Verschlechterung des Blutzuckerspiegels einhergeht, sind unbegründet. Ein Aspekt, der insbesondere bei einem Kohlenhydratanteil der Nahrung im oberen Bereich der empfohlenen Bandbreite an Bedeutung gewinnt, ist der glykämische Index (GI, siehe Tab. 5.2). Lebensmittel mit einem hohen GI führen zu einem schnellen Blutzuckeranstieg, solche mit einem niedrigen GI zu einem langsamen (Abb. 5.3). Da es das Ziel der Diabetestherapie ist, den Blutzuckerspiegel so einzustellen, dass nur geringe Schwankungen auftreten, sind Lebensmittel mit niedrigem GI günstiger. Insgesamt sollte die Menge, Art und Verteilung der Kohlenhydrate über den Tag so gewählt werden, dass sie zu einer langfristigen normnahen glykämischen Kontrolle beitragen.

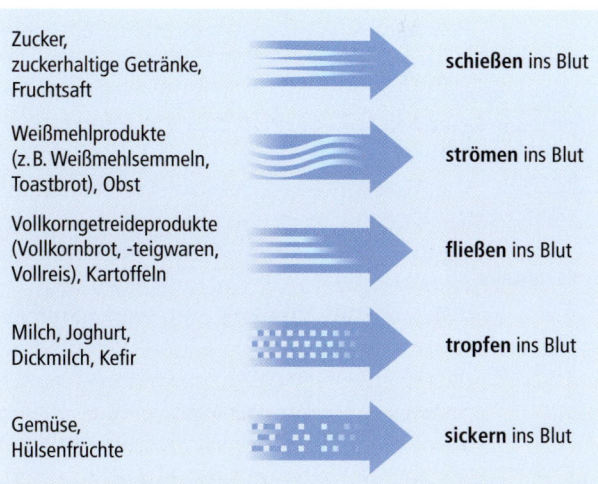

Abb. 5.3: Geschwindigkeit, mit der verschiedene Lebensmittel den Blutzucker beeinflussen

Tagesbeispiel bei Diabetes mellitus

Frühstück: Mehrkornsemmel, Knäckebrot, Käse, Gurke, Konfitüre

Kaffee, Tee, Trink-, Mineralwasser	–		Edamer 30% F.i.Tr.	30 g	(1 Sch.)
Mehrkornsemmel	60 g	(1 Stck.)	Gurke	20 g	
Knäckebrot	10 g	(1 Sch.)	Erdbeerkonfitüre	10 g	(1 TL)
Streichfett	10 g	(1 EL)			

Zwischenmahlzeit: Müsli

Kaffee, Tee, Trink-, Mineralwasser	–		Flockenmischung (Hafer-, Roggen- und Weizenflocken)	30 g	(3 EL)
Milch 1,5% Fett	250 ml	(1 Glas)	Obst (z. B. Birne)	110 g	(½ mittelgroße)

Mittagessen: Blattsalat mit Paprikastreifen, Rindsroulade, Kartoffeln, Dickmilch mit Erdbeeren

Trink-, Mineralwasser	–		Gewürzgurke	10 g	
Blattsalat	50 g		Zwiebeln gehackt	6 g	
Paprika rot	30 g		Salz, Pfeffer, Gewürze	–	
Öl	6 g	(2 TL)	Kartoffeln gegart	120 g	
Rindsroulade	100 g		Dickmilch 1,5% Fett	125 g	
Öl	6 g	(2 TL)	Erdbeeren	100 g	(8 mittelgroße)

Nachmittag: Vollkornbrot, Streichfett, Tomate

Kaffee, Tee, Trink-, Mineralwasser	–		Streichfett	4 g	(1 TL)
Vollkornbrot	60 g	(1 Sch.)	Tomate	60 g	(1 Stck.)

Abendessen: Salatplatte mit Joghurtdressing, Weizenvollkornbrot

Trink-, Mineralwasser, Tee	–		Fett (für Dressing)	100 g	
Rohkost (z. B. Paprika rot, Gurke, Karotte, Rettich)	120 g		Zwiebeln	20 g	
Blattsalat	50 g		Essig, Salz, Pfeffer, Gewürze	–	
Joghurt 1,5%			Weizenvollkornbrot	60 g	(1 Sch.)

Spätmahlzeit:

Obst (z. B. Apfel)   110 g (1 kleiner)

Abkürzungen:	EL =	Esslöffel	Stck. =	Stück
	TL =	Teelöffel	g =	Gramm
	Sch. =	Scheibe	F. i. T. =	Fett in der Trockenmasse

Abb. 5.4: Beispiel eines Speiseplans für einen Diabetiker

Empfehlungen zu Broteinheiten

Bei Diabetikern mit Insulinbehandlung müssen der Zeitpunkt und die Dosierung der Medikation mit der Menge und Art der Kohlenhydrate abgestimmt werden. Bei ihnen spielt die sogenannte Broteinheit (BE) eine wichtige Rolle. Eine Broteinheit entspricht 12 g verwertbaren Kohlenhydraten. Diabetiker unter Insulintherapie müssen eine festgelegte Kohlenhydratmenge (angegeben in Broteinheiten) über den Tag verteilt zu sich nehmen. Kohlenhydrat-Austauschtabellen, in denen die Menge eines Lebensmittels, das jeweils 10 bis 12 g Kohlenhydrate enthält, angegeben wird, erleichtern dabei die Auswahl. Bei gleich bleibender Broteinheit-Menge können verschiedene Nahrungsmittel gegeneinander ausgetauscht werden. Der Austausch sollte allerdings nur innerhalb der gleichen Lebensmittelgruppe erfolgen (also z.B. Obst gegen Obst).

Erläuterung

» Als Broteinheiten anzurechnende kohlenhydrathaltige Lebensmittel sind Getreideprodukte, Milch und Milchprodukte, Obst und einige Getränke. Die meisten Gemüsesorten – mit Ausnahme von einigen Hülsenfrüchten wie Mais und Erbsen – müssen in den verzehrsüblichen Mengen dagegen nicht angerechnet werden.

Empfehlungen zum Zuckerkonsum

Im Gegensatz zu früheren Empfehlungen wird die Verwendung von Saccharose (Haushaltszucker) bis ca. 50 g/Tag für Diabetiker mit befriedigenden Blutglucosespiegeln mittlerweile als vertretbar angesehen. Grund für die Lockerung des Zuckerverbots sind mehrere randomisierte kontrollierte Studien, die gezeigt haben, dass Diäten, die Saccharose in der genannten Menge enthielten, im Vergleich zu praktisch zuckerfreien Diäten keine nachteiligen Effekte für die glykämische Kontrolle hatten.

Empfehlungen zu Zuckeraustauschstoffen

Neben Zucker können auch Zuckeraustauschstoffe (z.B. Fructose, Xylit, Sorbit etc.) als anrechnungspflichtige energiehaltige Süßungsmittel bei Diabetikern zum Einsatz kommen (siehe Kap. 8.3). Sie bieten allerdings abgesehen von einer geringeren Kariogenität keinen Vorteil gegenüber Zucker. Insbesondere übergewichtige Diabetiker sollten statt Zuckeraustauschstoffe lieber Süßstoffe verwenden. Sie haben keinen oder fast keinen Brennwert und darüber hinaus eine höhere Süßungskraft als Saccharose.

| Tipp für die Praxis
Diabetikerlebensmittel sind unnötig

Sogenannte Diabetikerlebensmittel sind aus Sicht von Experten unnötig. Sie sind in der Regel nicht nur fett- und energiereich, sondern können mit ihrer Deklaration „für Diabetiker im Rahmen eines Diätplans geeignet" auch dazu führen, dass Diabetiker sich fälschlicherweise in Sicherheit wiegen und diese Lebensmittel dann übermäßig verzehren. Auch wird das Erlernen eines gesunden Ernährungsverhaltens durch die Verwendung dieser Produkte erschwert. Der Bundesrat hat mittlerweile daher auch eine Änderung der Diätverordnung verabschiedet, die bewirkt, dass Diabetikerlebensmittel ab 2012 aus den Supermarktregalen verschwinden.

| Empfehlungen zum Alkoholkonsum

Alkohol ist für Diabetiker in moderaten Mengen (bis zu 10 g/Tag bei Frauen und 20 g/Tag bei Männern) akzeptabel. Diabetiker unter Insulintherapie sollten Alkohol wegen des potenziellen Risikos einer tiefen und lang anhaltenden Hypoglykämie allerdings nur zusammen mit einer kohlenhydrathaltigen Mahlzeit aufnehmen. Und auch für nichtinsulinpflichtige Diabetiker ist es günstiger, Alkohol mit einer kohlenhydrathaltigen Mahlzeit zu kombinieren. Abgesehen davon gelten für den Alkoholkonsum von Diabetikern natürlich die gleichen Beschränkungen wie für Nichtdiabetiker. Das heißt, kein Alkohol in der Schwangerschaft sowie bei Vorhandensein einer Vorgeschichte einer Pankreatitis oder eines Alkoholabusus, ausgeprägter Hypertriglyceridämie, fortgeschrittener Neuropathie und erektiler Dysfunktion.

Tab. 5.2: Empfehlungen für die Nährstoffzufuhr bei Diabetes mellitus. Modifiziert nach Hahn, Ströhle, Wolters 2006

Nährstoff	Zufuhrempfehlung
Kohlenhydrate: 45 bis 60% der Gesamtenergie	Reichlich Ballaststoffe, Lebensmittel mit niedrigem glykämischem Index wie Gemüse, Hülsenfrüchte, Obst und Vollkorngetreideprodukte bevorzugen
Saccharose: < 10% der Gesamtenergie	Getränke mit hohem Saccharose-/Glucosegehalt können im Rahmen einer Hypoglykämiebehandlung getrunken werden, ansonsten sollte der Zuckerkonsum in kleinen Mengen über den Tag verteilt erfolgen
Energiefreie Süßstoffe	Höchstzulassungsmengen beachten
Ballaststoffe	Idealerweise 20 g pro 1000 kcal/Tag, täglich mindestens 5 Portionen ballaststoffreiches Gemüse oder Obst und mindestens 4 Portionen Hülsenfrüchte pro Woche

Tab. 5.2: Empfehlungen für die Nährstoffzufuhr bei Diabetes mellitus. Modifiziert nach Hahn, Ströhle, Wolters 2006 (Fortsetzung)

Nährstoff	Zufuhrempfehlung
Fett: max. 35% der Gesamtenergie	Gesättigte Fettsäuren + Transfettsäuren < 10% der Energie, bei erhöhtem LDL
	Mehrfach ungesättigte Fettsäuren bis 10% der Energie
	Omega-3-Fettsäuren berücksichtigen, ein- bis zweimal pro Woche Fisch + pflanzliche Lieferanten wie Rapsöl, Nüsse, grünes Gemüse
	Einfach ungesättigte Fettsäuren (z. B. in Rapsöl, Olivenöl) 10 bis 20% der Energie
	Cholesterol < 300 mg/Tag, bei erhöhtem LDL-Cholesterin < 200 mg/Tag
Proteine: 10 bis 20% der Energie	Bei manifester Nephropathie 0,8 g/kg KG/Tag

Tipp für die Praxis

Diabetes-Tabletten vor, während oder nach dem Essen?

- Vor dem Essen eingenommen werden Alpha-Glucosidase-Hemmer. Sie verzögern im Darm den Abbau von Kohlenhydraten aus der Nahrung. Die Tabletten werden idealerweise unzerkaut mit dem ersten Bissen der Mahlzeit geschluckt. Die Nahrung sollte möglichst wenig Zucker enthalten, sonst kann als Nebenwirkung Durchfall auftreten.
- Der blutzuckersenkende Wirkstoff Metformin verbessert unter anderem die Aufnahme von Glucose in das Muskel- und Fettgewebe. Dieser Wirkstoff wird während oder nach der Mahlzeit eingenommen. Alkohol sollte man bei der Einnahme möglichst meiden, denn größere Mengen Alkohol können die Nebenwirkungen des Metformins verstärken.
- Sulfonylharnstoffe regen bei Typ-2-Diabetikern die körpereigene Insulinbildung an. Diese Wirkstoffe werden meist morgens vor dem Frühstück mit viel Wasser eingenommen. Die Einnahme kann auch auf zwei Mahlzeiten verteilt werden.
- Vor dem Essen werden auch die mit Sulfonylharnstoffen verwandten Glinide eingenommen. Möglich ist ein zeitlicher Abstand von bis zu einer halben Stunde.

Andere Antidiabetika werden unabhängig von den Mahlzeiten geschluckt.

Nahrungsergänzungsmittel für Diabetiker

Diabetiker haben eigentlich keinen erhöhten Vitaminbedarf. Ausnahmen sind die Vitamine C und E, für die von einem erhöhten Bedarf ausgegangen wird. Bei den Mineralstoffen kann die Versorgung mit Magnesium und Kalium bei Vorliegen einer Polyurie kritisch sein. Diabetespatienten weisen zudem häufig einen reduzierten Zinkstatus auf. Insgesamt sollte bei Diabetikern auf eine gute Versorgung mit Vitaminen und Mineralstoffen geachtet werden. Dadurch lässt sich Studien zufolge die Stoffwechselsituation verbessern und Komplikationen vorbeugen.

Kontrovers diskutiert wird dagegen der Nutzen von Vitamin- und/oder Mineralstoffpräparaten, die sich explizit an Diabetiker wenden und auch entsprechend gekennzeichnet sind. Die Datenlage ist hier uneinheitlich.

Vitamin C und E

Bei Diabetes überwiegen oxidative Prozesse die antioxidativen, sodass der Körper unter oxidativem Stress leidet. Da durch diesen Stress vermehrt Antioxidanzien verbraucht werden, haben Diabetiker einen erhöhten Bedarf an entsprechend wirkenden Mikronährstoffen. Insbesondere kann bei Diabetikern eine Ergänzung der antioxidativen Vitamine C und E sinnvoll sein. Einige Experten raten Diabetikern zu einer zusätzlichen Aufnahme von Vitamin C in Höhe von 200–600 mg/Tag und Vitamin E in Höhe von 100 I.E. bzw. 67 mg/Tag. Der Benefit dieser Maßnahme geht aus verschiedenen Studien hervor – auch wenn die Daten insgesamt nicht ausreichen, um einen klare Aussage hinsichtlich des Nutzens einer Antioxidanziengabe bei Diabetikern zu machen.

Vitamin D und B-Vitamine

Für Vitamin D und B-Vitamine gibt es Hinweise darauf, dass eine gute Versorgung bzw. eine Hochdosisgabe entweder der Entstehung eines Diabetes mellitus vorbeugen oder sich positiv auf das Krankheitsgeschehen auswirkt. So deuten Untersuchungen darauf hin, dass hochdosierte Thiamingaben (Vitamin B_1) einen positiven Effekt auf eine Polyneuropathie haben und der Entstehung einer Nephropathie sowie einer Retinopathie entgegenwirken. Für Niacin (Vitamin B_3) und Vitamin D wird ein möglicher Schutzeffekt gegenüber der Diabetesentstehung diskutiert.

Tipp für die Praxis

Bei Metformin Vitamin B_{12} und Folsäure supplementieren

Metformin stört die Resorption von Vitamin B_{12} und kann auch die Folsäureversorgung negativ beeinflussen. Auf den Zusammenhang sollte bei der Abgabe von Metformin hingewiesen werden. Unter Langzeittherapie mit Metformin ist die Supplementierung von Vitamin B_{12} und Folsäure empfehlenswert.

Magnesium und Kalium

Magnesium ist als Enzymbaustein bei der Glucoseverwertung in den Körperzellen wichtig. Ein Magnesiummangel, der bei schlecht eingestellten Diabetikern in der Folge einer Polyurie entstehen kann, fördert die Entstehung der diabetischen Folgeschäden. Es gibt Hinweise, dass eine Magnesiumsupplementation den Verlauf der Neuro- und Retinopathie bremsen kann. Bis jetzt gibt es jedoch keine eindeutigen Empfehlungen zur Nahrungsergänzung.

Kalium wird ebenso wie Magnesium bei einer unzureichenden Blutzuckereinstellung sowie bei Einnahme bestimmter Diuretika in größeren Mengen ausgeschieden. Ein daraus resultierender erniedrigter Kaliumspiegel fördert die Entstehung einer Ketoazidose. Bei einem nachgewiesenen Kaliummangel sollte eine Supplementation erfolgen, allgemein besteht bei Diabetikern hierfür jedoch keine Notwendigkeit.

Zink

Ein weiterer für Diabetiker wichtiger Mineralstoff ist Zink, da es für die Bildung, Speicherung und Sekretion von Insulin benötigt wird und zudem antioxidative Effekte besitzt. Diabetiker weisen häufig niedrigere Plasmazinkspiegel auf als Gesunde, da sie größere Mengen Zink über den Urin ausscheiden. In diesem Fall sowie bei verzögerter Wundheilung, wie sie oft bei venösen Beinulzera beobachtet wird, kann eine Supplementierung von Zink sinnvoll sein.

Chrom

Unter den Mineralstoffen kommt Chrom bei Diabetes eine besondere Bedeutung zu, da alle insulinabhängigen Stoffwechselvorgänge, vor allem der Lipid- und Glucosestoffwechsel, auf Chrom angewiesen sind. Aufgrund dieser Bedeutung ist Chrom ein fester Bestandteil von Diabetiker-Mineralstoffpräparaten. Die Ergebnisse randomisierter, placebokontrollierter Studien zum Nutzen einer zusätzlichen Chromgabe sind allerdings widersprüchlich. Teilweise wurde in diesen Studien kein Effekt festgestellt, teilweise konnte eine Verminderung der Nüchtern- und/oder postprandialen Blutzuckerwerte nach Chromgabe beobachtet werden.

▌ Tipp für die Praxis

Chrom kann die Blutzuckersenkung verstärken

Bei Gabe von Chrom kann es zu einer verstärkten Blutzuckersenkung durch orale Antidiabetika oder Insulin kommen, da Chrom die zelluläre Insulinwirkung steigert. Darauf sollte bei der Abgabe von chromhaltigen Mineralstoffpräparaten für Diabetiker hingewiesen werden. Der Blutzucker sollte unter der Einnahme derartiger Präparate engmaschiger kontrolliert werden.

Coenzym Q_{10} und Pflanzenextrakte

Neben isolierten Vitaminen und Mineralstoffen findet man in vielen Nahrungsergänzungsmitteln für Diabetiker Coenzym Q_{10} sowie Pflanzenextrakte wie Heidelbeer-, Himbeer- oder Traubenkernextrakt. Grund für den Zusatz ist in allen Fällen eine antioxidative Wirkung. Inwieweit sich der durch die Zusätze vermittelte Effekt tatsächlich positiv auf das Diabetesgeschehen auswirkt, lässt sich anhand der derzeitigen Datenlage allerdings nicht abschätzen.

Alpha-Liponsäure

Das Vitaminoid Alpha-Liponsäure findet in der Behandlung diabetischer Polyneuropathien häufig Verwendung. Es besitzt antioxidative Eigenschaften und erhöht die Glucoseaufnahme in die Zelle. Gute Ergebnisse wurden bei Typ-2-Diabetikern bei anfänglicher intravenöser Verabreichung (600 mg/Tag über drei Wochen) und anschließender oraler Zufuhr (3 × täglich 600 mg über sechs Monate) erreicht. Eine ausschließlich orale Gabe hatte in einer Untersuchung dagegen nur eine marginale Wirkung. Die in einigen Nahrungsergänzungsmitteln zu findende Dosierung von 30 bis 50 mg/Tag besitzt Experten zufolge keinen Effekt. Wird Alpha-Liponsäure in hohenDosen oral eingenommen, sollte bei der Abgabe auf eine potenzielle Steigerung der blutzuckersenkenden Wirkung von oralen Antidiabetika oder Insulin und damit verbundenem möglichen Unterzucker hingewiesen werden.

Das Wichtigste in Kürze

» Für die Ernährung von Diabetikern sowie zur Prävention des Diabetes liegen evidenzbasierte Empfehlungen vor.
» Wichtigstes Ziel ist bei Diabetikern die Gewichtsnormalisierung.
» Ein generelles Verbot von Zucker bzw. eine deutliche Einschränkung der Kohlenhydratzufuhr gilt heute nicht mehr. Auf Broteinheiten müssen nur insulinpflichtige Diabetiker achten.
» Auf eine gute Vitamin- und Mineralstoffversorgung sollte geachtet werden.
» Ein Mehrbedarf besteht für Vitamin C und E. Eine unzureichende Versorgung besteht zudem häufig für Vitamin B_{12}, Magnesium und Zink.

5.3 Ernährung bei Gicht

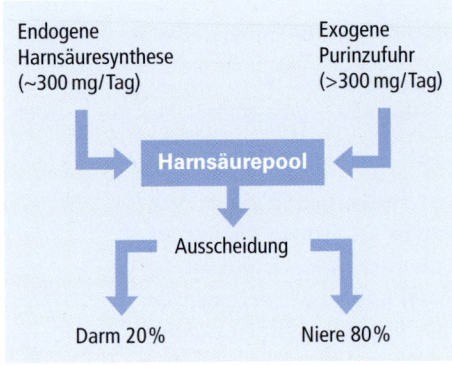

Abb. 5.5: Purinstoffwechsel beim Menschen

Die Gicht beruht auf einer zu hohen Harnsäurekonzentration im Blut (Hyperurikämie). Harnsäure wird im Organismus aus endogen synthetisierten und über die Nahrung zugeführten Purinen gebildet. Ihre Ausscheidung erfolgt zu ca. 80 Prozent über die Niere und zu 20 Prozent über den Gastrointestinaltrakt. Bei Stoffwechselgesunden halten sich Harnsäurezufuhr und -ausscheidung die Waage (siehe Abb. 5.5). Eine Erhöhung der Harnsäurekonzentration im Körper (man spricht auch vom Harnsäurepool) kann zum einen durch eine vermehrte Säurebildung, zum anderen durch eine verminderte Ausscheidung hervorgerufen werden. Zu einer hohen Harnsäuresynthese kommt es z. B. bei Erkrankungen des Blutes, die mit einem gesteigerten Zellumsatz verbunden sind. Störungen der Harnsäureausscheidung findet man bei Nephropathien und azidotischer Stoffwechsellage (Fasten, schlecht eingestellter Diabetes). Auch verschiedene Arzneistoffe können eine Hyperurikämie fördern, z. B. salicylsäurehaltige Analgetika, Diuretika, Antihypertonika und Zytostatika.

Das Krankheitsbild der Gicht

» Erhöhte Harnsäurewerte führen nicht zwangsläufig zur Gicht, mit zunehmender Höhe der Harnsäurekonzentration im Blut und anderen Gewebeflüssigkeiten steigt aber die Wahrscheinlichkeit eines Gichtanfalls. Der Grenzwert liegt bei 6,5 mg/dl Blut, da hier die Löslichkeitsgrenze der Harnsäure erreicht ist und es ab diesem Wert zunehmend zu Ausfällungen in Form von Kristallen (Natriumurat) kommt. Bevorzugt kristallisiert die Harnsäure an den Zehengelenken aus, weshalb sich hier auch am ehesten ein akuter Gichtanfall – charakterisiert durch Rötung, Schwellung und starke Schmerzen – zeigt. Zu Beginn einer Gichterkrankung folgen auf einen akuten Schub oft lange symptomlose Phasen. Mit zunehmender Krankheitsdauer werden die Schübe häufiger, bis der Patient schließlich auch zwischen den Akutphasen nicht mehr beschwerdefrei ist. Die Kristalleinlagerungen in den Gelenken weiten sich aus und führen zu osteoarthrotischen Deformationen. Häufig treten im Verlauf einer chronischen Gicht auch Nierensteine auf, die mit einer Niereninsuffizienz (Gichtniere) und nachfolgendem Bluthochdruck einhergehen.

Empfehlung Gewichtsnormalisierung

Diätetische Maßnahmen sind ein fester Bestandteil der Therapie von Hyperurikämien und Gicht. Bei einer asymptomatischen komplikationslosen Hyperurikämie mit Serumharnsäurekonzentrationen bis 9 mg/dl sind sie in der Regel alleine ausreichend. Erst bei einem weiteren Anstieg der Serumharnsäure oder bei Auftreten von Gichtsymptomen werden Arzneimittel notwendig. Ziel der Ernährungsmaßnahmen ist eine dauerhafte Absenkung des Serumharnsäurespiegels auf 5 bis 5,5 mg/dl. Bei übergewichtigen Patienten ist hierfür die Gewichtsnormalisierung von zentraler Bedeutung. Sie muss allerdings langsam erfolgen, da beim Fasten die Gefahr besteht, dass der ohnehin zu hohe Harnsäurespiegel noch steigt (durch die Bildung von Ketonkörpern).

Empfehlung zur Purinzufuhr

Neben der Gewichtsnormalisierung steht die Einschränkung der Purinzufuhr über die Nahrung im Mittelpunkt der Ernährungstherapie. In der

Praxis wird zwischen purinarmer und streng purinarmer Diät unterschieden. Eine purinarme Kost sollte nicht mehr als 500 mg Harnsäure pro Tag zuführen, bei einer streng purinarmen Kost liegt die maximale tägliche Harnsäurezufuhr bei 300 mg. In der Praxis wird zur Erreichung einer derartigen Kost mit Lebensmitteltabellen gearbeitet (siehe Tab. 5.3). Hierbei muss man beachten, dass teilweise der Puringehalt angegeben wird, teilweise der Gehalt an Harnsäure, der daraus im Organismus entsteht, das sogenannte Harnsäureäquivalent. 1 mg Nahrungspurin wird im Organismus zu 2,4 mg Harnsäure verstoffwechselt. Bei der Beurteilung von Lebensmitteln sollten zudem nicht nur der Purin- bzw. Harnsäuregehalt pro Gewichtseinheit (in der Regel 100 g verzehrsfähige Menge), sondern auch die Energiedichte und die verzehrsüblichen Portionen mit ins Kalkül gezogen werden. So können pflanzliche Lebensmittel, die pro 100 g nur einen geringen Puringehalt aufweisen, bezogen auf 100 kcal die Purinmenge von purinreichen Lebensmitteln wie Fleisch und Fisch deutlich übersteigen.

Empfehlungen zur Lebensmittelauswahl

Prinzipiell gelten Innereien, Fleisch, Fisch sowie Hülsenfrüchte als purinreiche Lebensmittel. Purinarm sind dagegen Eier, Milch- und Milchprodukte sowie die meisten Gemüsesorten. In der Praxis ist eine ovo-lacto-vegetabile Kost daher am besten geeignet, um eine purinarme Ernährung zu erzielen. Wer nicht auf Fleisch verzichten will, sollte den Verzehr auf 100 bis 150 g/ Tag beschränken. Innereien und purinreiche pflanzliche Lebensmittel (Hülsenfrüchte, Spinat, Kohl) sollten möglichst ganz gemieden werden. Eine streng purinarme Diät lässt sich nur bei weitgehendem Verzicht auf Fleisch, Wurst und Fisch erreichen (maximal zwei bis drei Mahlzeiten pro Woche mit Portionsgrößen von jeweils weniger als 100 g). Innereien und purinreiche pflanzliche Lebensmittel sind hier natürlich tabu.

Empfehlungen zum Alkoholkonsum

Problematisch kann der Genuss von Alkohol sein. Geringe Mengen an Alkohol wirken sich zwar nicht wesentlich auf den Serumharnsäurespiegel aus, höhere lassen ihn dagegen deutlich ansteigen. Schuld daran ist eine durch Alkohol stimulierte Milchsäurebildung. Sie führt zu einer Ansäuerung des Blutes, was die Löslichkeit von Harnsäure negativ beeinflusst und die renale Sekretion der Harnsäure hemmt. Außerdem regt Alkohol die Harnsäurebildung in der Leber an. Bier weist über diese Effekte hinaus

Tagesbeispiel purinarme Kost (bis 500 mg Harnsäure)		
Menge	Lebensmittel (verzehrbarer Anteil)	Harnsäure in mg*
1. Frühstück:	**Müsli mit Obst, Haferflocken und Nüssen, Brot mit Konfitüre, Fruchtsaft**	
250 ml (2 Tassen)	Kaffee, Tee, Trink-/Mineralwasser	0
150 g (1 Becher)	Joghurt 1,5 % Fett	0
100 g	Milch 1,5 % Fett	0
125 g (1 Stck.)	Obst, z. B. Apfel,	19
30 g (2 EL, geh.)	Vollkornhaferflocken	30
5 g (1 EL)	Haselnüsse, gemahlen	2
50 g (1 Sch.)	Mischbrot	21
10 g	Streichfett	0
25 g	Konfitüre	2
200 ml (1 Glas)	Fruchtsaft, z. B. Orangensaft	42
2. Frühstück:	**Vollkornsemmel mit Frischkäse und Gurke**	
250 ml (2 Tassen)	Kaffee, Tee, Trink-/Mineralwasser	0
60 g (1 Stck.)	Vollkornsemmel	38
20 g (1 EL geh.)	Frischkäse mit Kräutern 30 % F. i. Tr.	0
100 g	Gurke	8
Mittagessen:	**Salatvorspeise, Pichelsteiner, Kirschquark**	
200 ml (1 Glas)	Kaffee, Tee, Trink-/Mineralwasser	0
50 g	Kopfsalat	5
50 g	Gemüsepaprika	8
5 g (1 TL)	Öl	0
	Gewürze, Kräuter	
100 g	Rindfleisch gegart	148
100 g	Gemüse gegart, z. B. Karotten, Weißkraut, Sellerie	22
20 g	Zwiebeln gegart	3
200 g	Kartoffeln gegart	30
100 g	Quark 20 % F.i.Tr.	0
30 g (2 EL)	Milch 3,5 % Fett	0
100 g	Obst, z. B. Kirschen süß	15
Nachmittag:	**Gebäck**	
250 ml (2 Tassen)	Kaffee, Tee, Trink-/Mineralwasser	0
100 g (1 Stck.)	Apfelstrudel	20
Abendessen:	**Tomaten-Käse-Toast, Eissalat mit Karottenstreifen und Joghurtdressing**	
200 ml (1 Glas)	Tee, Trink-/Mineralwasser	0
40 g (2 Sch.)	Vollkorntoastbrot	30
10 g	Streichfett	0
120 g (2 Stck.)	Tomaten	12
60 g (2 Sch.)	Butterkäse 30 % F. i. Tr.	6
25 g	Eissalat	3
20 g	Karotten	3
30 g (2 EL)	Joghurt 1,5 % Fett	0
Endsumme		**467**

*Quelle: Bundeslebensmittelschlüssel (BLS) II.3, Berlin 1999

Abb. 5.6: Beispiel eines Speiseplans für einen Gichtpatienten

selbst einen relativ hohen Puringehalt auf, weshalb sich der Bierkonsum besonders negativ auf eine Gicht auswirkt.

▌ Empfehlungen zu Fett und Zuckeraustauschstoffen

Ein hoher Fettanteil in der Nahrung führt – ebenso wie Fasten – zur Bildung von Ketonkörpern. Sie hemmen die renale Harnsäureausscheidung, sodass der Harnsäurespiegel steigt. Der Fettanteil sollte bei einer Hyperurikämie/ Gicht daher 30 bis 35 Prozent der täglichen Gesamtenergiezufuhr nicht überschreiten.

Auch die Zuckeraustauschstoffe Sorbit, Xylit und Fructose führen zu einem Anstieg der Harnsäurespiegel. Der Anstieg nach Fructoseaufnahme wird damit begründet, dass ihre Metabolisierung ATP und andere energiereiche Phosphate erfordert. Bei einer hohen Fructoseaufnahme kommt es zu einem Ungleichgewicht zwischen Verbrauch und Neubildung energiereicher Phosphate, was eine Aktivierung der Adenylatdesaminase zur Folge hat, die wiederum Purine zu Harnsäure umsetzt.

Tab. 5.3: Puringehalt bzw. Harnsäureäquivalent ausgesuchter Lebensmittel (mg/100 g). Souci/Fachmann/Kraut 2008

Lebensmittel	Puringehalt	Harnsäureäquivalent
Bier	14	33,6
Spinat	57	139
Erbsen	84	202
Miesmuscheln	112	269
Brathuhn	115	276
Linsen, getrocknet	127	305
Bohnen, weiß	128	307
Rindfleisch (Muskelfleisch)	133	319
Garnelen	147	353
Karpfen	151	362
Schweinefleisch (Muskelfleisch)	166	398
Lachs	170	408
Kalbfleisch (Muskelfleisch)	172	413
Forelle	297	713
Rinderleber	554	1330

1 mg Purin = 2,4 mg Harnsäure

Das Wichtigste in Kürze

» Das Körpergewicht sollte mithilfe einer energiereduzierten und ballaststoff-reichen Ernährung (am besten lacto-vegetabil) normalisiert werden.

» Purinarme Lebensmittel sollten bevorzugt werden (wenig Fleisch und Fisch; möglichst keine Innereien, Hülsenfrüchte, Spinat oder Kohl).

» Es sollte möglichst kein Alkohol, vor allem kein Bier getrunken werden.

» Der Fettanteil der Nahrung ist auf 30 Energieprozent zu beschränken.

» Der Konsum der Zuckeraustauschstoffe Sorbit, Xylit und Fructose sollte redu-ziert werden.

Übungen

Fragen

5.1: *Welcher Nährstoff wird bei der Atkins-Diät nur in sehr geringer Menge zugeführt?*
 a) Proteine
 b) Fett
 c) Kohlenhydrate

5.2: *Wie lautet die Formel zur Berechnung des Body-Mass-Index?*
 a) BMI = Körpergröße in m / (Körpergewicht in kg²)
 b) BMI = Körpergewicht (kg) / (Körpergröße in m)²
 c) BMI = (Körpergewicht in kg)² / Körpergröße (m)

5.3: *Welchen Wert sollte die Waist-to-Hip-Ratio bei Frauen nicht überschreiten?*
 a) 0,85
 b) 0,9
 c) 1,0

5.4: *Warum haben Diabetiker einen erhöhten Bedarf an Vitamin C und E?*
 a) Bei Diabetikern ist die Resorption dieser Vitamine vermindert.
 b) Bei Diabetes werden Vitamin C und E in vermehrtem Maße über den Urin ausgeschieden.
 c) Bei Diabetes besteht oxidativer Stress, bei dem vermehrt Antioxidan-zien verbraucht werden.

5.5: *Für welches Vitamin wird bei hochdosierter Gabe ein positiver Effekt auf eine Polyneuropathie angenommen?*
 a) Vitamin B_3
 b) Vitamin B_1
 c) Vitamin B_{12}

Übungen (Fortsetzung

5.6: *Auf welches Spurenelement sind alle insulinabhängigen Stoff-wechselvorgänge, vor allem der Lipid- und Glucosestoffwechsel, angewiesen?*
a) Chrom
b) Selen
c) Molybdän

5.7: *Wofür wird Zink im Zuckerstoffwechsel benötigt?*
a) Für die Resorption von Glucose aus dem Magen-Darm-Trakt
b) Für die Bildung, Speicherung und Sekretion von Insulin
c) Für die Umwandlung von Glucose in Glykogen

5.8: *Wo liegt die Löslichkeitsgrenze von Harnsäure im Blut?*
a) 5 mg/dl
b) 6,5 mg/dl
c) 9 mg/dl

5.9: *Wie hoch sollte die maximale tägliche Harnsäurezufuhr bei einer purinarmen Ernährung sein?*
a) 500 mg
b) 300 mg
c) 150 mg

5.10: *Welches der genannten Lebensmittel gilt als besonders purin-reich?*
a) Rinderleber
b) Sauerkraut
c) Milch

Lösungen siehe Anhang.

6. Ernährung bei Magen-Darm-Krankheiten

Da Nahrung über den Magen-Darm-Trakt in den Körper gelangt, wirken sich Erkrankungen hier natürlich besonders stark auf den Ernährungsstatus aus. Umgekehrt kann die Nahrung derartige Krankheiten auch erst auslösen. Beispiele hierfür sind die gluteninduzierte Enteropathie, die Lactoseintoleranz und Nahrungsmittelallergien bzw. -unverträglichkeiten. Sie sind neben Diarrhö, Obstipation und chronisch-entzündlichen Darmerkrankungen Themen des vorliegenden Kapitels.

6.1 Ernährung bei Diarrhö

Durchfall ist keine eigenständige Krankheit, sondern das Symptom einer Erkrankung. Von einer Diarrhö spricht man bei einer häufiger als dreimal täglichen Stuhlentleerung sowie einer breiigen oder flüssigen Stuhlkonsistenz und/oder vermehrten Stuhlmenge (mehr als 200 g/Tag). Für die Beratung in der Apotheke spielt vor allem die Durchfalldauer eine wichtige Rolle: Akute Diarrhöen halten meist nur wenige Tage an, weisen eine hohe Selbstheilungsrate auf und lassen sich gut mit Selbstmedikationsarzneimitteln behandeln, sofern die Patienten kein Fieber haben und der Stuhl nicht blutig ist. Durchfallepisoden, die länger als zwei Wochen andauern, deuten auf einen chronischen Verlauf hin und sollten unbedingt ärztlich abgeklärt werden.

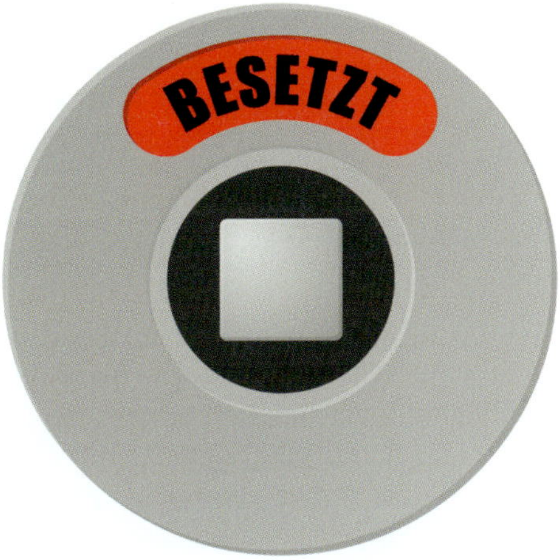

Abb. 6.1: Akute Diarrhöen dauern meist nur wenige Tage und haben eine hohe Selbstheilungsrate. Quelle: © WoGi/fotolia.de

| Ursachen für eine Diarrhö

Akute Diarrhöen werden in der überwiegenden Zahl der Fälle durch bakterielle oder virale Infektionen verursacht. Die häufigsten bakteriellen

Durchfallerreger hierzulande sind enteropathogene Escherichia-coli-Stämme, Staphylokokken, Salmonellen, Shigellen und Campylobacter jejuni. Bei den Durchfall auslösenden Viren sind Rotaviren, Adenoviren sowie – stark zunehmend – Noroviren von Bedeutung. Seltenere Ursachen für eine akute Diarrhö sind Nahrungsmittelunverträglichkeiten/-allergien, Stress oder Arzneimittel, insbesondere Antibiotika. Hinter chronischen Durchfallerkrankungen können ein Reizdarm-Syndrom, eine chronische Darmentzündung oder eine chronische Darminfektion stecken. Auch Stoffwechselstörungen wie eine Schilddrüsenüberfunktion, bösartige Tumore oder Darmoperationen können sich in Durchfällen äußern.

Besonders ärgerlich sind akute Durchfallerkrankungen in den Ferien. Durchschnittlich jeder dritte Urlauber erkrankt an einer sogenannten Reisediarrhö. Das individuelle Risiko dafür hängt vom Reisestil (Rucksackreisende sind besonders gefährdet), der Konstitution des Reisenden, der Reisedauer, der Qualität der Unterkunft, der Jahreszeit und nicht zuletzt vom Reiseziel ab. Bei Reisen ans Mittelmeer beträgt die Durchfallrate etwa 10 Prozent, bei Reisen nach Afrika und Indien dagegen 50 Prozent und mehr. Auslöser der Reisediarrhö sind wie bei der akuten Diarrhö vor allem Infektionen mit Bakterien, vor allem mit enterotoxischen Escherichia-coli-Bakterien. Sie werden über Wasser oder Lebensmittel übertragen, die verunreinigt sind. Zu den riskanten Lebensmittelgruppen zählen Leitungswasser, mit Eis gekühlte Getränke (Bakterien in den Eiswürfeln), ungeschältes Obst und Gemüse, Salat und Salatsoßen, ungenügend gebratenes oder gekochtes Fleisch, roher Fisch und Meeresfrüchte, Milch und Speiseeis.

Prävention der Diarrhö

Vor Durchfällen, die einen zuhause erwischen, kann man sich nur schlecht schützen, da sie in aller Regel nicht auf einer mangelnden Lebensmittelhygiene beruhen. Anders sieht dies im Fall der Reisediarrhö aus, bei der kontaminierte Speisen und Wasser die Hauptüberträger für Durchfallerreger sind. Der Hinweis „boil it, cook it, peel it or forget it" kann nicht oft genug gegeben werden, denn obwohl er eigentlich den meisten Reisenden bekannt ist, halten sich nur etwa fünf bis acht Prozent aller Fernreisenden daran.

Tipp für die Praxis

Folgende Empfehlungen zur Prophylaxe einer Reisediarrhö können Sie ihren Kunden nennen (und natürlich selbst beherzigen):
- Essen Sie nur gut gekochte, durchgebratene Speisen.
- Vermeiden Sie kalte Buffets, Salate, rohes Gemüse und ungeschältes Obst.

- Trinken Sie kein Leitungswasser und keine mit Eiswürfeln gekühlten Getränke. Auch zum Zähneputzen ist Mineralwasser oder abgekochtes Wasser besser geeignet als Leitungswasser.
- Verzehren Sie keine Milch- und Eierspeisen in roher Form (auch wenn es schwer fällt, Eis ist tabu), ebenso wenig nur kurz gebratenes oder gar rohes Fleisch oder rohen Fisch bzw. Meeresfrüchte.
- Waschen Sie sich regelmäßig die Hände.

Ernährungsmaßnahmen bei Diarrhö

Die wichtigste (Ernährungs-)Maßnahme bei einer akuten Diarrhö ist die Substitution von Wasser und Elektrolyten, die Rehydratation. Am besten geeignet sind Getränke, die neben Mineralien auch eine gewisse Menge Zucker enthalten, da sie rascher vom Körper verwertet werden können (Glucose und Natrium werden im Darm über einen gemeinsamen Transportmechanismus aufgenommen, Chlorid und Wasser folgen dabei passiv nach). Stark verdünnte Fruchtsäfte und leicht gesüßte Kräutertees, z. B. Kamillen-, Fenchel- oder Pfefferminztee, kommen somit zur Rehydratation in Frage. Die beliebte Mischung aus Cola und Salzstangen ist dagegen weniger gut geeignet, weil Cola zu viel Zucker enthält. Vermeiden sollte man Kaffee, Tee und Alkohol. Bewährt haben sich orale Rehydratationslösungen nach den Empfehlungen der Weltgesundheitsorganisation (WHO-Lösung). Sie sind insbesondere bei Kindern eine gute Empfehlung, da sie nicht nur optimal zusammengesetzt sind, sondern auch süß schmecken und daher von den kleinen Durchfallpatienten gut akzeptiert werden. Eine Rehydratationslösung, die man selbst herstellen kann, setzt sich zusammen aus 10 Teelöffel Zucker, ¾ Teelöffel Salz, ½ Teelöffel Backpulver, ¼ Teelöffel Kaliumchlorid und einem Liter Wasser.

Tipp für die Praxis

Als altes Hausmittel bei Durchfall sollen sich roh geriebene Äpfel bewähren. Paradoxerweise werden sie auch bei Verstopfung empfohlen. Zurückgeführt wird der antidiarrhoische sowie der abführende Effekt auf die in Äpfeln reichlich enthaltenen Pektine. Sie quellen im Darm und sollen bei Durchfall überschüssige Flüssigkeit absorbieren und darüber den Stuhl eindicken. Bei Verstopfung sollen die Pektine über die durch sie vermittelte Dehnung des Darms die Peristaltik und die Stuhlentleerung anregen.

Die Nahrungszufuhr sollte man in der akuten Durchfallphase zunächst ganz einstellen, um Magen und Darm zu entlasten (etwa 24 Stunden Nahrungskarenz). Bei abklingenden Beschwerden kann die Nahrung dann nach und nach wieder aufgebaut werden. Empfehlenswerte Lebensmittel sind anfangs geriebener Apfel, Banane, Zwieback, Schleimsuppen (z. B.

Reisschleim), gekochte Haferflocken, mit Wasser angerührter Kartoffelbrei, Wasserkakao, Reis, Bouillon, mageres gekochtes Fleisch sowie trockene Brötchen mit Marmelade. Vermeiden sollte man in der Aufbauphase fettreiche Lebensmittel sowie blähende oder scharfe Speisen.

Empfehlungen bei chronischer Diarrhö

Bei einer chronischen Diarrhö richten sich die Ernährungsmaßnahmen nach dem Auslöser. Falls bestimmte Lebensmittel (Allergien oder Unverträglichkeiten, siehe Kap. 6.6) oder Lebensmittelinhaltsstoffe (z. B. Glutenunverträglichkeit, Lactoseintoleranz, siehe Kap. 6.3 und 6.4) Auslöser des Durchfalls sind, müssen diese aus der Ernährung eliminiert werden. Können Lebensmittel als Ursache ausgeschlossen werden, müssen die Diätempfehlungen auf die jeweilige Erkrankung abgestimmt werden.

Das Wichtigste in Kürze

» Ursachen für eine Diarrhö sind meist bakterielle oder virale Infektionen.
» Zur Prophylaxe einer Reisediarrhö sollte man kontaminationsgefährdete Lebensmittel meiden und auf besonders gute Hygienemaßnahmen achten.
» Bei einer akuten Diarrhö wird eine anfängliche Nahrungskarenz empfohlen.
» Verloren gegangene Flüssigkeit und Mineralstoffe müssen mit geeigneten Getränken, ggf. fertigen Rehydratationslösungen ersetzt werden.
» Die Nahrung sollte langsam mit leicht verdaulichen Speisen aufgebaut werden. Fettreiche, blähende und scharfe Lebensmittel sind zunächst zu meiden.

6.2 Ernährung bei Obstipation

Von einer Obstipation spricht man bei einem erschwerten, unregelmäßigen und teilweise auch schmerzhaften Stuhlgang. Die Stuhlkonsistenz ist in der Regel zu hart und die Stuhlmenge insgesamt zu gering (siehe Abb. 6.2).

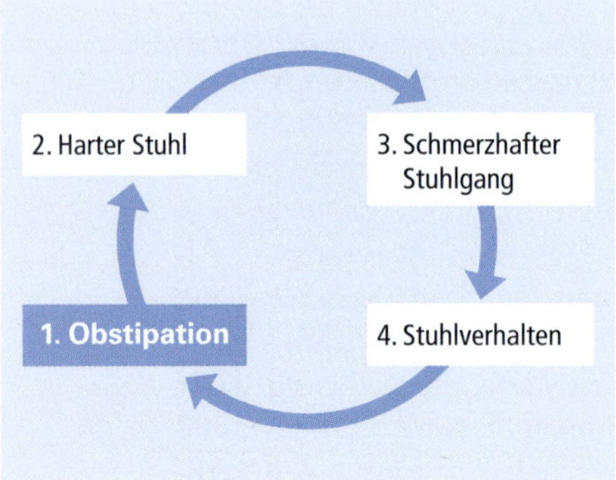

2. Harter Stuhl

3. Schmerzhafter Stuhlgang

1. Obstipation

4. Stuhlverhalten

Abb. 6.2: Teufelskreis: Bei einer Obstipation ist die Stuhlkonsistenz meist härter als normal. Dadurch wird der Stuhlgang schmerzhaft, was bei vielen Betroffenen dazu führt, dass sie den Toilettengang hinauszögern (Stuhlverhalten). Dadurch wird die Obstipation weiter gefördert.

Abhängig von der Dauer des Verdauungsproblems unterscheidet man zwischen einer chronischen (länger als sechs Monate) und einer akuten Obstipation.

Wie oft ist oft genug?

» Eine niedrige Stuhlfrequenz alleine reicht als Kriterium für eine Verstopfung nicht aus, da es hier große individuelle Unterschiede gibt. So geht man davon aus, dass eine einbis dreimal tägliche Stuhlentleerung ebenso normal sein kann wie eine Entleerung nur alle zwei bis drei Tage. Vielen Menschen ist letzteres nicht bewusst. Sie machen sich Sorgen, wenn sie einmal einen Tag nicht auf Toilette können und sprechen gleich von Verstopfung – auch wenn sie objektiv nicht die Kriterien dafür erfüllen. Hier muss Aufklärungsarbeit geleistet werden, da die Gefahr besteht, dass eine vermeintliche Verstopfung zu rasch – und zu regelmäßig – mit Laxanzien behandelt wird und dann in einer tatsächlichen Obstipation aufgrund eines Laxanzienabusus mündet.

Ursachen einer Obstipation

Als Ursachen für eine Verstopfung kommen eine falsche Ernährung, Bewegungsmangel, Stress, Reisen (veränderte Ernährung, langes Sitzen im Flugzeug etc.), Bettlägerigkeit nach Operationen oder bei Krankheit, organische Ursachen (Divertikulose, Reizdarmsyndrom, Karzinome, Darmverschluss), Beschwerden im Afterbereich (Hämorrhoiden), hormonelle Veränderungen (Schwangerschaft, Wechseljahre), Nebenwirkung von Arzneimitteln (z. B. Analgetika) und ein Laxanzienabusus in Frage.

Als Hauptursache einer Verstopfung wird in den Industrienationen meist eine Kombination aus falscher Ernährung und zu wenig Bewegung genannt. Als falsche Ernährung gilt dabei eine Kost, die reich an tierischen Lebensmitteln, aber arm an pflanzlichen – und damit arm an Ballaststoffen ist. Hinzu kommt vielfach eine zu geringe Flüssigkeitszufuhr. Inwieweit Ballaststoffe tatsächlich am Verdauungsproblem Verstopfung schuld sind, wird mittlerweile allerdings diskutiert. Die Ballaststoffhypothese wurde vor mehr als 20 Jahren formuliert. Sie beruht auf epidemiologischen Daten und macht für die Häufigkeit von Verstopfungen in der westlichen Kultur eine geringe Ballaststoffzufuhr verantwortlich (insbesondere eine zu geringe Zufuhr an Cellulose). Erklärt wird der Zusammenhang damit, dass cellulosereiche Kohlenhydrate ein hohes Wasserbindungsvermögen haben und darüber die Kotmenge erhöhen, was wiederum die Bewegung des Colons anregt (Bulking-Effekt). Die Bakterienmasse und das Stuhltrockengewicht wachsen und die Transitzeit des Stuhls wird verringert. Neuere Studien stellen diese Zusammenhänge teilweise in Frage. So wurden in diesen Untersuchungen Stuhlmenge, -frequenz und -konsistenz bei gesunden Menschen durch eine gesteigerte Ballaststoffzufuhr zwar positiv beeinflusst. Bei Patienten mit Obstipation fielen diese Effekte jedoch deutlich geringer aus. Eine ballaststoffarme Ernährung sei daher in der Regel nicht die Ursache der Obstipation und eine Erhöhung des Ballaststoffanteils in der Nahrung auch nur bei einem Teil der Betroffenen hilfreich, meinen die Kritiker der Ballaststoffhypothese.

Ernährungsmaßnahmen bei Obstipation

Ist eine Steigerung der Ballaststoffzufuhr zur Behandlung einer Verstopfung also sinnlos? Da Ballaststoffe neben dem möglichen positiven Effekt auf die Verdauung noch weitere gesundheitliche Vorteile bieten und eine ballaststoffreiche Ernährung insgesamt mit einer gesünderen Lebensmittelauswahl einhergeht, sollte sie zumindest einen Versuch wert sein. Gute Ballaststoffquellen sind Gemüse, Obst und Vollkornprodukte. Ihr Anteil an der täglichen Ernährung sollte daher erhöht und der Anteil ballaststoffarmer Lebensmittel dafür verringert werden. Dabei kann es schon hilfreich sein, ballaststoffarme Lebensmittelvarianten gegen ballaststoffreichere auszutauschen (siehe Tab. 6.1). Meiden sollten Patienten mit Obstipation stopfende Lebensmittel. Dazu zählen z. B. Schokolade, Kakao und Bananen.

Tab. 6.1: Austausch von ballaststoffarmen gegen ballaststoffreiche Lebensmittel

Ballaststoffarm	Ballaststoffreich
Cornflakes	Getreideflocken, Vollkornhaferflocken
Kuchen, Waffeln, Kekse, Zwieback	Kuchen mit Vollkornmehl, Vollkornwaffeln, Vollkornkekse, Vollkornzwieback
Polierter Reis	Vollkornreis
Pudding, Cremespeisen, Eis	Beeren, Obstsalat, Müsli, Rote Grütze
Teigwaren	Vollkornteigwaren
Weißbrot, Toastbrot, Brötchen, Croissants	Vollkornbrot, Leinsamenbrot, Grahambrot, Pumpernickel

Tipp für die Praxis

Leinsamen und Weizenkleie für die Verdauung

Besonders reich an wasserlöslichen Ballaststoffen sind Weizenkleie und Leinsamen, die man als Ergänzung z. B. zu Joghurt oder Müsli verzehren kann. Die Menge sollte langsam gesteigert werden, da der Darm sich an die höhere Ballaststoffmenge gewöhnen muss. Zunächst sollten täglich etwa 10 g Leinsamen oder Weizenkleie verzehrt werden (zwei gehäufte Esslöffel). Innerhalb von einer bis zwei Wochen kann diese Menge dann – je nach Verträglichkeit – auf 20 bis 30 g pro Tag gesteigert werden. Wichtig ist, dass parallel zum Verzehr der Weizenkleie oder Leinsamen reichlich Flüssigkeit zugeführt wird, da die Ballaststoffe nur in Anwesenheit von Wasser quellen und somit ihre Funktion erfüllen können. Etwa 2,5 l Flüssigkeit sollten täglich getrunken werden.

Das Wichtigste in Kürze

» Von einer Obstipation spricht man bei einem erschwerten, unregelmäßigen und teilweise auch schmerzhaften Stuhlgang.
» Als Hauptursache einer Verstopfung wird in den Industrienationen meist eine Kombination aus ballaststoffarmer Ernährung und zu wenig Bewegung genannt.
» Zur Förderung der Verdauung sollte der Ballaststoffanteil in der Nahrung schrittweise erhöht werden.
» Leinsamen und Weizenkleie können unterstützend wirken, z. B. in Müsli oder Joghurt eingerührt. Die Zufuhr sollte langsam auf 20 bis 30 g/Tag gesteigert werden.
» Damit Ballaststoffe wirken können, brauchen sie Flüssigkeit. Viel Trinken ist daher zur Anregung der Verdauung ebenfalls wichtig.

6.3 Ernährung bei gluteninduzierter Enteropathie

Als Gluten wird ein Protein bezeichnet, das sich aus den Polypeptiden Prolamin und Glutenin zusammensetzt. Es kommt in Weizen und damit verwandten Kulturformen wie Dinkel, sowie in Roggen, Gerste und Hafer vor und spielt für die Backeingenschaft eine wichtige Rolle (siehe Abb. 6.3). In Verbindung mit Wasser sorgt Gluten für die Elastizität des Teigs und damit für das Erzielen eines optimalen Backergebnisses. Gluten wird daher auch als „Klebereiweiß" bezeichnet. Jede Getreidesorte hat eine eigene Bezeichnung für sein Prolamin. Beim Weizen nennt man es z. B. Gliadin, ein Begriff, der im Zusammenhang mit der gluteninduzierten Enteropathie häufig genannt wird.

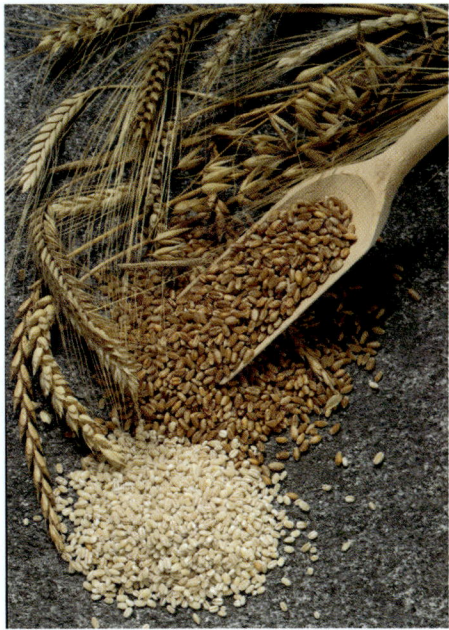

Abb. 6.3: Gluten kommt in verschiedenen Getreidesorten vor.
Quelle: © Ernst Fretz/fotolia.de

Was versteht man unter Enteropathie?

» Enteropathie ist die allgemeine Bezeichnung für Darmerkrankungen. Man unterscheidet je nach Auslöser oder Ausprägung u. a. zwischen gluteninduzierter, exsudativer und ischämischer Enteropathie.

Pathogenese der gluteninduzierten Enteropathie

In Deutschland reagiert etwa jeder 1000ste mit einer Unverträglichkeit auf Gluten. Frauen sind häufiger betroffen als Männer. Die verschiedenen bei der Glutenverdauung anfallenden Prolamine lösen bei den Betroffenen Entzündungsreaktionen aus, die zu einer schweren Schädigung der Darmschleimhaut führen. Sie verliert dadurch einen Großteil ihrer Absorptionsfunktion, was in der Folge zu einem Malabsorptionssyndrom führt. Unbehandelt mündet die gluteninduzierte Enteropathie in schweren Mangelerscheinungen.

Die genauen pathogenetischen Mechanismen der gluteninduzierten Enteropathie sind noch nicht bekannt. Sie wird derzeit als eine Mischform aus Überempfindlichkeit gegen das Gluten und Autoimmunerkrankung angesehen.

Symptome der gluteninduzierten Enteropathie

Manifestiert sich eine Glutenunverträglichkeit im Kindesalter, nennt man sie Zöliakie. In der Regel macht sie sich einige Wochen nachdem mit dem Zufüttern von getreidehaltigen Produkten begonnen wurde bemerkbar. Die Symptome sind Gedeihstörungen, Blähungen, Durchfall und Fettstühle. Tritt die Erkrankung erst bei Jugendlichen oder Erwachsenen auf, spricht man von der einheimischen Sprue. Hier sind die Symptome uneinheitlicher als bei der Zöliakie. Neben Durchfällen, Bauchschmerzen und Übelkeit, kann sich die einheimische Sprue auch in einer verzögerten Pubertät, Muskelschmerzen oder einem allgemeinen Krankheitsgefühl äußern.

Ernährungsmaßnahme bei gluteninduzierter Enteropathie

Die einzige gesicherte Therapiemöglichkeit der gluteninduzierten Enteropathie ist eine streng glutenfreie Ernährung. Mithilfe dieser Maßnahme kann sich die Darmschleimhaut regenerieren und das Risiko für Folgeerkrankungen wie eine Osteoporose reduziert werden. Wie lange es dauert, bis eine Besserung der Beschwerden eintritt, hängt unter anderem davon ab, wie stark die Darmschleimhaut bereits geschädigt ist. Bei den meisten Patienten dauert es etwa zwei bis drei Wochen.

Die glutenfreie Ernährung muss lebenslang durchgeführt werden – auch wenn Patienten bei (versehentlicher) Aufnahme von Gluten später teilweise symptomfrei bleiben können. Studien haben gezeigt, dass bei Wiedereinführung von Gluten in die Nahrung das Risiko für bösartige Veränderungen im Magen-Darm-Trakt steigt.

Tipp für die Praxis

Neben dem Verzicht auf Gluten sollte man in der Anfangsphase der Therapie auch die Fettzufuhr einschränken, um das Auftreten der Fettstühle zu reduzieren. Um möglicherweise bereits vorhandene Mikronährstoffmängel rasch zu beseitigen, ist anfangs zudem die Einnahme von Multivitamin-Multimineralstoff-Präparaten eine gute Empfehlung.

Lebensmittelkennzeichnung

In der Praxis bedeutet der Verzicht auf Gluten den Verzicht auf alle Lebensmittel, die Weizen oder damit verwandte Kulturformen sowie Roggen, Gerste oder Hafer enthalten. Das ist leider nicht immer auf den ersten Blick zu erkennen. Aus lebensmitteltechnologischen Gründen werden heute vielen Halbfertig- und Fertigprodukten glutenhaltige Zutaten zugegeben wie Mehl, Weizenstärke, Weizenkleie oder auch direkt Gluten. Daher können z. B. gebundene Saucen, Suppen, Kartoffelpuffer, Kroketten, Pommes frites, Chips, Wurst, Frischkäseprodukte, fettreduzierte Produkte, Ketchup, Senf, Puddings, Milchprodukte mit Frucht, Eis, Nuss-Nougat-Creme, Schokolade oder Gewürzmischungen Gluten enthalten.

Seit November 2005 müssen glutenhaltige Zutaten auf der Zutatenliste verpackter Produkte angegeben werden. Allerdings liest man leider nur selten explizit „enthält Gluten". Auch wurden Ausnahmen von der Kennzeichnungspflicht für Stoffe erlassen, die kein schädigendes Potenzial mehr enthalten. Hier sind von besonderer Bedeutung die Verzuckerungsprodukte, d. h. aus Weizenstärke gewonnene Zucker, die in vielen Lebensmitteln eingesetzt werden. Einige Hersteller geben bei diesen Verzuckerungsprodukten das glutenhaltige Ausgangsmaterial an, andere nicht. Hier hilft ggf. nur Nachfragen.

EG-Verordnung für glutenfreie Produkte

Glutenfreie Produkte sind teilweise durch eine durchgestrichene Ähre gekennzeichnet. Für Produkte, die den Anspruch „glutenfrei" bzw. „sehr geringer Glutengehalt" haben, wurde mit einer europäischen Verordnung mittlerweile ein verbindlicher Grenzwerte festgelegt. Die europaweit geltenden Anforderungen an Lebensmittel, die für Menschen mit einer Glutenunverträglichkeit geeignet sind, regelt die EG-Verordnung Nr. 41/2009 der europäischen Kommission. Sie fasst unter dem Begriff Gluten die Klebereiweiße von Weizen, Roggen, Gerste und Hafer sowie von ihren Kreuzungen und Derivaten zusammen. Die Angabe „sehr geringer Glutengehalt" darf nur verwendet werden, wenn der Glutengehalt des Lebensmittels maximal 100 Milligramm pro Kilogramm beträgt. Enthält das Erzeugnis weniger als 20 Milligramm Gluten pro Kilogramm, darf es den Hinweis

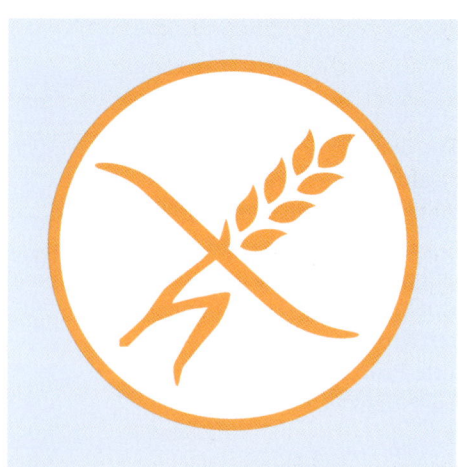

Abb. 6.4: Die durchgestrichene Ähre kennzeichnet glutenfreie Lebensmittel.

„glutenfrei" tragen (siehe Abb. 6.4). Die Verordnung gilt seit dem 1. Januar 2012 verbindlich.

Informationen im Internet

» Patienten mit einer gluteninduzierten Enteropathie finden mittlerweile im Internet ein breites Informationsangebot zu Krankheitsbild, Diagnose und Therapie sowie praktische Tipps für den Alltag wie Listen glutenfreier Lebensmittel, Rezeptvorschläge, Adressen von Restaurants und Hotels mit glutenfreier Küche, Foren zum Austausch mit Leidensgenossen etc.

Hier einige Webtipps:
» Deutsches Ernährungsberatungs- und -informationsnetz: www.ernaehrung.de/tipps/zoeliakie
» Deutsche Zöliakie-Gesellschaft e.V.: www.dzg-online.de
» Zöliakie-Treff: www.zoeliakie-treff.de
» Glutenfrei leben: www.glutenfreileben.de
» Glutenfrei kochen: www.glutenfrei-kochen.de

Das Wichtigste in Kürze

» Unter der gluteninduzierten Enteropathie versteht man eine Unverträglichkeit auf Gluten.
» Gluten ist in Weizen und verwandten Kulturformen wie Dinkel, sowie in Roggen, Gerste und Hafer enthalten.
» Tritt die gluteninduzierte Enteropathie im Kindesalter auf, spricht man von Zöliakie, bei Jugendlichen oder Erwachsenen spricht man von einheimischer Sprue.
» Die einzige Therapiemaßnahme ist der lebenslange Verzicht auf glutenhaltige Lebensmittel.
» In der Anfangsphase der Therapie sollte der Fettkonsum eingeschränkt werden. Um möglicherweise bereits entstandene Mikronährstoffdefizite zu beheben, ist anfangs die Gabe eines Multivitamin-Multimineralstoff-Präparats sinnvoll.

6.4 Ernährung bei Lactoseintoleranz

Wie der Name schon impliziert, versteht man unter einer Lactoseintoleranz das Unvermögen des Körpers Lactose zu verdauen. Lactose (Milchzucker) ist das wichtigste Kohlenhydrat in Milch. Es handelt sich dabei um ein Disaccharid, das aus Glucose und Galactose zusammengesetzt ist. Damit es im Dünndarm resorbiert werden kann, muss es in diese beiden Bestandteile gespalten werden (siehe Abb. 6.5). Das dafür verantwortliche Enzym ist die Lactase (β-Galactosidase), die sich in der Dünndarmschleimhaut befindet.

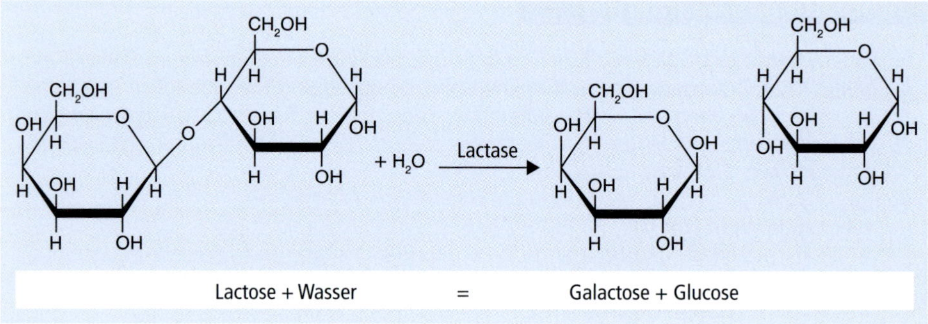

Abb. 6.5: Wirkungsweise von Lactase

Prävalenz der Lactoseintoleranz

Bis auf wenige Ausnahmen können alle Säuglinge Lactose gut verdauen. Das ist für sie lebensnotwendig, da Milch ja in den ersten Monaten die ausschließliche Ernährung darstellt und auch Muttermilch Lactose enthält. Mit zunehmendem Alter verliert die Milch jedoch an Bedeutung und somit wird auch die Rolle der Lactase kleiner. Wie klein genau, hängt davon ab, zu welcher Bevölkerungsgruppe man gehört. Die Mehrheit der erwachsenen Weltbevölkerung besitzt nur eine geringe Lactaseaktivität und verträgt somit auch Milch und Milchprodukte schlecht. In asiatischen und afrikanischen Ländern haben 50 bis 100 Prozent der Menschen einen Lactasemangel. Auch in mediterranen Gebieten ist eine geringe Lactaseaktivität häufig anzutreffen. Die Prävalenz wird dort auf 60 bis 85 Prozent geschätzt. Die meisten Erwachsenen im Norden Europas und Amerikas behalten dagegen die Fähigkeit, Milchzucker verdauen zu können, ihr ganzes Leben lang. Nur etwa 10 bis 15 Prozent sind dort von einer Milchzuckerintoleranz betroffen. Auch in Deutschland liegt die Prävalenz etwa in diesem Zahlenbereich.

Einteilung der Lactoseintoleranz

Man unterscheidet zwischen einem primären und einem sekundären Lactasemangel. Ein primärer Mangel ist angeboren bzw. wird erworben. Der angeborene Mangel, der bereits beim Säugling Beschwerden hervorruft, ist sehr selten. Er beruht auf einem Gendefekt, durch den nur wenig oder gar keine Lactase gebildet wird. Der erworbene Lactasemangel beruht auf der Abnahme der Lactaseaktivität mit zunehmendem Lebensalter. Worauf die Abnahme zurückzuführen ist, ist noch weitgehend unklar.

Ein sekundärer Lactasemangel entsteht auf der Basis anderer gastrointestinaler Erkrankungen. Er tritt z. B. in der Folge einer gluteninduzierten Enteropathie häufig auf.

Symptome der Lactoseintoleranz

Kann Lactose nicht bzw. nicht ausreichend in Glucose und Galactose gespalten und resorbiert werden, gelangen größere Mengen des Disaccharids in den Dickdarm. Dort führt es zu einem vermehrten Wassereinstrom in das Darmlumen. Zudem wird der Milchzucker im Dickdarm von den dort angesiedelten Darmbakterien teilweise abgebaut. Es entstehen Gase (Wasserstoff, Kohlendioxid, Methan) und kurzkettige Säuren (Milchsäure, Essigsäure), die die Darmperistaltik anregen. Der vermehrte Wassereinstrom und die erhöhte Peristaltik äußern sich für die Betroffenen in Diarrhöen, die Gase bewirken Blähungen und Flatulenz. Bauchschmerzen und Druckgefühl sind weitere typische Beschwerden einer Lactoseintoleranz, die in zeitlicher Verzögerung zum Genuss von Milch und Milchprodukten in Erscheinung treten.

Eine Lactoseintoleranz hat viele Abstufungen. Bei manchen Betroffenen kommt es nur nach dem Genuss größerer Mengen Milch zu Beschwerden, bei anderen reichen bereits winzige Spuren, um Symptome hervorzurufen. Es handelt sich auch nicht um ein konstantes Problem. Viele von einer erworbenen Lactoseintoleranz Betroffene berichten über eine zunehmende Empfindlichkeit gegenüber Milchzucker, die ihr Lebensmittelspektrum immer weiter einschränkt.

Ernährungsmaßnahmen bei Lactoseintoleranz

Wer keinen Milchzucker verträgt, darf keine Milch und keine Milchprodukte zu sich nehmen. So strikt waren die Ernährungsregeln bei Lactoseintoleranz früher. Heute wird kein generelles Verbot von Milch und Milchprodukten mehr ausgesprochen. Die Diät sollte sich an der individuellen Fähigkeit zur Lactoseverdauung orientieren. Was geht und was nicht, kann aber leider nicht vorausgesagt werden, sondern muss vom Betroffenen ausprobiert werden. Milch (Kuhmilch) enthält ca. 4,8 g Lactose pro 100 g (siehe Tab. 6.2). Bei der Verarbeitung zu Milchprodukten wird sie teilweise in ihre Monosaccharide gespalten bzw. mit der Abtrennung der wässrigen Phase aus dem Produkt eliminiert. Sahne (ca. 3,3 g) und vor allem Butter (ca. 0,6 g) enthalten daher geringere Lactosemengen und werden häufig in kleinerer Menge vertragen. Auch viele Käsesorten enthalten kaum Lactose, da diese im Zuge der Käsereifung in ihre Bestandteile gespalten wird. Je länger die Reifung, desto geringer der Lactosegehalt. Hart- und feste Schnittkäsesorten können somit meist auch von Menschen mit Lactoseintoleranz gegessen werden. Fermentierte Milchprodukte wie Joghurt oder Sauermilch enthalten relativ hohe Lactosemengen, werden dennoch häufig toleriert, wenn sie probiotische Kulturen enthalten. Die Milchsäurebakterien produzieren selbst Lactase, die im Dünndarm freigesetzt wird und die Aufgabe der fehlenden körpereigenen Lactase übernimmt.

Bei einer ausgeprägten Lactoseintoleranz bleibt den Betroffenen allerdings tatsächlich nur der komplette Verzicht auf Milchzucker. Dies ist in der Praxis nicht immer einfach, da Milchzucker lebensmitteltechnologisch häufig verwendet wird. Er kann sich z. B. in Apfelsaft befinden, der über Milch geklärt wurde. Auch Suppen, Saucen, Streuwürze, Fleischwaren, Backwaren und Fertiggerichte enthalten häufig Milchzucker. Um hier keine unangenehmen Überraschungen zu erleben, müssen sich Betroffene, die verarbeitete Lebensmittel konsumieren möchten, vorab genau informieren.

Tipp für die Praxis

Hilfe bei der Orientierung, in welchen Lebensmitteln sich Milchzucker verstecken kann, bietet das Internet (z. B. www.lactose.net) mit Informationsseiten, Foren und Kontakten zu Selbsthilfegruppen. Entsprechende Einkaufsführer sind in Buchform erhältlich (z. B. Richtig einkaufen bei Lactoseintoleranz, Trias).

Eine Erleichterung im Alltag sind mittlerweile vermehrt zur Verfügung stehende Produkte, denen gezielt Lactose entzogen wurde. So produziert z. B. das Unternehmen Omira unter der Bezeichnung MinusL eine immer breiter werdende Palette an Milch und Milchprodukten, die praktisch lactosefrei sind (Restlactosegehalt unter 0,1 g/100 g)

Tab. 6.2: Lactosegehalt von Milch und Milchprodukten. Souci, Fachmann, Kraut 2008

Produkt	Lactosegehalt (g/100 g)
Kuhmilch (3,5 % Fett)	4,8
Buttermilch	4,0
Sauermilch	4,0
Joghurt (1,5–10 % Fett)	3,2–3,7
Sahne	3,3
Speisequark (10–40 % Fett i. Tr.)	2,6–3,2

Tab. 6.2: Lactosegehalt von Milch und Milchprodukten. Souci, Fachmann, Kraut 2008 (Fortsetzung)

Produkt	Lactosegehalt (g/100 g)
Frischkäse (50–60 % Fett i. Tr.)	2,0–3,6
Schmelzkäse (20–60 % Fett i. Tr.)	3,4–7,5
Butter	0,6
Hartkäse	Praktisch lactosefrei

Anwendung von Lactase-Präparaten

Ebenfalls eine Hilfe für lactoseintolerante Menschen sind Lactase-Präparate. Sie führen das fehlende Enzym bedarfsgerecht von außen zu und können somit die Verträglichkeit von milchzuckerhaltigen Lebensmitteln deutlich verbessern. Viele Betroffene verwenden derartige Präparate, um nicht immer selbst kochen zu müssen, sondern auch einmal einen Restaurantbesuch oder eine Einladung bei Freunden genießen zu können.

An Calcium denken!

» Milch und Milchprodukte sind wertvolle Calciumlieferanten. Müssen sie aufgrund einer Lactoseintoleranz weitgehend oder sogar komplett gemieden werden, kann die empfohlene täglich aufzunehmende Calciummenge nur noch bei sehr sorgfältiger Lebensmittelauswahl zugeführt werden (ähnlich wie bei Veganern). Untersuchungen zufolge sind Patienten mit Lactoseintoleranz daher auch häufiger von Osteoporose betroffen als Menschen, die Milchzucker vertragen. Um einem Calciummangel und darüber einer Osteoporose vorzubeugen, sollten Personen mit Lactasemangel ihren Calciumbedarf über den regelmäßigen Konsum lactosefreier Milch und Milchprodukte und/oder über Calciumpräparate decken. Es wird zudem empfohlen, den Calciumspiegel ab und zu beim Arzt messen zu lassen, um Defizite rechtzeitig zu erkennen.

Das Wichtigste in Kürze

» Unter einer Lactoseintoleranz versteht man das Unvermögen des Körpers, Lactose zu verdauen.
» Lactose ist das wichtigste Kohlenhydrat in Milch.
» Schuld für die Unverträglichkeit ist ein Mangel an Lactase.
» Betroffene sollten – abhängig vom Ausmaß der Unverträglichkeit – teilweise oder ganz auf lactosehaltige Lebensmittel verzichten.
» Bei einem vollständigen Verzicht ist die Versorgung mit Calcium kaum noch über die Nahrung zu gewährleisten. Hier empfiehlt sich die Supplementation.

6.5 Ernährung bei chronisch entzündlichen Darmerkrankungen

Chronisch entzündliche Darmerkrankungen (CED) sind schubweise auftretende, wiederkehrende Entzündungen des Verdauungstraktes. Man unterscheidet zwischen Morbus Crohn und Colitis ulcerosa. Bei einer Colitis ulcerosa ist die Entzündung auf den Dickdarm und dort meist auf die Darmschleimhaut beschränkt. Ein Morbus Crohn kann prinzipiell den gesamten Verdauungstrakt betreffen, ist in der Regel jedoch zwischen dem Ende des Dünndarms und dem Anfang des Dickdarms lokalisiert. Die Entzündung reicht durch die Mukosa hindurch, sodass auch die darunter liegenden Schichten betroffen sind. Dadurch können weite Teile der Darmwand entzündet sein, was zu Verwachsungen, Engstellen und Fistelbildungen führen kann.

Ursachen chronisch entzündlicher Darmerkrankungen

Die Ursachen für chronisch entzündliche Darmerkrankungen sind noch weitgehend unklar. Man geht heute davon aus, dass sowohl eine genetische Veranlagung als auch Autoimmunprozesse eine wichtige Rolle bei der Pathogenese spielen. Begünstigt wird der Ausbruch von Morbus Crohn und Colitis ulcerosa durch verschiedene Umweltfaktoren wie Stress, häufige Infektionen und Rauchen. Auch ein Zusammenhang mit der Ernährung wird diskutiert. Sowohl ein hoher Zuckerkonsum als auch eine geringe Ballaststoffzufuhr sowie die Aufnahme von gehärteten Fetten und Kuhmilchproteinen stehen im Verdacht, eine chronisch entzündliche Darmerkrankung zu begünstigen. Allerdings gibt es bislang keine aussagekräftigen Studien, die einen tatsächlichen Beleg für eine Beteiligung eines oder mehrerer Ernährungsfaktoren an Morbus Crohn und Colitis ulcerosa liefern würden.

Symptome chronisch entzündlicher Darmerkrankungen

Leitsymptom einer Colitis ulcerosa sind blutige Durchfälle. Ein akuter Schub äußert sich darüber hinaus in Appetitlosigkeit, Bauchschmerzen, Fieber und Gewichtsverlust. Beim Morbus Crohn steht Schmerzen im Bauchraum im Vordergrund. Auch breiig-wässrige Durchfälle (meist aber ohne Blut) kommen häufig vor. Viele Betroffene berichten über ein allgemeines Krankheitsgefühl, Müdigkeit, Leistungsschwäche, Appetitlosigkeit und Gewichtsverlust sowie eine erhöhte Infektanfälligkeit.

Komplikationen chronisch entzündlicher Darmerkrankungen

Eine chronisch entzündliche Darmerkrankung ist häufig mit einer Malnutrition verbunden. Vor allem bei Morbus-Crohn-Patienten mit einem großflächigen Befall des Dünndarms können die Fähigkeiten zur Nährstoffabsorption deutlich eingeschränkt sein. Proteine, Elektrolyte und Spurenelemente gehen dann großteils verloren (siehe Tab. 6.3). Auch Vitamine (insbesondere B_{12} und Folsäure) werden nicht immer ausreichend resorbiert. Ist der Bereich des terminalen Ileums betroffen, kommt es zu einer verminderten Gallensäureproduktion. In der Folge werden Nahrungsfette und fettlösliche Vitamine (Vitamin A und D) nicht ausreichend verwertet (Steatorrhö). Eine inadäquate Vitamin-D-Aufnahme hat wiederum negative Folgen für den Calciumhaushalt, wodurch das Risiko für eine Osteoporose steigt.

Tab. 6.3: Häufigkeit ausgewählter nutritiver Defizite bei Morbus Crohn und Colitis ulcerosa. Nach Hahn, Ströhle, Wolters 2006

Defizit/Veränderung	Morbus Crohn [%]	Colitis ulcerosa [%]
Gewichtsverlust	65–75	18–62
Hypoalbuminämie[1]	25–80	25–50
Intestinaler Eiweißverlust	75	+
Vitamin-B_{12}-Mangel	48	5
Folsäuremangel	54	36
Vitamin-C-Mangel	+	Nicht bekannt
Vitamin-A-Mangel	11	Nicht bekannt
Vitamin-D-Mangel	75	+
Calciummangel	13	+
Eisenmangel	39	81
Zinkmangel	+	+
Anämie	60–80	60
Metabolische Knochenerkrankung	+	+

[1] Das menschliche Blut enthält Eiweißkörper (Albumine). Sinkt der Albumingehalt im Blut unter 2,5 g/dl ab, kann das Körperwasser nicht mehr in Blutgefäßen gehalten werden: Es kommt zu Ödemen.

Lactoseintoleranz tritt häufig auf

» Viele Patienten mit einer chronisch entzündlichen Darmerkrankung entwickeln im Laufe der Zeit eine Lactoseintoleranz, teilweise kann auch eine Glutenunverträglichkeit auf der Basis einer chronisch entzündlichen Darmerkrankung entstehen. Die Nahrungsmittelunverträglichkeiten müssen bei der Ernährungstherapie selbstverständlich berücksichtigt werden (siehe Kap. 6.3 und 6.4).

Ernährungsmaßnahmen bei chronisch enzündlichen Darmerkrankungen

Eine kausale Therapie ist bei Colitis ulcerosa und Morbus Crohn aufgrund der mangelnden Kenntnis der genauen Ursachen bislang leider nicht möglich. Die Behandlung beschränkt sich daher auf die Symptome und hat folgende Ziele:

- Positive Beeinflussung der Symptomatik und des Krankheitsverlaufs,
- Verbesserung des Ernährungs- und Allgemeinzustandes,
- Erreichung möglichst langer Remissionsphasen sowie eine geringe Rückfallrate.

Ernährung im akuten Schub

Vordringliches Ziel der Ernährungstherapie im akuten Schub ist die Sicherstellung der Nährstoffversorgung. Häufig vertragen Patienten im Schub nur wenige Lebensmittel oder ernähren sich aus Angst vor Beschwerden sehr einseitig. Eine dadurch auftretende Nährstoffunterversorgung kann man durch Zusatznahrungen ausgleichen. Sowohl nährstoffdefinierte Formuladiäten (bilanzierte Diät, z. B. Clinutren, Nutricomp, Fresubin) als auch Präparate zur Energieanreicherung (z. B. Calogen, Liquigen, Duocal), stehen hierfür zur Verfügung.

Bei einer schweren Malnutrition oder starken Appetitlosigkeit/Übelkeit in akuten Phasen einer chronisch entzündlichen Darmerkrankung ist dieses Ziel teilweise nur durch künstliche Ernährung zu sichern (siehe Kap. 8.2).

Ernährung in der Remission

In der Phase der Remission oder bei einem nur leicht ausgeprägten Schub können sich Patienten mit chronisch entzündlichen Darmerkrankungen „normal" ernähren. Individuelle Vorlieben können und sollten, Nahrungsmittelunverträglichkeiten müssen dabei berücksichtigt werden. Von vielen Betroffenen werden z. B. Milch und Milchprodukte nicht vertragen und müssen dann vom Speisezettel gestrichen werden (siehe Kasten). Angestrebt werden sollte eine vitamin-, mineralstoff- und ballaststoffreiche Kost.

Patienten, die Angst vor Nahrungsmittelunverträglichkeiten haben, können auf das Prinzip der leichten Vollkost hingewiesen werden. Bei dieser an und für sich ausgewogenen und vollwertigen Ernährungsweise werden – ohne individuelles Ausprobieren – solche Lebensmittel weggelassen, die erfahrungsgemäß bei chronisch entzündlichen Darmerkrankungen häufig Unverträglichkeiten auslösen (siehe Tab. 6.4).

Bei Verdacht auf Mikronährstoffmängel kann die Gabe von Multivitamin-Multimineralstoff-Präparaten sinnvoll sein. Einer eventuellen Steatorrhö kann man durch Gabe von MCT-Fetten (mittelkettige Triglyceride) begegnen. Sie werden im Darm rasch resorbiert und benötigen hierfür keine Gallensäuren und Pankreaslipasen.

Einen positiven Effekt auf das Krankheitsgeschehen kann die Gabe von Omega-3-Fettsäuren haben (z. B. Fischölkapseln). In Studien konnte dadurch z. B. eine Gewichtszunahme und die Einsparung von Arzneimitteln bewirkt werden. Für eine allgemeine Empfehlung reicht die derzeitige Datenlage allerdings nicht aus.

Gleiches gilt für Probiotika, die in Studien ebenfalls positive Effekte bei Morbus Crohn und Colitis ulcerosa gezeigt haben.

Tab. 6.4: Auswahl geeigneter und weniger geeigneter Lebensmittel im Rahmen einer leichten Vollkost. Nach Kluthe 2002

Lebensmittelgruppe	Geeignete Lebensmittel	Ungeeignete Lebensmittel
Milch, Milchprodukte	Fettarme Milch, fettarme gesäuerte Milchprodukte (Joghurt, Dickmilch, Sauermilch), milde Käsesorten bis 45 % Fett i.Tr.	Vollmilch, vollfette gesäuerte Milchprodukte, Sahne, würzige und fette Käsesorten, Schimmelkäse
Fleisch, Fleischwaren	Magere Fleischsorten, fettarm zubereitet, milde, magere Wurstsorten (z. B. gekochter Schinken)	Fettes, geräuchertes, gepökeltes, scharf angebratenes Fleisch, fette und geräucherte Wurstsorten
Fisch, Fischwaren	Magere Süß- und Salzwasserfische, fettarm zubereitet, Schalen- und Krustentiere	Fette Fischsorten wie Aal, Hering, Lachs; geräucherter Fisch, Fischkonserven
Eier	Weichgekochte Eier, fettarme Eierspeisen	Hartgekochte Eier, fette und süße Eierspeisen, Mayonnaise
Brot, Backwaren	Altbackenes Brot, feine Vollkornbrote, Backwaren aus einfachen Rühr-, Hefe- oder Quark-Ölteigen, Obstkuchen ohne Sahne, einfache Kekse	Frisches Brot, grobe Vollkornbrote, frisches Hefegebäck, Sahnetorten, Blätterteig, Fettgebackenes

Tab. 6.4: Auswahl geeigneter und weniger geeigneter Lebensmittel im Rahmen einer leichten Vollkost. Nach Kluthe 2002 (Fortsetzung)

Lebensmittelgruppe	Geeignete Lebensmittel	Ungeeignete Lebensmittel
Getreideprodukte	Reis, Nudeln, Gries, Mehle, Stärkemehle, Getreideflocken	Keine Einschränkungen
Kartoffeln	Pell- und Salzkartoffeln, Kartoffelpüree, Klöße	Alle gebratenen oder in Fett ausgebackenen Kartoffelgerichte
Gemüse	Leichtverdauliche Gemüsesorten wie Karotte, Fenchel, Blumenkohl, Zucchini	Schwerverdauliche und blähende Sorten wie Lauch, Zwiebeln, Bohnen, Rettich
Obst	Reife, leichtverdauliche Sorten roh oder gekocht	Unreifes Obst, rohes Steinobst, Nüsse, Mandeln, Pistazien, Avocados
Gewürze	Frische und getrocknete Kräuter, milder Essig, Zitronensaft, mäßig Salz	Größere Mengen Pfeffer, Salz, Curry, Paprikapulver, Senf, Meerrettich, Zwiebel- und Knoblauchpulver, scharfe Gewürzmischungen
Getränke	Alle Teesorten, milder Kaffee, stilles Mineralwasser, Gemüsesäfte, Obstsaftschorle	Alkohol, kohlensäurehaltige Getränke (z. B. Cola), eisgekühlte Getränke

Das Wichtigste in Kürze

» Chronisch entzündliche Darmerkrankungen (CED) sind schubweise auftretende, wiederkehrende Entzündungen des Verdauungstraktes.
» Man unterscheidet zwischen Morbus Crohn und Colitis ulcerosa.
» Die Ursachen sind weitgehend unklar, behandelt wird daher symptomatisch.
» Im akuten Schub muss vor allem die Nährstoffversorgung sichergestellt werden. Häufig gelingt dies nur durch Gabe von bilanzierten Diäten. In besonders schweren Fällen muss künstlich ernährt werden.
» In der Remission sollte eine vitamin-, mineralstoff- und ballaststoffreiche Kost angestrebt werden.
» Nahrungsmittelunverträglichkeiten müssen berücksichtigt werden.
» Bei Verdacht auf Mikronährstoffmängel kann die Gabe von Multivitamin-Multimineralstoff-Präparaten sinnvoll sein.

6.6 Nahrungsmittelunverträglichkeiten

Unter der Bezeichnung Nahrungsmittelunverträglichkeiten werden verschiedene Reaktionen verstanden (siehe Abb. 6.6). Zum einen gehören dazu toxische Unverträglichkeiten, sprich Vergiftungen, wie sie durch den

Verzehr von Pilzen oder verdorbenen Speisen hervorgerufen werden. Zum anderen zählt man dazu nicht toxische Reaktionen. Darunter fallen die Nahrungsmittelallergie und die Nahrungsmittelintoleranz, die hier näher betrachtet werden sollen.

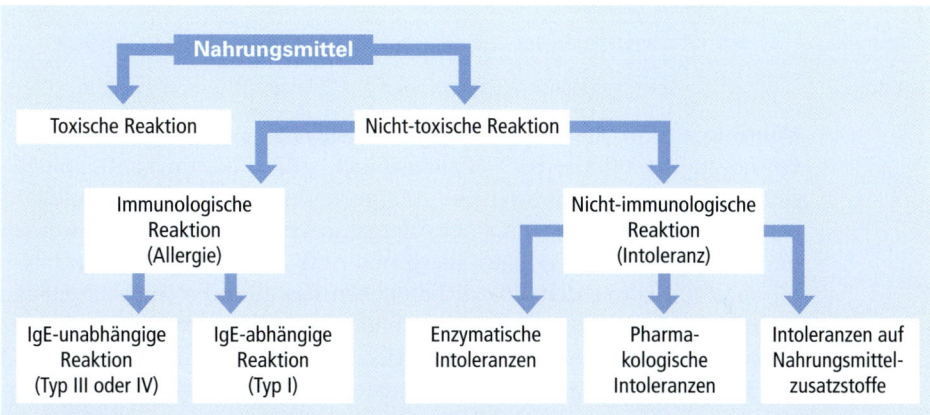

Abb. 6.6: Reaktionen bei Nahrungsmittelunverträglichkeiten

▌ Nahrungsmittelallergien

Pathogenese von Nahrungsmittelallergien

Eine Allergie gegen ein Lebensmittel liegt dann vor, wenn sein Genuss eine spezifische Immunantwort beim Betroffenen auslöst. Eine derartige Immunreaktion entwickelt sich erst durch mehrmaligen Kontakt mit dem auslösenden Nahrungsmittel(bestandteil), dem Antigen. Beim ersten Verzehr treten noch keine Symptome auf. Allerdings führt der Erstkontakt zur Sensibilisierung des Immunsystems. Bei erneuter Aufnahme des betreffenden Lebensmittels werden dann rasch spezifische Antikörper vom IgE-Typ ausgeschüttet, die die Allergiesymptomatik in Gang setzen: Es kommt zur Freisetzung von Mediatoren wie Histamin aus Mastzellen und darüber zu Reaktionen an verschiedenen Organsystemen. Von Hautreaktionen wie Pusteln über eine Rhinokonjunktivitis oder gastrointestinale Beschwerden wie Durchfall und Erbrechen bis hin zu Asthma, schweren anaphylaktischen Reaktionen oder sogar Kreislaufversagen können die Symptome reichen (siehe Tab. 6.5). Häufig berichten Patienten über Kribbeln, Brennen und Schwellungen im Mund- und Rachenraum.

Tab. 6.5: Symptome einer Nahrungsmittelallergie. Nach Hahn, Ströhle, Wolters 2006

Lokalisation	Symptome
Haut	Juckreiz, Nesselsucht, Quincke-Syndrom, Ekzemverschlechterung
Magen-Darm-Trakt	Übelkeit, Erbrechen, Bauchschmerzen, Durchfall, Verstopfung, Blähungen
Atemwege	Asthma, Rhinokonjunktivitis, Kehlkopfschwellung, Husten
Sonstiges	Kopfschmerzen, Fieber, anaphylaktischer Schock, Verhaltensauffälligkeiten

Nahrungsmittel, die häufig Allergien auslösen

Grundsätzlich kann jedes Nahrungsmittel, jeder Nahrungsmittelinhaltsstoff und jedes Genussmittel eine Allergie auslösen. Allerdings gibt es Lebensmittel, die häufiger mit einer Allergie in Verbindung gebracht werden und solche mit einer geringen allergenen Aktivität. Häufige Allergieauslöser aus der Gruppe der pflanzlichen Lebensmittel sind z. B. Sellerie, Soja, Paprika, Erbsen, Beerenobst, Haselnüsse, Erdnüsse und Walnüsse. Bei Lebensmitteln tierischen Ursprungs weisen vor allem Hühnereier, Milch und Milchprodukte, Fisch und Meeresfrüchte ein erhöhtes allergisches Potenzial auf.

> ### Beispiel
>
> #### Hier können Erdnüsse versteckt sein
>
> Erdnüsse sind starke Allergene, die bei einzelnen Allergikern bereits in winzigen Mengen eine Reaktion hervorrufen können. Betroffene müssen daher sorgfältig bei der Lebensmittelauswahl vorgehen. Erdnüsse und daraus hergestellte Produkte wie Erdnussbutter, Erdnuss-Flips und Schokolade mit Erdnüssen sind natürlich tabu. Erdnüsse oder Spuren davon können aber auch in Müslis, Knabberartikeln, (vor)frittierten Lebensmitteln (z. B. Rösti, Chicken Snacks), Saucen (vor allem asiatische, mexikanische und afrikanische) enthalten sein. Kontaminationen sind darüber hinaus überall möglich, wo Erdnüsse verwendet werden, z. B. in Restaurants, Bäckereien und Eisdielen. Sogar Badeöle, Cremes und Shampoos können problematisch sein.

Kreuzreaktionen möglich

Welche Lebensmittel Probleme bereiten, hängt teilweise von der Verarbeitung ab. So verlieren Früchte durch Erhitzen häufig ihre allergieauslösenden Eigenschaften, während dies bei tierischen Lebensmitteln, Nüssen und Soja nicht der Fall ist. Außerdem besteht zwischen der Häufigkeit von Nahrungsmittelallergien und dem Lebensalter ein Zusammenhang. Zu den wichtigsten Nahrungsmittelallergenen bei Kindern zählen Kuhmilch, Hühnerei, Erdnüsse, Weizen und Nüsse. Im Erwachsenenalter spielt dagegen die pollenassoziierte Nahrungsmittelallergie eine bedeutende Rolle. Hierbei kommt es zu Reaktionen durch kreuzreaktive IgE-Antikörper gegen

pflanzliche Nahrungsmittel. So tritt z. B. bei 75 Prozent aller Birkenpollenallergiker eine Kreuzreaktion gegenüber Obst (z. B. Apfel), Nüssen und rohem Gemüse (v. a. Sellerie und Karotte) auf (siehe Tab. 6.6).

Tab. 6.6: Kreuzreaktionen zwischen Inhalataionsallergenen und Nahrungsmitteln. Nach Hahn, Ströhle, Wolters 2006

Inhalationsallergen	Nahrungsmittel
Birken-/Erlen-/Haselpollen	Walnuss, Haselnuss, Mandel, Apfel, Birne, Kirsche, Aprikose, Pfirsich, Kiwi
Beifußpollen	Sellerie, Karotte, Fenchel, Pastinake, Paprika, Anis, Dill, Koriander, Kümmel, Kamille, Sonnenblumenkerne
Gräser-/Roggenpollen	Tomate, Melone, (Erdnuss, Getreide)
Traubenkrautpollen	Melone, Banane
Hausstaubmilben	Schalentiere inkl. Schnecken
Latex	Avocado, Banane, Marone, Kiwi, Papaya, Feige, Spinat, Tomate, Kartoffel
Vogelfeder	Hühnerei
Pollen allgemein	Honig

Ernährungsmaßnahmen zur Prävention und Therapie

Die wichtigste Präventionsmaßnahme zur Reduktion des Nahrungsmittelal-
lergierisikos von Kindern ist Stillen. Hat ein Säugling bereits eine bekannte
Nahrungsmittelallergie, muss die stillende Mutter selbst das entsprechende
Allergen meiden. Darüber hinaus sollte sie bei allergiegefährdeten Kindern
(wenn bereits Allergien in der Familie bekannt sind) auf besonders potente
Allergene wie Soja oder Hühnerei weitgehend verzichten. Ist Stillen nicht
möglich, sollte bei allergiegefährdeten Kindern eine hypoallergene Säuglingsmilchnahrung verwendet werden (siehe Kap. 3.3).

Die Behandlung einer Nahrungsmittelallergie besteht in der Meidung
des auslösenden Allergens. Bei einer Allergie, die sich nur gegen ein oder
wenige Lebensmittel richtet, lässt sich der Speiseplan in der Regel durch
geschickte Auswahl so gestalten, dass trotz des Wegfalls eine vollwertige Ernährung möglich ist. Bei einer Weizenallergie können z. B. andere
Getreidesorten wie Roggen oder Hafer geeignet sein, bei einer Eiallergie
als Protein-Ersatz Fleisch, Fisch und Hülsenfrüchte dienen. Bei Allergien
gegen mehrere Grundnahrungsmittel sollte allerdings eventuell der Einsatz von Nahrungsergänzungsmitteln erwogen werden, um Defizite zu
vermeiden.

Kennzeichnungspflicht von Lebensmitteln

Problematisch für viele Lebensmittelallergiker sind weniger die allergie-auslösenden Lebensmittel selbst als vielmehr Speisen, in denen diese Lebensmittel verarbeitet werden, die versteckten Allergene. Wer vermutet z. B. Milch in Apfelsaft oder in Wurstwaren? Und wer denkt an Surimi in Fleischgerichten? Früher galt bei verarbeiteten Lebensmitteln die soge-nannte 25-Prozent-Regel, nach der nur diejenigen Zutaten, die mengen-mäßig mehr als 25 Prozent des Produkts ausmachten, angegeben werden mussten. Diese Regel war für Allergiker, bei denen ja oft winzige Mengen des auslösenden Allergens bereits Symptome verursachen, unzureichend und wurde mittlerweile verschärft. Seit Ende 2004 müssen auf den Eti-ketten aller fertig verpackten Lebensmittel auf dem EU-Markt sämtliche Inhaltsstoffe angegeben werden, die gesundheitsgefährdend für allergische Personen sein können. Die Kennzeichnungspflicht betrifft vierzehn Grup-pen von allergieauslösenden Stoffen. Dazu gehören glutenhaltiges Getreide, Schalenfrüchte wie Hasel- oder Walnuss, Milch inklusive Milchzucker, Eier und Fisch. Ebenso müssen aus diesen Allergenen hergestellte Zutaten auf dem Etikett ausgewiesen werden. Von der Regelung ausgenommen sind nur Zutaten, die zwar von Allergenen stammen, aber keine allergischen Reaktionen hervorrufen. Dazu zählen zum Beispiel der aus Weizen gewon-nene Glucosesirup, Öle aus Senf, Sellerie oder Soja sowie eine Reihe von Milch-, Ei- und Fischprodukten.

| Nahrungsmittelintoleranzen

Der Begriff der Nahrungsmittelintoleranz steht für eine wiederholt zu beob-achtende abnorme Reaktion des Körpers auf die Zufuhr eines Lebensmit-tels oder Lebensmittelbestandteils – ohne Beteiligung des Immunsystems. Ursachen für Nahrungsmittelintoleranzen können Enzymmängel sein (z.B. Lactoseintoleranz) oder Reaktionen auf den exzessiven Genuss von Lebens-mitteln, die gefäß- und psychoaktive Stoffe enthalten (pharmakologische Intoleranzen). Zu diesen Lebensmitteln gehören insbesondere solche mit ei-nem hohen Anteil biogener Amine (z.B. Histamin und Tyramin) wie Fisch, Käse, Hefeextrakt, Sauerkraut und Wein. Auch Lebensmittelzusatzstoffe kön-nen Intoleranzen auslösen. Die hier zugrunde liegenden Mechanismen sind noch weitgehend unbekannt. Ein Zusatzstoff, der immer wieder als Auslöser von Nahrungsmittelintoleranzen diskutiert wird, ist der Geschmacksverstär-ker Glutamat (China-Restaurant-Syndrom). Wissenschaftlich belegt ist ein entsprechender Zusammenhang allerdings nicht. In seltenen Fällen können Intoleranzen zudem durch psychische Faktoren wie starke Abneigung gegen ein Lebensmittel ausgelöst werden. Wenn sich jemand z. B. vor Zwiebeln ekelt und sagt, er vertrage Zwiebeln nicht, muss das also keine Ausrede sein, um sich vor dem Verzehr zu drücken. Die Symptome einer Nahrungsmittelintoleranz entsprechen in vielen Fällen denen einer Allergie. Intoleranzen werden daher teilweise auch als Pseudoallergien bezeichnet. Für ihre Behandlung gilt dasselbe wie für die echte Allergie: Den Auslöser meiden. Allerdings werden bei einer Intoleranz oft geringe Mengen vertragen und nur der Genuss größerer Portionen ist problematisch. Hier hilft vorsichtiges Austesten.

Das Wichtigste in Kürze

» Eine Nahrungsmittelallergie beruht auf einer Immunreaktion auf einen oder mehrere Nahrungsmittelinhaltsstoffe.
» Zu den wichtigsten Nahrungsmittelallergenen bei Kindern zählen Kuhmilch, Hühnerei, Erdnüsse, Weizen und Nüsse.
» Im Erwachsenenalter sind pollenassoziierte Nahrungsmittelallergien häufig, z. B. sind Birkenpollenallergiker meist auch auf Obst (z. B. Apfel), Nüsse und rohes Gemüse (v. a. Sellerie und Karotte) allergisch.
» Die wichtigste Präventionsmaßnahme für Nahrungsmittelallergien ist Stillen. Zur Behandlung bleibt nur die Allergenkarenz.
» Bei Allergien auf mehrere Grundnahrungsmittel sollte an die Gabe von Nahrungsergänzungsmitteln gedacht werden, um Nährstoffdefizite zu vermeiden.
» Nahrungsmittelintoleranzen wirken sich ähnlich aus wie -allergien, allerdings ohne Beteiligung des Immunsystems.
» Lebensmittel, die häufiger eine Intoleranz hervorrufen, sind Fisch, Käse, Hefeextrakt, Sauerkraut und Wein.
» Auch bei einer Intoleranz bleibt als Behandlung nur das Meiden des Auslösers.

Übungen

Fragen

6.1: Wichtigste Maßnahme bei einer akuten Diarrhö ist?
a) Der Ersatz von Flüssigkeit und Energie
b) Der Ersatz von Kohlenhydraten und Elektrolyten
c) Der Ersatz von Flüssigkeit und Elektrolyten

6.2: Warum eignen sich Getränke, die neben Mineralstoffen auch Zucker enthalten, besonders gut zur Rehydratation?
a) Weil die Resorption von Natrium und Glucose im Darm mittels eines Symporters erfolgt und diese Getränke somit schneller aufgenommen werden.
b) Weil bei Durchfall die Darmflora geschädigt wird und diese mithilfe des zugeführten Zuckers schneller wieder aufgebaut wird.
c) Weil Wasser nur gemeinsam mit Glucose aus dem Darm ins Blut aufgenommen werden kann.

Übungen (Fortsetzung)

6.3: *Welcher der genannten Faktoren ist kein typischer Auslöser einer Obstipation?*
a) Antibiotikatherapie
b) Bewegungsmangel
c) Darmverschluss

6.4: *Wodurch wirken wasserlösliche Ballaststoffe einer Verstopfung entgegen?*
a) Sie verlängern die Stuhltransitzeit.
b) Sie erhöhen aufgrund ihres Wasserbindungsvermögens die Kotmenge und regen darüber die Darmbewegung an.
c) Sie verringern die Bakterienmasse im Dickdarm.

6.5: *Wie viel Leinsamen oder Weizenkleie sollte man anfangs täglich zu sich nehmen, um einen abführenden Effekt zu erzielen?*
a) 5 g
b) 10 g
c) 20 bis 30 g

6.6: *Wie bezeichnet man eine gluteninduzierte Enteropathie, die erst im Erwachsenenalter auftritt?*
a) Zöliakie
b) Einheimische Sprue
c) Tropische Sprue

6.7: *Welches der genannten Lebensmittel ist glutenfrei?*
a) Weizenkleie
b) Roggenbrötchen
c) Maiskolben

6.8: *Wie hoch darf bei einem Lebensmittel mit der Deklaration „glutenfrei" laut EG-Verordnung Nr. 41/2009 der maximale Glutenanteil sein?*
a) < 20 mg/kg
b) < 50 mg/kg
c) < 100 mg/kg

6.9: *Welches Enzym ist für die Spaltung von Lactose in Glucose und Galactose verantwortlich?*
a) α-Galactosidase
b) β-Galactosidase
c) β-Glucosidase

Übungen (Fortsetzung)

6.10: Welche der nachfolgenden Aussagen ist falsch?
a) Eine Milchzuckerunverträglichkeit tritt vor allem bei Säuglingen auf und verwächst sich mit zunehmendem Alter.
b) In asiatischen Populationen beträgt die Prävalenz für eine Lactoseintoleranz 50 bis 100 Prozent.
c) Lactose ist das dominierende Kohlenhydrat in der Milch.

6.11: Für welchen Mineralstoff weisen Personen mit Lactoseintoleranz häufig ein Defizit auf?
a) Magnesium
b) Calcium
c) Kalium

6.12: Welche Fettsäuren haben sich bei chronisch entzündlichen Darmerkrankungen in Studien als positiv für das Krankheitsgeschehen erwiesen?
a) Trans-Fettsäuren
b) Omega-3-Fettsäuren
c) Omega-6-Fettsäuren

6.13: Welches der genannten Lebensmittel ist im Rahmen einer leichten Vollkost eher ungeeignet?
a) Gedünstetes Karottengemüse
b) Kartoffelpüree
c) Geräucherter Aal

6.14: Mit welchen Pollenarten wird häufig eine Kreuzreaktion mit Apfel beobachtet?
a) Gräserpollen
b) Beifußpollen
c) Birken-/Erlen-/Haselpollen

6.15: Welche Lebensmittel führen häufig zu einer pharmakologischen Intoleranz aufgrund ihres hohen Anteils biogener Amine?
a) Fisch, Käse, Hefeextrakt
b) Hühnerei, Milch und Milchprodukte
c) Haselnüsse, Beerenobst, Soja

Lösungen siehe Anhang.

7 Ernährung bei Gefäß- und Knochenerkrankungen

Atherosklerotische Erkrankungen wie Herzinfarkt und Schlaganfall führen schon seit Jahren die Todesstatistik der westlichen Industrienationen an. Für ihre Entstehung ist zu einem guten Teil ein ungesunder Lebensstil bzw. eine falsche Ernährung verantwortlich. Wie einer Atherosklerose mithilfe von Ernährungsmaßnahmen vorgebeugt bzw. sie behandelt werden kann, ist das erste Thema von Kapitel 7. Thema 2 ist die Prävention und Ernährungstherapie der Osteoporose, einer Krankheit, die in unserer zunehmend älter werdenden Gesellschaft ebenfalls eine immer wichtigere Rolle spielt. Als drittes Thema wird beleuchtet, inwieweit sich die rheumatoide Arthritis über die Ernährung beeinflussen lässt.

7.1 Ernährung bei Atherosklerose

Unter einer Atherosklerose (auch Arteriosklerose oder umgangssprachlich Arterienverkalkung) versteht man degenerative Prozesse an den Arterienwänden. Aus bislang noch nicht vollständig geklärten Gründen kommt es zur Ablagerung von Stoffwechselprodukten (vor allem Fettsäuren und Cholesterin), Zellwucherungen und Entzündungsreaktionen. Die elastischen Muskelzellen der Gefäßwände werden nach und nach in festes Bindegewebe umgewandelt, was zu einer Verhärtung und Verdickung der Gefäße führt. In der Folge verlieren sie zunehmend ihre Fähigkeit, Blut zu transportieren. Im Endstadium sind Gefäßulzerationen, Verkalkung und Thrombusbildung charakteristisch. Je nach Lokalisation dieser Veränderungen können Schäden am Herz (Herzinfarkt), im Gehirn (Schlaganfall) oder in der Peripherie (periphere arterielle Verschlusskrankheit) resultieren.

❙ Risikofaktoren für eine Atherosklerose

Zu einem gewissen Grad ist die Atherosklerose ein natürlicher Alterungsprozess. Es gibt jedoch viele Faktoren, die die degenerativen Gefäßveränderungen begünstigen. Zu den Risikofaktoren zählen Rauchen, Hypercholesterolämie, arterieller Bluthochdruck, erhöhte Triglyceridspiegel, ein erhöhter Homocysteinspiegel, Adipositas, Diabetes mellitus, Bewegungsmangel und chronischer Stress. Vor allem Störungen im Fettstoffwechsel (siehe Tab. 7.1) wirken sich negativ auf die Arteriengesundheit aus – und lassen sich über die Ernährung positiv beeinflussen.

Tab. 7.1: Richtgrößen für die Blutfettwerte. Lipid-Liga e.V.

Fettfraktion	Sollwert	Erhöhtes Risiko
Gesamtcholesterol	< 200 mg/dl	≥ 240 mg/dl[1]
LDL-Cholesterol	< 100 mg/dl	≥ 160 mg/dl[1]
HDL-Cholesterol	> 40 mg/dl	≤ 40 mg/dl
Quotient aus Gesamtcholesterol und HDL	< 5	> 5
Triglyceride	< 150 mg/dl	≥ 150 mg/dl

[1] Die Lücke zwischen wünschenswert und erhöhtem Risiko gilt als grenzwertig.

Ernährungsempfehlungen zur Prävention der Atherosklerose

Die Ernährungsempfehlungen zur Prävention einer Atherosklerose entsprechen den allgemeinen Empfehlungen für eine gesunde Ernährungsweise. Das heißt, die Nahrung sollte reichlich Obst, Gemüse, Hülsenfrüchte und Vollkornprodukte enthalten. Nüsse und Fisch sollten aufgrund ihrer positiven Effekte auf die Blutfettwerte ebenfalls regelmäßig auf dem Speiseplan stehen. Eine solche Ernährung ist – in Verbindung mit ausreichend Bewegung – nicht nur dazu geeignet, um Übergewicht und Adipositas zu vermeiden, sondern kann auch den Fettstoffwechsel und den Blutdruck günstig beeinflussen.

Ernährungsempfehlungen zur Therapie der Atherosklerose

Liegt bereits eine Fettstoffwechselstörung vor, sollte bei Personen mit Übergewicht zunächst eine Gewichtsnormalisierung angestrebt werden. Außerdem sollte die Fettzufuhr modifiziert werden. Die International Task Force for Prevention of Coronary Heart Disease empfiehlt bei einer Hypercholesterolämie.

- eine eingeschränkte Gesamtfettzufuhr (25 bis maximal 35 Prozent der Gesamtenergiezufuhr),
- eine verminderte Aufnahme gesättigter Fettsäuren und Transfettsäuren (bis zu 10 Prozent der Gesamtenergiezufuhr, bei Personen mit erhöhtem LDL-Cholesterin bis zu 7 Prozent),

- eine erhöhte Aufnahme von einfach ungesättigten Fettsäuren (zwischen 10 und 15 Prozent der Gesamtenergiezufuhr; bei Personen mit regelmäßiger körperlicher Aktivität, die bis zu 35 Prozent Fett pro Tag verzehren können, kann die Aufnahme einfach ungesättigter Fettsäuren bis zu 20 Prozent betragen),
- eine moderate Aufnahme von mehrfach ungesättigten Fettsäuren (7 bis 10 Prozent der Gesamtenergiezufuhr),
- eine begrenzte Cholesterolaufnahme aus der Nahrung (weniger als 300 mg, bei erhöhtem LDL-Cholesterin weniger als 200 mg),
- eine hohe Zufuhr von kohlenhydratreichen Lebensmitteln (mindestens 50 Prozent der Gesamtenergiezufuhr) mit hohem Ballaststoffgehalt (mindestens 25 g pro Tag).

Personen mit Hypertriglyceridämie sollten neben der beschriebenen Modifikation der Fettzufuhr den Verzehr zuckerreicher Lebensmittel bzw. von Lebensmitteln mit hohem glykämischem Index einschränken. Dafür sollten sie ihren Fischkonsum erhöhen. Geeignet sind vor allem fettreiche Fischsorten wie Hering, Makrele und Sardine (siehe Tab. 7.2). Alkohol sollten Personen mit Hypertriglyceridämie im Gegensatz zu Personen mit einer Hypercholesterolämie meiden. Bei Hypercholesterolämie gilt ein moderater Alkoholkonsum (maximal 10 g pro Tag für Frauen und 20 g pro Tag für Männer) als tolerabel, verschiedenen Studien zufolge sogar als wünschenswert.

Tipp für die Praxis

Die Anforderungen an die Fettmodifikation zu erfüllen, erscheint auf den ersten Blick recht kompliziert. Sie lassen sich aber grob auf einen einfachen Nenner bringen: Insgesamt ist eine mediterrane und gleichzeitig leicht fettreduzierte Kostform gut geeignet, sie zu erfüllen. Mit diesem Tipp können Sie Betroffene in die richtige Richtung weisen.

Tab. 7.2: Empfehlungen zur Lebensmittelauswahl bei Hypercholesterolämie. Nach The International Task Force for Prevention of Coronary Heart Disease

Lebensmittel	Geeignet	Bedingt geeignet	Ungeeignet
Getreideprodukte	Vollkornbrot, -teigwaren, -reis, zucker- und salzarme Vollkorn-Cerealien	Kuchen und Kekse aus Vollkornmehl	Auszugsmehlprodukte, Croissants
Milchprodukte, Eier	Magermilch und -produkte, fettarme Käsesorten < 20% Fett i. Tr.	Fettarme Milch und -produkte, Käsesorten bis 30% Fett i. Tr., zwei Eier pro Woche	Vollmilch und -produkte, Kondensmilch, fette Käsesorten

Tab. 7.2: Empfehlungen zur Lebensmittelauswahl bei Hypercholesterolämie. Nach The International Task Force for Prevention of Coronary Heart Disease (Fortsetzung)

Lebensmittel	Geeignet	Bedingt geeignet	Ungeeignet
Fleisch, Wurst	Pute, Huhn (ohne Haut), Kalb, Wild, Kaninchen	Mageres Rind-, Lamm- und Schweinefleisch, magerer Schinken, Geflügelwurst, Leber bis zu zweimal im Monat	Ente, Gans, Haut vom Geflügel, alle Fleischsorten mit sichtbarem Fett, Würstchen, Salami, Fleischpastete,
Fisch und Meeresfrüchte	Seelachs, Kabeljau, Hering, Lachs, Makrele, Austern	Miesmuscheln, Hummer, Scampi	Garnelen, Krabben, Tintenfisch
Gemüse, Hülsenfrüchte, Obst	Alle frischen oder tiefgefrorenen Gemüse und Hülsenfrüchte, Kartoffeln, frisches und tiefgefrorenes Obst (als Konserve ungesüßt)	Bratkartoffeln (wenn sie mit empfehlenswerten Fetten zubereitet werden)	Kartoffeln oder Gemüse, wenn sie mit ungeeignetem Fett gebraten werden, Kartoffelchips, gesalzene Gemüsekonserven
Fette	Einfach ungesättigte Öle (z.B. Olivenöl), mehrfach ungesättigte Öle (z.B. Sonnenblumenöl), ungehärtete Margarine mit hohem Anteil ungesättigter Fettsäuren		Butter, Schmalz, Bratfett, Kokosfett, gehärtete Margarine, hydrogenierte Fette
Nüsse	Walnüsse, Mandeln, Haselnüsse, Maronen, Erdnüsse	Paranüsse, Pistazien	Cashewnüsse, Kokosnuss, gesalzene Nüsse

▌ Nahrungsergänzung bei Atherosklerose

Der Markt an Nahrungsergänzungsmitteln und diätetischen Lebensmitteln für Patienten mit Atherosklerose ist riesig. Für Sie in der Apotheke sind diese Präparate aus unternehmerischer Sicht interessant. Ob sie tatsächlich einen gesundheitlichen Benefit für Ihre Kunden haben, steht auf einem anderen Blatt. Eine offizielle Empfehlung für eines oder mehrere dieser Präparate zur Primärprävention der Gefäßveränderungen bzw. zur Sekundärprävention von Herzinfarkt und Schlaganfall gibt es bislang nicht. Allerdings gibt es Studien, die Hinweise auf positive Effekte für verschiedene in den Präparaten enthaltene Nahrungsfaktoren gezeigt haben.

B-Vitamine

Ein Stoffwechselprodukt, das in den vergangenen Jahren im Zusammenhang mit der Atherosklerose zunehmend an Bedeutung gewonnen hat, ist

Homocystein. Erhöhte Blutspiegel des aus der Aminosäure Methionin im Körper gebildeten Homocysteins gelten erwiesenermaßen als ein unabhängiger Risikofaktor für atherosklerotische Erkrankungen. Entgegenzuwirken versucht man ihm mithilfe von B-Vitaminen. Hintergrund hierfür sind die Reaktionswege, über die Homocystein abgebaut wird. Sie stehen unter dem Einfluss der Vitamine B_6, B_{12} und Folsäure. Zu hohe Homocysteinwerte sind daher nicht nur ein Risikofaktor für Atherosklerose, sondern auch ein sensitiver Marker für einen Mangel an den Vitaminen B_6, B_{12} und Folsäure.

Vor allem bei älteren Menschen sowie bei Personen, bei denen es durch die Einnahme von Arzneimitteln zu einer Störung der Resorption und Verwertung der Vitamine B_6, B_{12} und Folsäure kommt, sollte daher auf eine adäquate Versorgung mit diesen Vitaminen geachtet werden. Da insbesondere im Fall von Folsäure eine Versorgung über die Nahrung schwierig ist, kann hier eine Supplementation empfehlenswert sein.

Inwieweit sich durch entsprechende Supplemente die Gefäßgesundheit verbessern und Herzinfarkt und Schlaganfall vorbeugen lässt, ist allerdings nicht abschließend geklärt.

Antioxidanzien

Die bei einer Atherosklerose stattfindenden Gefäßveränderungen werden unter anderem durch oxidativen Stress begünstigt und fördern ihrerseits die Entstehung freier Radikale. Antioxidanzien spielen daher bei der Prävention der Gefäßveränderungen eine wichtige Rolle. Aus zahlreichen epidemiologischen Studien lässt sich ableiten, dass eine unzureichende Versorgung mit Antioxidanzien das Atherosкleroserisiko erhöht. Umgekehrt gibt es verschiedene Studien, die eine Verringerung des Risikos für Herzinfarkt und Schlaganfall bei einer guten Versorgungslage gezeigt haben. Ob eine gesteigerte Zufuhr darüber hinaus einen präventiven Stellenwert hat, wird dagegen kontrovers diskutiert. Empfehlenswert sind Antioxidanzien in Form von Supplementen somit derzeit nur für Patienten, bei denen es aufgrund ihrer Ernährung oder einer Arzneimitteltherapie möglicherweise zu einer ungenügenden Versorgung kommt.

Omega-3-Fettsäuren

Eine besondere Bedeutung im Hinblick auf den Lipidstoffwechsel und die Prävention einer Atherosklerose wird Omega-3-Fettsäuren zugesprochen. Eine Ernährung, die reich an Fischölen bzw. den darin enthaltenen Omega-3-Fettsäuren ist, hat sich in einer Vielzahl von Studien als positiv für die Herzgesundheit erwiesen. Der regelmäßige Verzehr von Seefisch wird somit auch von der Deutschen Gesellschaft für Ernährung sowie von verschiedenen medizinischen Fachgesellschaften empfohlen. Viele Menschen schaffen es allerdings nicht, die geforderte Fischmenge zu verzehren. Sind für sie Supplemente sinnvoll? Für die Primärprävention einer Atherosklerose reicht die Studienlage bislang nicht aus, um diese Frage mit ja oder nein zu beantworten. Untersucht wurde der Einfluss von Omega-3-Fettsäuren bislang vor allem zur Sekundärprävention von Herzinfarkt und Schlaganfall bei bestehender Atherosklerose. Hier gibt es auch Hinweise für eine positiveWirkung.

Phytosterine

Die in pflanzlichen Lebensmitteln vorkommenden Phytosterine haben dasselbe molekulare Grundgerüst wie Cholesterol. Mit einer gemischten Kost verzehrt ein Europäer im Durchschnitt etwa ein halbes Gramm Phytosterine täglich. Eine höhere Zufuhr von 2 bis 3 g/d hat sich in Studien als effektiv zur Cholesterolsenkung erwiesen. Ausgehend hiervon sind Präparate, die mit Phytosterinen angereichert sind, für Atherosklerosepatienten mit einer diagnostizierten Fettstoffwechselstörung interessant. Großangelegte Studien hierzu fehlen bislang allerdings.

Ballaststoffe

Eine cholesterolsenkende Wirkung wird auch Ballaststoffen zugeschrieben. Eine Reihe von Studien konnte entsprechende Effekte zeigen, wobei sich insbesondere lösliche Ballaststoffe aus Hafer, Bohnen und Obst als wirksam erwiesen. Inwieweit eine erhöhte Ballaststoffzufuhr das Risiko für Herzinfarkt und Schlaganfall bei Atherosklerosepatienten senken kann, ist bislang aber noch nicht abschließend geklärt.

Das Wichtigste in Kürze

» Unter einer Atherosklerose versteht man degenerative Prozesse an den Arterienwänden.

» Ein wichtiger Risikofaktor für die Entstehung sind Störungen im Fettstoffwechsel.

» Bei bestehender Fettstoffwechselstörung gilt es zum einen mögliches Übergewicht zu reduzieren, zum anderen muss die Fettzufuhr zugunsten komplexer Kohlenhydrate (Obst, Gemüse, Vollkornprodukte) eingeschränkt und modifiziert werden.

» Fettreicher Seefisch sollte regelmäßig verzehrt werden, ggf. können stattdessen Omega-3-Fettsäuren in Form von Supplementen sinnvoll sein.

» Bei Personen mit einem erhöhten Homocysteinspiegel bzw. bei Verdacht auf einen Mangel an den Vitaminen B_6, B_{12} und Folsäure, sollte supplementiert werden.

» Eine gute Versorgung mit Antioxidanzien ist wichtig. Ggf. kann auch hier eine Supplementation sinnvoll sein.

7.2 Ernährung bei Osteoporose

Die Osteoporose zählt laut Weltgesundheitsorganisation zu den zehn häufigsten Erkrankungen überhaupt. In Deutschland sind derzeit mehr als sechs Millionen Frauen und mehr als eine Million Männer davon betroffen. Bis zum Jahr 2020 wird mit einer Verdoppelung der Erkrankungsfälle gerechnet. Das ist nicht nur für die Betroffenen selbst eine Katastrophe, sondern auch aus volkswirtschaftlicher Sicht: Über fünf Mrd. Euro geben wir jährlich für die Behandlung der Osteoporose und ihrer Folgeerkrankungen aus.

▌Knochenstoffwechsel und Definition der Osteoporose

Das menschliche Knochengewebe besteht zu etwa 80 Prozent aus anorganischen Verbindungen, großteils Calciumphosphate, die als Hydroxylapatit vorliegen. Es ist wesentlich für die Stabilität des Skeletts verantwortlich. Das organische Knochenmaterial besteht vor allem aus Kollagen, das dem Knochen Elastizität verleiht. Auf zellulärer Ebene lassen sich zwei wesentliche Zelltypen unterscheiden: knochenaufbauende Osteoblasten und knochenabbauende Osteoklasten. Beide stehen unter der Kontrolle von Hormonen, Wachstumsfaktoren und Zytokinen. Neben Calcitonin und Parathormon ist insbesondere Calcitriol (die aktive Vitamin-D-Form) an der Regulation des Knochenstoffwechsels beteiligt. Daneben beeinflussen unter anderem Glucocorticoide, Estrogene und Androgene die Aktivität der Knochenzellen.

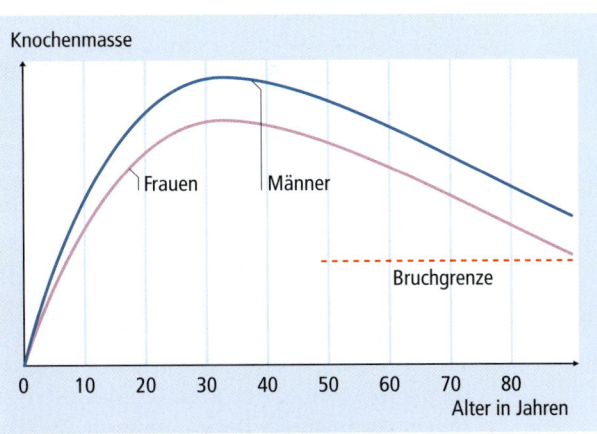

Abb. 7.1: Veränderung der Knochenmasse bei Frauen und Männern mit zunehmendem Alter

Im Kindes- und Jugendalter dominieren die knochenaufbauenden Prozesse, sodass seine Größe und sein Mineralgehalt zunehmen. Bis zum 20. Lebensjahr werden etwa 90 Prozent der maximalen Knochenmasse (peak bone mass) angelegt. Ihren Spitzenwert erreicht sie im Verlauf des dritten Lebensjahrzehnts, danach übersteigt der Knochenabbau die Knochenneubildung und die Knochendichte nimmt ab (siehe Abb. 7.1).

Unterschreitet die Knochendichte bestimmte Grenzwerte, spricht man von Osteopenie (präklinische Osteoporose) bzw. klinisch manifester Osteoporose.

Ursachen der Osteoporose

Für die Entstehung der Osteoporose spielen neben dem altersabhängigen Knochenmasseverlust insbesondere postmenopausale Änderungen im Hormonstoffwechsel eine Rolle. Frauen haben generell ein größeres Osteoporoserisiko als Männer, da sie postmenopausal kein Estrogen mehr bilden. Durch den Hormonverlust wird die Bildung knochenabbauender Zytokine angeregt und die Sekretion von Calcitonin aus der Schilddrüse gehemmt. In der Folge wird vermehrt Calcium aus dem Knochen in die Blutbahn abgegeben. Dadurch wird wiederum die Parathormon-Sekretion gehemmt, wodurch in der Niere die Bildung von Calcitriol unterdrückt und die renale Ausscheidung von Calcium gesteigert wird. Insgesamt resultieren eine negative Calciumbilanz und ein gesteigerter Knochenmasseabbau.

Ernährungsempfehlungen zur Prävention und Therapie der Osteoporose

Calcium

Der Zusammenhang zwischen Menopause und Osteoporose ist seit langem bekannt. Jahrzehntelang war die Osteoporoseprophylaxe neben der Behandlung von Menopausenbeschwerden ein wichtiges Argument für den breiten Einsatz der Hormonersatztherapie. Inzwischen wird diese Maßnahme jedoch zunehmend kritisch betrachtet und nur noch nach sorgfältiger Nutzen-Risiko- Abwägung angewendet. Umso wichtiger ist die Beachtung von Lebensstilfaktoren, die einem Knochenmasseverlust vorbeugen bzw. ihn bremsen. Neben regelmäßiger Bewegung spielt die Ernährung dabei eine entscheidende Rolle. Der Fokus liegt insbesondere auf Calcium und Vitamin D.

Calcium ist das beim Knochenaufbau dominierende Mengenelement (siehe auch Kap. 2.2). Etwa 1200 g des Mineralstoffs trägt ein Erwachsener in seinen Knochen. Um diese Menge aufrecht zu erhalten, sollten Erwachsene nach den Empfehlungen der Deutschen Gesellschaft für Ernährung

1000 mg Calcium pro Tag mit der Nahrung zu sich nehmen. Bei Kindern und Jugendlichen liegen die Zufuhrempfehlungen zwischen 600 (1 bis 4 Jahre) und 1200 mg/d (13 bis 19 Jahre). Bilanzstudien zufolge könnten sie jedoch höher sein. In ihnen wurde die für den maximalen Knochenaufbau erforderliche Calciummenge bei Kindern im Alter zwischen zwei und acht Jahren mit 1600 mg/d beziffert. Bedenkt man, dass schon die DGE-Empfehlungen von vielen Kindern nicht erfüllt werden, zeigt sich hier eine deutliche Versorgungslücke, die im Hinblick auf die Knochengesundheit verbessert werden sollte.

Bei Erwachsenen lässt sich durch eine gesteigerte Calciumzufuhr keine Zunahme der maximalen Knochenmasse mehr erzielen. Beobachtungsstudien zufolge hat eine Calciumzufuhr zwischen 1000 und 1800 mg/d jedoch einen günstigen Effekt auf die Knochendichte und das Frakturrisiko.

Tipp für die Praxis

Calcium wird am besten nicht in einer großen Portion, sondern über den Tag verteilt zugeführt. So kann der Darm den Mineralstoff aus der Nahrung besser aufnehmen.

Liegt bereits eine Osteoporose vor, dient eine Verbesserung der Calciumversorgung dazu, einen weiteren Knochenmasseverlust und darüber das Frakturrisiko zu minimieren. Im Rahmen einer Osteoporosetherapie wird Calcium in der Regel in Form von Supplementen zugeführt. Die Studienlage zum Nutzen von Calcium bei Osteoporose ist allerdings insgesamt uneinheitlich.

Beispiel

So lässt sich der Calciumtagesbedarf decken

1 Glas Milch (200 ml):	ca. 250 mg
1 l calciumhaltiges Mineralwasser:	ca. 250 mg
2 Scheiben Emmentaler (45 % Fett i.Tr., 60 g):	ca. 600 mg
1 Portion Brokkoli (200 g):	ca. 200 mg

Vitamin D

Wesentlich für eine optimale Nutzung des angebotenen Calciums ist eine gleichzeitig adäquate Vitamin-D-Aufnahme. Das Vitamin fördert die Calciumaufnahme aus dem Darm, reduziert die Calciumausscheidung über die Niere und sorgt für eine bessere Einlagerung des Mineralstoffs in den Knochen. Darüber hinaus hat Vitamin D neueren Erkenntnissen zufolge selbst eine positive Wirkung auf die Muskulatur, die wesentlich dazu beiträgt, das Frakturrisiko zu senken. Um einen optimalen Osteoporoseschutz zu bieten, sollte die Vitamin-D-Zufuhr laut Studien bei Kindern 400 IE täglich betragen (10 µg). Für Erwachsene gibt der Dachverband für Osteologie als Richtlinie für die Zufuhr rund 800 IE Vitamin D pro Tag vor (20 µg). Diese Werte werden allerdings häufig nicht erreicht. Insbesondere in den kälteren Jahreszeiten, wenn die Sonneneinstrahlung zur Bildung von Vitamin D in der Haut nicht ausreicht, ist die Versorgungslage mit dem Vitamin vielfach unzureichend. Bei Verdacht auf eine solch unzureichende Versorgung sollte der Vitamin-D-Haushalt bestimmt und ggf. supplementiert werden.

Vitamin K, Folsäure, Vitamin B$_{12}$ und Phytoestrogene

Neben Calcium und Vitamin D kommt – wenn auch nicht in so großem Maß – weiteren Nährstoffen eine Bedeutung bei der Prävention und Therapie der Osteoporose zu. Dazu gehören Vitamin K, Fluorid, Folsäure, Vitamin B$_{12}$ und Phytoestrogene. Fluorid wird im Rahmen der Osteoporosetherapie teilweise in hochdosierter Form (bis zu 20 mg/Tag) verabreicht. Bei Personen mit erhöhten Homocysteinwerten wird zur Frakturprophylaxe die Supplementation von Folsäure (800 µg/d) und Vitamin B$_{12}$ (bis zu 100 µg/d) empfohlen. Für Vitamin K existieren keine speziellen Zufuhrempfehlungen. Die Vitamin-K-Aufnahme soll sich an den generellen Empfehlungen für gesunde Personen orientieren. Auch für Phytoestrogene gibt es bislang keine Zufuhrempfehlungen.

Einen Einfluss auf die Knochengesundheit sollen darüber hinaus Vitamin C, Magnesium, Natrium, Zink und Kupfer haben. Inwieweit eine optimierte Versorgung mit diesen Nährstoffen dazu beitragen kann, das Osteoporoserisiko zu senken, ist bislang allerdings unklar.

Alkohol und Kaffee in Maßen

» Ein exzessiver Alkoholkonsum fördert den Abbau von Knochenmasse und geht mit einem erhöhten Osteoporoserisiko einher. Ein mäßiger Alkoholkonsum wirkt sich dagegen nicht negativ auf die Knochengesundheit aus. Einige Beobachtungsstudien sprechen ihm sogar positive Effekte auf die Knochendichte zu. Auch Kaffee hat nach derzeitigem Erkenntnisstand vermutlich nur dann negative Auswirkungen auf die Knochendichte, wenn er langjährig in großen Mengen (> 500 ml/d) zugeführt wird und die Calciumversorgung parallel dazu erniedrigt ist. Ein moderater Kaffeekonsum ist dagegen unproblematisch.

Das Wichtigste in Kürze

» Von Osteoporose spricht man, wenn die knochenabbauenden Prozesse die knochenaufbauenden überwiegen und es zu einem Knochenmasseverlust kommt.

» Frauen nach der Menopause haben ein besonders hohes Risiko für eine Osteoporose.

» Wichtige Nahrungsfaktoren zur Prävention und Therapie der Osteoporose sind Calcium und Vitamin D.

» Zur Prävention sollte über die Nahrung eine optimale Versorgung mit diesen Mikronährstoffen gewährleistet werden.

» In der Osteoporosetherapie werden Calcium und Vitamin D in der Regel in Form von Supplementen verabreicht.

» Weitere wichtige Mikronährstoffe sind Vitamin K, Fluorid, Folsäure, Vitamin B_{12} und Phytoestrogene.

7.3 Ernährung bei rheumatoider Arthritis

Die rheumatoide Arthritis zählt zu den Erkrankungen des rheumatischen Formenkreises. In Deutschland sind etwa 800.000 Menschen von einer dieser Krankheiten betroffen. Mit einer Prävalenz von 1 bis 2 Prozent ist die rheumatoide Arthritis (Syn: Polyarthritis) die häufigste entzündliche Gelenkerkrankung. Frauen sind etwa dreimal häufiger davon betroffen als Männer, die Krankheitshäufigkeit nimmt mit steigendem Alter zu.

Was ist Rheuma?

» Rheuma ist der Oberbegriff für Erkrankungen des Stütz- und Bewegungsapparats, die sich in vier Gruppen einteilen lassen:
  » Entzündliche Gelenkerkrankungen (z. B. rheumatoide Arthritis),
  » degenerative Gelenkerkrankungen (Arthrose),
  » Weichteil-Rheumatismus (z. B. Fibromyalgie),
  » stoffwechselbedingte Gelenkerkrankungen (z. B. Gicht).

▌Pathogenese der rheumatoiden Arthritis

Pathogenetisch handelt es sich bei der rheumatoide Arthritis um eine chronische, in Schüben verlaufende Entzündung der Gelenkinnenhaut, die langfristig mit der Zerstörung des Gelenkknorpels und der gelenknahen Knochen einhergeht. Charakteristisch ist, dass mehrere Gelenke gleichzeitig betroffen sind, besonders an den Händen. Bei etwa der Hälfte der Patienten lassen sich sogenannte Rheumaknoten erkennen. Symptomatisch äußert sich die rheumatoide Arthritis in Bewegungseinschränkungen (vor allem nach dem Schlafen, sog. Morgensteifigkeit), Schwellungen der Gelenke und Schmerzen. Mit zunehmender Erkrankungsdauer kommt es zu Deformationen der Gelenke und zum Verlust der Beweglichkeit.

Ursachen der rheumatoiden Arthritis

Trotz intensiver Forschung sind die genauen Ursachen der rheumatoiden Arthritis noch immer unbekannt. Nach dem heutigen Kenntnisstand handelt es sich um eine Autoimmunerkrankung mit genetischer Prädisposition. Wodurch sie jedoch letztlich ausgelöst wird, weiß man nicht. In der Diskussion stehen bakterielle und virale Infektionen, körpereigene Antikörper und auch Nahrungsinhaltsstoffe (Gluten, Lektine). Begünstigt wird eine rheumatoide Arthritis durch Faktoren wie Rauchen, Stress und eine Ernährungsweise, die viel Fleisch, aber eher wenig Obst und Gemüse sowie Seefisch enthält. Letzteres erklärt sich über die Arachidonsäure.

Bei Patienten mit rheumatoider Arthritis werden vermehrt Entzündungsmediatoren gebildet. Als besonders entzündungsfördernd gelten Leukotriene, Prostaglandine, Prostacycline und Thromboxane. Dabei handelt es sich um Abkömmlinge der Omega-6-Fettsäure Arachidonsäure, die aufgrund ihrer gemeinsamen Abstammung auch als Eicosanoide bezeichnet werden. Vor allem Prostaglandin E_2 spielt bei der rheumatoiden Arthritis eine zentrale Rolle. Viele der bei einer rheumatoiden Arthritis auftretenden Symptome wie Schmerzen, Gelenkschwellung, allgemeines Krankheitsgefühl und Fieber stehen mit der Bildung dieses Mediators in direktem Zusammenhang.

Der menschliche Organismus ist grundsätzlich in der Lage, Arachidonsäure selbst zu bilden. Hauptsächlich wird der Bestand an der Fettsäure jedoch durch die Zufuhr über die Nahrung bestimmt. Arachidonsäure kommt ausschließlich in Lebensmitteln tierischer Herkunft vor. Hauptlieferanten sind fette Fleisch- und Wurstwaren, magere Milchprodukte enthalten dagegen nur geringe Mengen.

Ernährungsempfehlungen bei rheumatoider Arthritis

Je weniger Arachidonsäure mit der Nahrung zugeführt wird, desto weniger Entzündungsmediatoren können gebildet werden. Ziel der Ernährungstherapie bei der rheumatoiden Arthritis ist daher auch, das Angebot an Arachidonsäure möglichst niedrig zu halten. Eine Reduktion der Arachidonsäurezufuhr erfordert in erster Linie eine Reduktion des Konsums an fetten Fleisch- und Wurstwaren (siehe Tab. 7.3). Die Zufuhr der pflanzlichen Omega-6- und Omega-3-Fettsäuren Linolsäure und Alpha-Linolensäure sollte dagegen gesteigert werden. Kostformen, die sich bei rheumatoider Arthritis eignen, sind somit alle pflanzlich ausgerichteten Kostformen. Ob ein völliger Verzicht auf tierische Lebensmittel allerdings empfohlen werden soll, ist noch unklar. In Studien wurden hierfür sowohl positive als auch negative Effekte beschrieben. Ein günstiger Einfluss auf den Krankheitsverlauf wird aufgrund ihrer günstigen Fettsäurerelation der mediterranen Ernährung zugeschrieben. Sie zeichnet sich dadurch aus, dass sie pflanzliche und damit arachidonsäurearme Lebensmittel wie Gemüse, Obst und Hülsenfrüchte bevorzugt und gleichzeitig einen relativ hohen Fischanteil hat.

Tab. 7.3: Arachidonsäuregehalt ausgewählter Lebensmittel. Souci, Fachmann, Kraut 2008

Lebensmittel	Arachidonsäure in mg/ 100 g verzehrsfähiger Anteil
Schweineschmalz	1700
Schweinleber	490
Thunfisch	245
Eigelb	210
Leberwurst	200
Makrele	170
Hühnerbrust	160
Butter	115
Karpfen	60
Kalbfleisch (Muskelfleisch)	55
Schinken, gekocht	50
Rindfleisch (Muskelfleisch)	30
Kartoffeln, Gemüse, Obst, Nüsse, Sojaprodukte, pflanzliche Fette	0

Fisch

Die Bedeutung von Fisch bei der rheumatoiden Arthritis erklärt sich wie die von Fleisch über die Arachidonsäure. Das Ausmaß der Eicosanoidbildung aus Arachidonsäure hängt nämlich nicht nur vom Körperbestand der Fettsäure ab, sondern auch von deren Umsetzung durch die Enzyme Cyclooxygenase und Lipoxygenase. Sie nutzen neben der Omega-6-Fettsäure Arachidonsäure auch die in Seefischen zu findende Omega-3-Fettäure Eicosapentaensäure (siehe Abb. 7.2). Wird Eicosapentaensäure (EPA) umgesetzt, entstehen zwar ebenfalls Leukotriene, Prostaglandine, Prostacycline und Thromboxane, allerdings unterscheiden sie sich strukturell von den durch die Arachidonsäure gebildeten Mediatoren (siehe Abb. 7.3) – und weisen eine vergleichsweise geringe entzündungsfördernde Aktivität auf. Welche Fettsäure die Cyclooxygenase und die Lipoxygenase bevorzugt verwenden, hängt vom Angebot ab: Bei einem hohen Angebot an Arachidonsäure und einem gleichzeitig niedrigen Bestand an Eicosapentaensäure wird bevorzugt Arachidonsäure umgesetzt. Ist das Arachidonsäureangebot jedoch gering, das an Eicosapentaensäure dafür hoch, wird vorwiegend die Omega-3-Fettsäure verstoffwechselt. In der Folge entstehen nicht nur weniger entzündungsfördernde Eicosanoide, sondern insgesamt weniger Mediatoren, da Eicosapentaensäure zwar durch die Enzyme gebunden, aber nur in geringem Umfang metabolisiert wird.

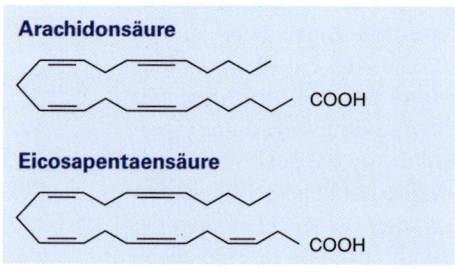

Abb. 7.2: Strukturformeln von Arachidonsäure und Eicosapentaensäure

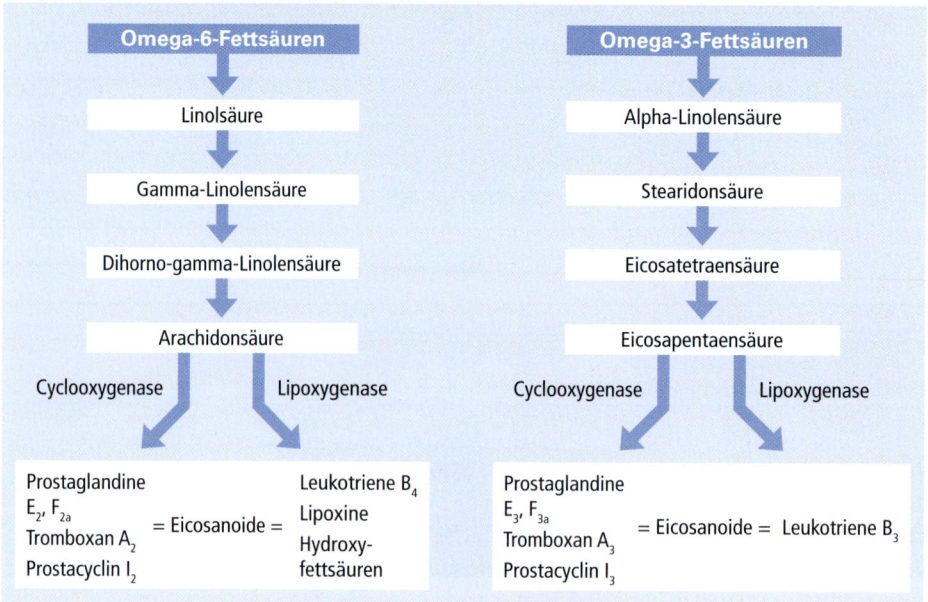

Abb. 7.3: Stoffwechselwege von Omega-6- und Omega-3-Fettsäuren

Empfohlen wird für Patienten mit rheumatoider Arthritis mindestens zwei Mal pro Woche eine Fischmahlzeit. Leider ist Fisch ein Lebensmittel, das in Deutschland in vielen Haushalten nur selten auf den Tisch kommt, vor allem in den südlicheren Bundesländern. Auch ist die Eicosapentaensäure nur in wenigen Fischarten in nennenswerten Mengen enthalten (Hering, Makrele, Lachs). Um Arthritis-Patienten mit Eicosapentaensäure zu versorgen, wird daher vielfach auf Fischölsupplemente zurückgegriffen. Der Nutzen dieser Supplemente bei rheumatoider Arthritis wurde in mehreren randomisierten, kontrollierten Doppelblind-Studien belegt. Sie können nicht nur die Symptome lindern, sondern auch dazu beitragen, den Arzneimittelbedarf zu senken.

Tipp für die Praxis

Ein positiver Effekt lässt sich auch mit α-Linolensäure erreichen, da diese im menschlichen Körper zu Eicosapentaensäure aufgebaut wird. Darüber hinaus hemmt α-Linolensäure die Umwandlung von Linolensäure zu Arachidonsäure und trägt so ebenfalls zu einer Verminderung der Eicosanoidbildung bei. α-Linolensäure ist besonders reichlich in Pflanzenölen wie Raps-, Walnuss- und Leinöl enthalten.

Empfehlenswertes Fasten

» Verschiedene Studien haben gezeigt, dass Fasten (Nulldiät) eine Linderung der Symptome bei rheumatoider Arthritis bewirken kann. Für die positive Wirkung ist vor allem die fehlende Arachidonsäurezufuhr mit der Nahrung verantwortlich. So werden bereits nach etwa zwei Tagen Nahrungskarenz nur noch ein Drittel der entzündungsauslösenden Eicosanoide gebildet. Weiterhin wird dem unter totalem Fasten beobachteten erhöhten Cortisonspiegel eine positive Rolle zugesprochen. Damit in Verbindung stehen die Konzentrationsabnahme bestimmter Immunzellen und ein als günstig zu bewertender Einfluss auf die Cytokinbildung. Kurzfristig kann eine Fastenkur daher eine gute Empfehlung für Patienten mit rheumatoider Arthritis sein. Sie sollte allerdings nur unter ärztlicher Aufsicht durchgeführt werden.

Vitamin E

Neben der Fettzusammensetzung spielen weitere Nahrungsfaktoren bei der rheumatoiden Arthritis eine Rolle. Dazu gehört Vitamin E. Im Rahmen der Entzündung werden bei der rheumatoiden Arthritis vermehrt freie Sauerstoffradikale gebildet, die ihrerseits wieder die Entzündung triggern. Vitamin E kommt daher aufgrund seiner antioxidativen Eigenschaften eine Bedeutung bei der rheumatoiden Arthritis zu. Man weiß, dass Rheumapatienten einen erhöhten Grundbedarf an Vitamin E haben. Es gilt als unbestritten, dass dieser erhöhte Bedarf durch eine gesteigerte Zufuhr (200 bis 400 IE/Tag) ausgeglichen werden sollte. Ob sich durch darüber hinaus gehende Vitamin-E-Gaben ein Benefit erzielen lässt, wird allerdings kontrovers diskutiert.

Vitamin C

Da bei der rheumatoiden Arthritis vermehrt freie Radikale gebildet werden, nimmt man an, dass neben Vitamin E auch der Bedarf an Vitamin C erhöht ist. Rheumapatienten wird eine Vitamin-C-Zufuhr von etwa 200 mg/ Tag empfohlen. Darüber hinausgehende Vitamin-C-Gaben haben nach den bislang verfügbaren Studien jedoch keinen Benefit.

Selen, Kupfer, Zink

Als Cofaktoren von Enzymen sind die Spurenelemente Selen, Kupfer und Zink ebenfalls für die Bekämpfung von freien Radikalen wichtig. Insbesondere zu Selen liegen Studien vor, die eine höhere Zufuhr bei Patienten mit rheumatoider Arthritis als wünschenswert erachten lassen (100 bis 200 µg/ Tag).

Calcium und Vitamin D

Patienten mit rheumatoider Arthritis entwickeln häufig eine sekundäre Osteoporose. Daher sollte bei ihnen auf eine ausreichende Calcium- und Vitamin-D-Versorgung geachtet werden. Das gilt vor allem unter einer Glucocorticoid- Therapie. Dann ist eine kombinierte Calcium- und Vitamin-DSupplementation empfehlenswert (1000 bis 1500 mg Calcium und 20 µg Vitamin D/d). Erhalten die Patienten Methotrexat, sollte zudem Folsäure supplementiert werden.

Das Wichtigste in Kürze

» Die rheumatoide Arthritis ist eine entzündliche, in Schüben verlaufende Erkrankung der Gelenkinnenhaut.

» Eine ernährungstherapeutische Maßnahme ist eine Ernährung, die reich an pflanzlichen Lebensmitteln, aber arm an fettem Fleisch und Wurst ist.

» Empfehlenswert ist eine mediterran ausgerichtete Ernährung mit hohem Anteil an Gemüse, Obst, Hülsenfrüchten, Vollkornprodukten und Nüssen.

» Der regelmäßige Verzehr von fettreichen Seefischen wie Hering, Lachs und Sardinen wird empfohlen. Alternativ können Fischölsupplemente eingesetzt werden.

» Es sollte auf eine ausreichende Calcium- und Vitamin-D-Zufuhr geachtet werden. Bei Risikogruppen (Senioren, postmenopausale Frauen, Therapie mit Glucocorticoiden) und in den Wintermonaten ist ggf. der Einsatz von Vitamin- D- und Calciumsupplementen zur Osteoporoseprophylaxe sinnvoll.

Übungen

Fragen

7.1: *Welches der genannten Vitamine ist für den Abbau von Homocystein wichtig?*
a) Vitamin B_5
b) Vitamin B_{12}
c) Vitamin E

7.2: *Omega-3-Fettsäuren gelten als positiv bei Atherosklerose. In welchem Lebensmittel sind sie hautsächlich enthalten?*
a) Butter
b) Sonnenblumenkernöl
c) Fettreiche Kaltwasserfische

7.3: *Welcher der genannten Nahrungsfaktoren kann eine Hypercholesterolämie verschlechtern?*
a) Phytosterine
b) Ballaststoffe
c) Gesättigte Fettsäuren

7.4: *Welches der genannten Lebensmittel enthält keine Phytosterole?*
a) Hühnereier
b) Haselnüsse
c) Bohnen

7.5: *Welches ist der beim Knochenaufbau quantitativ dominierende Nährstoff?*
a) Kalium
b) Magnesium
c) Calcium

7.6: *Welchen der genannten Effekte übt Vitamin D nicht aus?*
a) Es wirkt sich positiv auf die Muskulatur aus.
b) Es fördert die Calciumausscheidung über die Niere.
c) Es fördert die Calciumeinlagerung in die Knochen.

7.7: *Welche der genannten Substanzen wird neben Calcium und Vitamin D ebenfalls eine positive Wirkung in der Osteoporoseprävention zugesprochen?*
a) Folsäure
b) Trans-Fettsäuren
c) Coffein

Übungen (Fortsetzung)

7.8: *Zu welchem Fettsäuretyp gehört die Arachidonsäure?*
a) Omega-3-Fettsäuren
b) Omega-6-Fettsäuren
c) Omega-9-Fettsäuren

7.9: *Welches der genannten Lebensmittel enthält keine Arachidon-säure?*
a) Eigelb
b) Lachs
c) Grüner Salat

7.10: *Welchen bei rheumatoider Arthritis wünschenswerten Effekt hat eine zeitweise Nahrungskarenz?*
a) Es werden weniger entzündungsauslösende Eicosanoide gebildet.
b) Der Cortisolspiegel sinkt, wodurch Stressreaktionen vermindert werden.
c) Die Menge an bestimmten Immunzellen nimmt zu, die dann Entzündungsherde bekämpfen.

Lösungen siehe Anhang.

8. Ausgewählte Themen der Diätetik

Krebsleiden gehören zu den Erkrankungen, für die es noch immer leider vielfach keine gute Prognose gibt. Der Krebsprävention kommt daher eine wichtige Rolle zu. Die Ernährung nimmt dabei einen hohen Stellenwert ein und ist auch für den Verlauf einer Krebstherapie mitentscheidend. Neben diesem Thema beschäftigt sich Kapitel 8 mit der künstlichen Ernährung, die unter anderem bei Krebs zum Einsatz kommen kann. Weitere Themen sind eine zahngesunde Ernährung sowie die in der Apotheke bei der Beratung täglich zu beachtenden Wechselwirkungen zwischen Arzneimitteln und Lebensmitteln.

8.1 Ernährung bei Krebs

Auch wenn man im Detail in den meisten Fällen noch nicht weiß, wann und warum ein Krebsleiden bei einem Menschen ausbricht, über eines besteht heute kein Zweifel mehr: Der Lebensstil hat einen maßgeblichen Einfluss auf das individuelle Krebsrisiko. Dazu gehört natürlich auch die Ernährung. Man unterscheidet zwischen krebsfördernden und krebspräventiven Ernährungsfaktoren.

▌Krebsfördernde Ernährungsfaktoren

Zu den Ernährungsfaktoren, denen krebsfördernde Eigenschaften nachgesagt werden, gehören gepökelte, gegrillte oder geräucherte Lebensmittel, Alkohol, rotes Fleisch und Schimmelbefall.

Gepökelte Lebensmittel
Die Empfehlung, möglichst keine gepökelten Lebensmittel zu essen, bezieht sich auf das für diese Produkte verwendete Nitritpökelsalz. Nitrate und Nitrite sind Vorläufer der kanzerogenen Nitrosoverbindungen. Sie kommen in vielen Lebensmitteln natürlicherweise vor. So findet man vor allem in Wurzelgemüse wie Rote Beete oder Rettich sowie in Blattgemüse wie Spinat hohe Nitratgehalte. Auch Trinkwasser kann bedeutsame Nitratmengen enthalten. Nitrate können bereits in der Mundhöhle bakteriell zu Nitrit reduziert werden, das dann im Magen mit sekundären Aminen – die beim Kochen und

Braten entstehen – zu Nitrosaminen umgesetzt wird. Vor dieser endogenen Nitrosaminbildung kann man sich nur bedingt schützen, indem man z. B. Blatt- und Wurzelgemüse schonend gart oder roh verzehrt. Verzichten sollte man auf diese Speisen nicht. Bei gepökelten Lebensmitteln nimmt man unter Umständen jedoch bereits beim Verzehr Nitrosamine auf, da das eingesetzte Nitritpökelsalz bereits im Lebensmittel entsprechend umgesetzt wird.

Gegrillte und geräucherte Lebensmittel

Gegrillte und geräucherte Lebensmittel können größere Mengen an kanzerogenen polycyclischen aromatischen Kohlenwasserstoffen wie Benzpyren enthalten. Wenn Fett und Wasser beim Grillen auf die Glut gelangen, bildet sich Rauch, in dem große Mengen an Benzpyren enthalten sind (siehe Abb. 8.1). Es wird nicht nur eingeatmet, wenn man am Grill steht, sondern schlägt sich auch auf dem Grillgut nieder. Die beliebte Kruste des Grillguts enthält Benzpyren- Mengen von bis zu 8 Mikrogramm pro Kilogramm Fleisch. Das entspricht dem Rauch von rund 600 Zigaretten. Darüber hinaus fördert Grillen oder Braten bei hohen Temperaturen in proteinreichen Lebensmitteln die Entstehung von heterocyclischen aromatischen Aminen, von denen bekannt ist, dass sie bereits in geringenMengen mutagen wirken. Vor allem gegrilltes Fleisch und gegrillter Fisch weisen hohe Konzentrationen an diesen Aminen auf. Aus Beobachtungsstudien geht hervor, dass die vermehrte Aufnahme dieser Lebensmittel das Risiko für die Entstehung eines Kolonkarzinoms fördert.

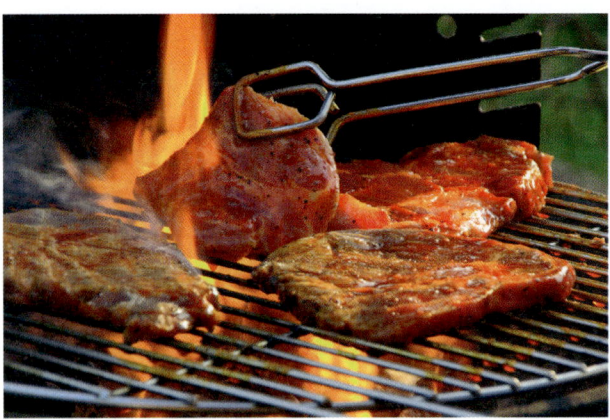

Abb. 8.1: Beim Grillen können größere Mengen an kanzerogenem Benzpyren entstehen. Quelle: © LianeM/fotolia.de

Tipp für die Praxis

Gesund grillen

Grillen gehört für viele Menschen zu einem guten Sommer dazu. Wer einige Tipps beachtet, muss auch nicht darauf verzichten, sondern kann durchaus „gesund grillen". So sollte man ein Grillgerät verwenden, bei dem abtropfendes Fett und Wasser in einer Wanne aufgefangen wird. Um ein Abtropfen zu vermeiden, sollte man zudem stets Alufolie unter das Grillgut legen oder Aluschalen verwenden. Auf das ständige Einpinseln des Grillguts mit Marinade sollte man möglichst verzichten. Statt immer nur Fleisch oder Fisch zu grillen, sollte man öfter mal mit Grillgemüse experimentieren.

Alkohol

Alkohol wirkt selbst zwar nicht mutagen, der regelmäßige Genuss von Alkohol ist dennoch mit einem deutlich erhöhten Gesamtkrebsrisiko verbunden. Vor allem Krebserkrankungen in der Mundhöhe und Speiseröhre sowie am Kehlkopf, der Leber und der Brust stehen mit einem erhöhten Alkoholkonsum in Verbindung. Worauf der Zusammenhang besteht, ist noch unklar. Diskutiert wird, dass Krebsvorstufen durch Alkohol vermehrt aktiviert werden könnten. Auch Veränderungen im Stoffwechsel und Einflüsse auf Reparaturmechanismen der DNA sind denkbar. Ein indirekter negativer Effekt bei chronischem Alkoholkonsum könnte die oft damit verbundene schlechte Gesamtsituation der Ernährung sein (Vernachlässigung der Ernährung, weniger Obst- und Gemüseverzehr etc.).

Rotes Fleisch

Rotes Fleisch (siehe Abb. 8.2) und Wurst sollten im Hinblick auf die Krebsprävention nur eingeschränkt verzehrt werden. Diese Empfehlung beruht unter anderem auf Studien, die einen Zusammenhang zwischen dem Konsum dieser Lebensmittel und der Entstehung von Kolonkarzinomen gefunden haben. So wird insbesondere ein hoher Verzehr von verarbeiteten Fleischwaren mit einem erhöhten Kolonkarzinomrisiko in Verbindung gebracht. Anfang 2009 wurde eine Studie des amerikanischen National Institute of Health veröffentlicht, die zudem nahe legt, dass ein hoher regelmäßiger Konsum von rotem Fleisch mit einem insgesamt erhöhten Krebssterberisiko einhergeht. Für die Studie waren die Essgewohnheiten von 545.000 Amerikanern im Alter zwischen 50 und 71 Jahren über einen Zeitraum von zehn Jahren untersucht und mit Krankheits- und Sterbedaten in Relation gesetzt worden. Wer jeden Tag 250 g rotes Fleisch zu sich nahm, hatte in der Studie verglichen mit Personen, die in einer Woche nur 150 g rotes Fleisch verzehrten, ein um rund 25 Prozent erhöhtes Risiko für einen Krebstod.

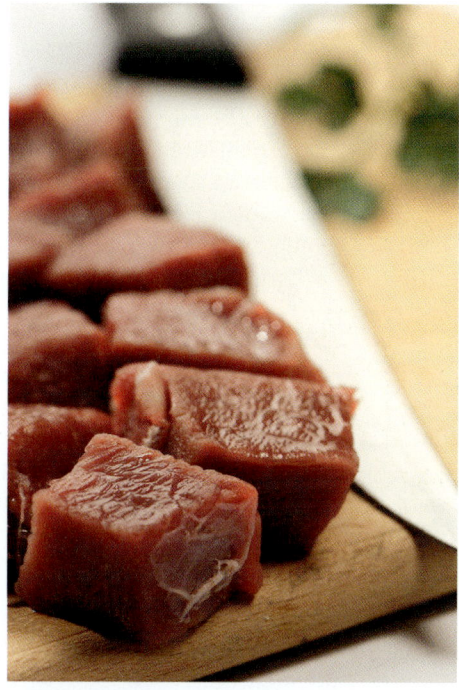

Abb. 8.2: Rotes Fleisch sollte nur eingeschränkt verzehrt werden.
Quelle: © AGphotographer/fotolia.de

Schimmel

Auch Schimmelpilze stehen im Verdacht, Krebs auslösen zu können. So werden Aflatoxine mit der Entwicklung von Leberkarzinomen in Verbindung gebracht. Zu den Lebensmitteln, die häufig mit diesen Schimmelpilzen befallen sind, gehören Erd-, Hasel- und Walnüsse, Mandeln, Sesam und Getreide. Auch Backwaren können belastet sein.

▌ Krebspräventive Ernährungsfaktoren

Neben Nahrungsfaktoren, die die Entstehung von Krebs fördern können, gibt es auch solche, die Studien zufolge einen schützenden Effekt vor Krebs haben.

Ballaststoffe

Ein hoher Verzehr von wasserlöslichen Ballaststoffen wird mit einem verringerten Risiko für ein Kolonkarzinom diskutiert. Die Datenlage ist allerdings nicht eindeutig. Insgesamt gilt die Evidenz für einen protektiven Effekt als möglich.

Selen

Selen ist Bestandteil vieler antioxidativ wirkender Enzyme und darüber in der Lage, oxidativen Stress – der als Promotor von Tumorerkrankungen gilt – zu reduzieren. Darüber hinaus verbessert Selen die Immunabwehr. Verschiedene Studien legen einen Zusammenhang zwischen einer guten Selenversorgung und dem verringerten Auftreten von Krebserkrankungen nahe; unter anderem wurde dies für das Prostatakarzinom und Lungenkrebs beschrieben.

Vitamine

Im Rahmen der Prävention des Prostatakarzinoms scheinen die Vitamine D und E eine schützende Wirkung auszuüben. Eine hohe Vitamin-C-Zufuhr wird mit einem verminderten Magen-, Brust- und Lungenkrebsrisiko assoziiert. Neuere Studien deuten zudem darauf hin, dass eine gute Folsäureversorgung das Risiko für kolorektale Tumore und Brustkrebs mindert.

Bitte viel Obst und Gemüse

» Zahlreiche Studien haben einen Zusammenhang zwischen einem hohen Obst- und Gemüseverzehr und einem niedrigen Krebsrisiko gezeigt. Dafür verantwortlich sind wahrscheinlich – neben Ballaststoffen, Vitaminen und Mineralstoffen – sekundäre Pflanzenstoffe. Sie verfügen über antioxidative Eigenschaften, regulieren die Vermehrung und Differenzierung von Zellen und beeinflussen die Aktivität des Immunsystems. Darüber hinaus sind sekundäre Pflanzenstoffe in der Lage, mit kanzerogenen oder tumorfördernden Stoffwechselprodukten zu reagieren und inaktive Produkte zu bilden.

Ernährungstherapie bei Krebs

Im Rahmen der Krebstherapie ist eine ausreichende, an die Erkrankung angepasste Ernährung nicht nur im Hinblick auf den Erhalt der Lebensqualität von Bedeutung, sondern bildet auch die Basis für eine erfolgreiche Therapie. Unter anderem muss versucht werden, einer Tumorkachexie (Auszehrung) entgegenzusteuern. Sie stellt eines der großen Probleme bei Krebspatienten dar. Schuld daran ist zum einen das fortschreitende Tumorwachstum, das mit einer Reihe von Veränderungen im Organismus einhergeht, die zu einem Gewichtsverlust führen. Zum anderen können Störungen der Nahrungsaufnahme (z. B. bei Tumoren der Mundhöhle) oder der Nährstoffverdauung (Tumoren im Magen-Darm-Trakt) zu Gewichtsverlust und Mangelernährung führen. Darüber hinaus ist die Krebstherapie (Chemo- und Strahlentherapie) mit Ernährungsproblemen verbunden.

Ziel der Ernährungstherapie ist es, den Ernährungszustand von Krebspatienten zu verbessern und so positiv auf die Regenerationsfähigkeit des Körpers einzuwirken. Krebspatienten sollten so lange wie möglich oral ernährt werden. Die Auswahl der Lebensmittel richtet sich dabei vor allem nach den Vorlieben des Patienten. Lässt sich damit kein zufriedenstellender Ernährungszustand erreichen, muss eine enterale oder parenterale künstliche Ernährung in Betracht gezogen werden.

Abzuraten ist von sogenannten Krebsdiäten. Bislang gibt es keine wissenschaftlichen Belege für den Erfolg einer derartigen Diät.

Das Wichtigste in Kürze

» Im Rahmen der Krebsprävention gilt es krebsfördernde Ernährungsfaktoren zu minimieren und vor Krebs schützende zu stärken.
» Zu den krebsfördernden Ernährungsfaktoren zählen gepökelte, gegrillte oder geräucherte Lebensmittel, Alkohol, rotes Fleisch und Schimmelbefall.
» Zu den krebspräventiven Ernährungsfaktoren zählt ein hoher Ballaststoffanteil in der Nahrung, eine gute Selenversorgung sowie eine gute Vitaminversorgung.
» Eine gute Empfehlung zur Krebsprävention ist der tägliche Verzehr von mindestens fünf Portionen Obst und Gemüse.
» Bei der Krebstherapie muss vor allem versucht werden, einer Auszehrung entgegenzuwirken.
» Krebspatienten sollten so lange wie möglich oral ernährt werden, wobei Vorlieben beachtet werden sollten.
» Ist eine ausreichende Nährstoffversorgung nicht mehr anders möglich, muss eine enterale oder parenterale künstliche Ernährung in Betracht gezogen werden.

> » Eine spezielle Krebsdiät gibt es nicht. Vor Ernährungsformen, die als Krebs-
> diät beworben werden, muss abgeraten werden.

8.2 Künstliche Ernährung

Unter künstlicher oder klinischer Ernährung versteht man die Ernährung eines Patienten, der selbst dazu nicht mehr in der Lage ist, mittels Trinknahrung, Sondennahrung oder Infusionsnahrung. Ziele der künstlichen Ernährung sind

- eine ausreichende Nährstoffversorgung sicherzustellen,
- Krankheitsaktivitäten positiv zu beeinflussen,
- Krankheitskomplikationen zu vermeiden,
- die Lebensqualität zu erhalten oder zu verbessern.

Es gibt viele Gründe, warum sich ein Mensch nicht oder nicht mehr vollständig normal ernähren kann (siehe Tab. 8.1). Angefangen von Schluck- oder Kauproblemen über Verdauungsstörungen bis hin zu teilweise oder völligem Bewusstseinsverlust sind vielfältige Beeinträchtigungen der Ernährung denkbar. Je nach Ausprägung des Problems sowie in Abhängigkeit vom aktuellen Ernährungsstatus wird dann künstlich ernährt. Der Ernährungsstatus wird dabei nicht nur über das Gewicht in Relation zur Körpergröße bestimmt. In die Bedarfsberechnung müssen auch Faktoren wie eine mögliche qualitative Mangelernährung (durch Malnutrition einzelner oder mehrerer Nährstoffe), Interaktionen mit Arzneimitteln sowie ein möglicher krankheitsbedingter Mehrverbrauch an Nährstoffen und Energie einfließen.

Tab. 8.1: Mögliche Gründe für eine künstliche Ernährung

Krankheitsgruppe	Erkrankung
Mechanische Behinderungen der Nahrungspassage	Operationen oder Traumata im Bereich von Mundhöhle, Rachen, Kehlkopf
Schluckstörungen	Muskelschwäche, Ausfall bestimmter Hirnnerven
Magen-Darm-Erkrankungen	Resorptionsstörungen, chronisch entzündliche Darmerkrankungen, Kurzdarmsyndrom, Dünndarmresektion
Atemwegserkrankungen	Pulmonale Infekte, chronische Bronchitis mit Intubation oder Tracheotomie
Krebserkrankungen	Tumorkachexie, Tumore im Kopf-Hals-Bereich, Speiseröhrentumore, strahlenbedingte Schäden
Psychiatrische Erkrankungen, Geriatrie	Essstörung (Anorexia nervosa), Demenz, Parkinson
Bewusstseinsstörung	Schädeltrauma, Bewusstlosigkeit, Schlaganfall

---

Enterale und parenterale Ernährung

> » Die normale Form unserer Ernährung ist enteral. Der aus dem Griechischen stammende Begriff bedeutet „über den Magen-Darm-Trakt" (enteron = Darm). Ihr gegenübergestellt wird die parenterale Ernährung, also eine Ernährungsweise, bei der der Magen-Darm-Trakt umgangen wird, indem man Nährstoffe über die Venen direkt ins Blut abgibt.

Enterale künstliche Ernährung

Bei der künstlichen Ernährung sollte der enteralen Form, wann immer möglich, der Vorzug gegeben werden, da hierbei die Magen-Darm-Funktion weitgehend aufrechterhalten wird. Die der normalen Ernährung am nächsten kommende enterale Ernährungsform sind Trinknahrungen. Sie können einerseits als Zusatznahrung eingesetzt werden, wenn der Patient noch selbst Nahrung zu sich nehmen kann, diese aber nicht mehr zur Bedarfsdeckung ausreicht. Andererseits können damit auch gezielt Nährstoffdefizite gedeckt werden, z. B. gezielt Proteine bei einem erhöhten Eiweißbedarf zugeführt werden. Auch eine vollständige Ernährung über Trinknahrungen ist prinzipiell möglich, z. B. bei Patienten mit Kaustörungen. Ist eine vollständige Ernährung mit Trinknahrung nicht möglich, z. B. aufgrund von Bewusstseinsstörung, Speiseröhrenstenosen oder bei mangelnder Akzeptanz der Trinknahrung, ist eine Ernährung über eine Sonde angezeigt. Für die kurzfristige enterale Ernährung wird dabei in der Regel eine Sonde verwendet, die über die Nase in den Magen reicht (nasogastral). Daneben gibt es auch Sonden, die über die Nase in den Darm führen (nasoenteral). Sie kommen z. B. zum Einsatz, wenn der Weg in den Magen aufgrund ständiger Übelkeit oder Magenlähmung nicht in Frage kommt. Ist das Legen einer Nasen-Sonde nicht möglich, kann alternativ eine perkutane Sonde (PEG-Sonde, Perkutane Endoskopische Gastrostomie) verwendet werden. Dabei wird ein Katheter durch die Bauchdecke in den Magen gelegt.

Anforderungen an enterale Nährlösungen

Wurden enterale Nährlösungen früher vielfach in Apotheken und Kliniken selbst hergestellt, wird heute ausschließlich industriell gefertigte Nahrung eingesetzt. Sie soll einen einheitlichen hygienischen und qualitativen Standard gewährleisten. Unterschieden wird bei enteralen Nährlösungen zwischen nährstoffdefinierten hochmolekularen und chemisch definierten niedermolekularen Diäten. Nährstoffdefinierte Diäten enthalten komplexe

Kohlenhydrate, Proteine und langkettige Triglyceride in einer Relation, die den DGE-Empfehlungen für gesunde Personen entspricht. Zudem enthalten sie bedarfsdeckende Mengen an Vitaminen und Mineralstoffen sowie teilweise Ballaststoffe. Der Energiegehalt liegt meist bei 1800 bis 2000 kcal/Tag. Neben diesen Standardlösungen gibt es auch nährstoffmodifizierte Speziallösungen, die für bestimmte Krankheitsbilder geeignet sind. So können z. B. für Patienten, bei denen die Immunleistung gesteigert werden soll (Krebspatienten), Nährstofflösungen eingesetzt werden, die verschiedene immunmodulierende Substanzen enthalten (Immunonutrition).

Prinzipiell eignen sich nährstoffdefinierte Lösungen nur für Patienten mit einer normalen Resorptions- und Verdauungsleistung. Ist die Verdauungsfunktion eingeschränkt, die Resorptionsfähigkeit jedoch noch ausreichend, greift man auf chemisch definierte Diäten zurück. Sie enthalten Oligopeptide, Maltodextrin, essenzielle Fettsäuren, mittelkettige und in geringer Menge längerkettige Triglyceride sowie Vitamine und Mineralstoffe. In der Praxis kommen chemisch definierte Nährlösungen vergleichsweise selten vor. Sie sind z. B. eine Option für Patienten mit Morbus Crohn oder Colitis ulcerosa oder bei einer Pankreasinsuffizienz.

Ungelöstes Problem Diarrhö

» Trotz der mittlerweile hohen einheitlichen Qualität von enteralen Nährlösungen kommt es als Komplikation der enteralen Ernährung häufig zu Durchfällen. Die Ursache dieser Diarrhö ist meist unklar. Bakterielle Verunreinigungen lassen sich bei sachgemäßer Handhabung ausschließen und auch Unverträglichkeiten (Lactoseintoleranz) sind aufgrund der Zusammensetzung der Lösungen nicht möglich. Hier besteht somit noch Forschungsbedarf.

▌ Parenterale künstliche Ernährung

Für Patienten, die über einen längeren Zeitraum (ab drei Tage) nicht ausreichend enteral ernährt werden können, bleibt als letzte Lösung die parenterale Ernährung. Dabei werden Nährstoffe intravenös verabreicht. In der Regel wird ein zentralvenöser Katheter gelegt (Infusionskatheter in die Vena subclavia), seltener der periphere Applikationsweg gewählt. Die verabreichten Lösungen sollten in der Nährstoffrelation ungefähr gleich sein wie bei oraler Ernährung. Als Kohlenhydrat wird meist ausschließlich Glucose verwendet. Das ist prinzipiell in Ordnung, kann allerdings bei zu rascher Infusion zu einem starken Blutzuckeranstieg führen, was eigentlich vermieden werden sollte. Als Lipide wird meist eine Mischung aus 50

Prozent langkettigen und 50 Prozent mittelkettigen Fettsäuren verwendet. Für die Proteinzufuhr gilt, dass neben den ohnehin essenziellen Aminosäuren auch verschiedene nichtessenzielle Aminosäuren zugeführt werden müssen, da sie bei Erkrankungen, die eine Indikation für die parenterale Ernährung darstellen, nicht ausreichend selbst synthetisiert werden. Dazu gehören Alanin, Arginin, Glutamin, Histidin und Prolin. Vitamine und Mineralstoffe werden nach Bedarf verabreicht. Um die Stabilität zu verbessern, werden die Nährstoffgruppen meist in Mehrkammerbeuteln getrennt aufbewahrt und erst vor der Verwendung gemischt.

▌ Probleme bei parenteraler Ernährung

Ein Hauptproblem der parenteralen Ernährung ist die Keimbesiedelung des Katheters, die im schlimmsten Fall zur sogenannten Kathetersepsis führen kann. Zwar ist das Risiko der Bakterienübertragung dank verbesserter Materialien und Hygienestandards bei einer kurzzeitigen parenteralen Ernährung heute nicht mehr höher als bei einer enteralen Ernährung – es steigt jedoch mit zunehmender Verbleibdauer des Katheters und wenn zu hohe Nährstoffmengen verabreicht werden. Weitere Komplikationen, die bei unsachgemäßer Durchführung der Katheterisierung auftreten können, sind Thrombosen und Perforationen. In Punkto Ernährungszustand kann sich bei der parenteralen Ernährung negativ auswirken, dass die Nährstoffe direkt in den großen Kreislauf gelangen und die Pufferfunktion der Leber entfällt. Dadurch können Stoffwechselschieflagen entstehen (z. B. Hyperglykämien). Zudem werden die Nahrungsbestandteile schlechter verwertet, da Darmenzyme nicht stimuliert werden und auch die Insulinsekretion nicht gefördert wird.

Das Wichtigste in Kürze

» Unter künstlicher Ernährung versteht man die Ernährung eines Patienten, der selbst dazu nicht mehr in der Lage ist, mittels Trinknahrung, Sondennahrung oder Infusionsnahrung.

» So lange wie möglich sollte eine künstliche Ernährung enteral, das heißt unter Einbeziehung des Magen-Darm-Traktes erfolgen. Dafür eignen sich Trinklösungen oder Sondennahrungen.

» Unterschieden wird bei enteralen Nährlösungen zwischen nährstoffdefinierten hochmolekularen und chemisch definierten niedermolekularen Diäten.

» Ist eine enterale Ernährung nicht mehr möglich (länger als drei Tage), muss parenteral ernährt werden. Dabei werden Nährstoffe intravenös verabreicht.

8.3 Zahngesunde Ernährung, Zuckeraustauschstoffe

„Iss nicht so viele Süßigkeiten, das ist schlecht für die Zähne". Diesen Satz haben wohl die meisten von uns als Kind ab und an zu hören bekommen. Was einen damals genervt die Augen verdrehen ließ, hat einem unter Umständen viele Zahnarztbesuche erspart, denn Fakt ist: Die Ernährung spielt eine wichtige Rolle für die Zahngesundheit und als Zahnfeind Nr. 1 gilt nun einmal der Zucker.

▎ Die Rolle von Zucker für die Zahngesundheit

Warum Zucker ungesund für die Zähne ist, erklärt sich folgendermaßen. Werden Zähne nicht ausreichend geputzt, bildet sich auf ihrer Oberfläche ein Belag, die sogenannte Plaque. Sie enthält Bakterien, die in Anwesenheit von Zucker Säuren produzieren. Diese Säure greift den Zahnschmelz an und löst Mineralstoffe heraus. Geschieht dies über einen längeren Zeitraum hinweg, hat der Zahnschmelz der ihn angreifenden Säuren nichts mehr entgegenzusetzen und es entsteht Karies. Zucker per se ist also eigentlich gar nicht zahnfeindlich. Die Formel für die Kariesbildung lautet vielmehr: Plaque + Zucker + Zeit = Karies.

Neben Zucker im Sinn von Haushaltszucker (Saccharose) können auch Lebensmittel, die komplexere Kohlenhydrate enthalten, zahnschädigend sein, wenn sie nur lange genug gekaut werden, da sie in diesem Fall bereits im Mund teilweise abgebaut werden (deshalb schmeckt Brot bei langem Kauen süß). Was für die Verdauung gut ist, mögen die Zähne leider weniger. Daneben können säurehaltige Früchte (die aufgrund des enthaltenen Fruchtzuckers ohnehin eher zahnfeindlich sind), Joghurts, Salate oder Getränke zu einer Schädigung des Zahnschmelzes führen. Eine hohe Kariogenität besitzt Honig

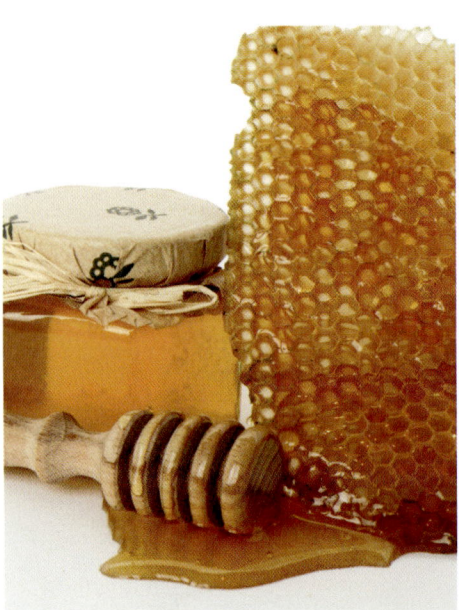

Abb. 8.3: Honig gilt als lecker und gesund – leider nicht für die Zähne!
Quelle: © Olga Langerova/fotolia.de

(siehe Abb. 8.3). Er besteht nicht nur ausschließlich aus Monosacchariden, sondern haftet aufgrund seiner klebrigen Konsistenz auch stark an den Zähnen. Weiterhin wird Lebensmitteln mit einem hohen Stärkeanteil wie Gebäck oder Knabbereien (Kartoffelchips) Kariogenität zugesprochen.

Kriterien einer zahngesunden Ernährung

Eine zahnfreundliche Ernährung, heißt das eine Ernährung, die frei von Zucker ist? Nein, ganz auf Süßes verzichten muss man zugunsten seiner Zähne zum Glück nicht. Man würde es in der Praxis auch kaum schaffen, und ob es im Hinblick auf eine ausgewogene und ausreichende Nährstoffzufuhr sinnvoll wäre, ist fraglich. So enthalten z. B. Früchte ja nicht nur Zucker, sondern auch wertvolle Vitamine und Mineralstoffe. Bei Beachtung einiger Regeln lässt sich eine süße Ernährung mit einer zahnfreundlichen durchaus vereinbaren. Zu diesen Regeln zählt z. B., dass nicht die Menge an zahnschädigenden Substanzen, sondern eine lange Einwirkdauer die größte Gefahr für die Zähne darstellt. Das bedeutet, dass es zahnschonender ist, wenn man einmal am Tag eine größere Menge Süßes isst als viele kleine Portionen über den Tag verteilt.

Aufpassen heißt es bei verstecktem Zucker. Er ist teilweise in großer Menge in verarbeiteten Lebensmitteln zu finden – auch in solchen, die gar nicht süß schmecken und bei denen man Zucker daher nicht erwarten würde. So kann z. B. Senf einen hohen Zuckeranteil aufweisen. Auch in Lightprodukten finden sich teilweise größere Zuckermengen, da Zucker in ihnen als Fettersatz verwendet wird. Weiterhin sind sogenannte Kinderlebensmittel kritisch, die fast alle einen überhöhten Zuckeranteil aufweisen, um sie für die Zielgruppe attraktiv zu machen.

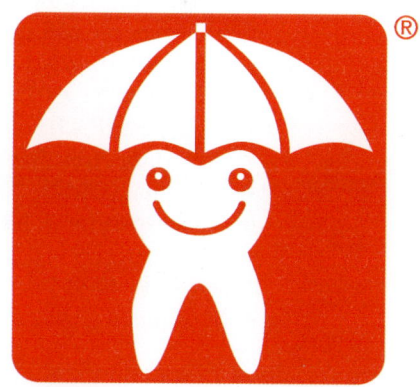

Neben der Einwirkdauer spielt auch die Lebensmittelform für die Zahngesundheit eine Rolle. So ist Obst z. B. zahnfreundlicher als Obstsaft. Bei Getränken ist generell zuckerfreien Produkten oder Mineralwasser der Vorzug zu geben, das gilt nicht zuletzt auch für Kindertees, die in der Nuckelflasche verabreicht werden.

Abb. 8.4: Das Zahnmännchen mit Schirm

Tipp für die Praxis

- Süßigkeiten sollten nur zu oder direkt nach den Hauptmahlzeiten als Dessert gegessen werden. Auch gilt: Lieber eine ganze Tafel Schokolade auf einmal als stückchenweise über den ganzen Tag verteilt.
- Zähne brauchen etwas Hartes zum Kauen, am Besten zum Schluss einer Mahlzeit.
- Grundsätzlich sollte man viel trinken (am besten Mineralwasser), um den Spüleffekt im Mund zu verstärken. Nahrungsreste werden dadurch besser gelöst.
- Gut für die Zähne ist Käse: Das enthaltene Fett bildet eine Art Schutzfilm auf der Zahnoberfläche, das im Käse enthaltene Calcium wirkt remineralisierend.

Das Zahnmännchen

» Wer nach zahnschonenden Lebensmitteln sucht, sollte auf das Zahnmännchen achten. Es kennzeichnet Produkte, die nachweislich keine Karies und auch keine Zahnerosion verursachen. Süßigkeiten, die das kleine Männchen mit Schirm (siehe Abb. 8.4) auf der Packung tragen, werden in der Regel unter Verwendung von Zuckerersatzstoffen hergestellt, die wir in der Folge näher betrachten wollen.

Zuckerersatzstoffe

Als Zuckerersatzstoffe werden Stoffe bezeichnet, die statt Zucker zum Süßen verwendet werden können. Es gibt zwei große Gruppen: Süßstoffe und Zuckeraustauschstoffe. Beiden Gruppen gemein ist, dass sie nicht kariogen sind.

Süßstoffe
Süßstoffe sind synthetische oder aus natürlichen Grundstoffen gewonnene Substanzen, die süß schmecken, aber keine oder fast keine Energie zuführen. In der Europäischen Union sind derzeit als Süßstoff zugelassen:

- Acesulfam (E 950),
- Aspartam (E 951),
- Aspartam-Acesulfam-Salz (E 962),
- Cyclamat (E 952),
- Neohesperidin (E 959),
- Saccharin (E 954),
- Sucralose (E 955),
- Thaumatin (E 957).

Die Süßkraft der Süßstoffe liegt deutlich über der von Zucker (Tab. 8.2). Süßstoffe müssen daher in sehr viel geringerer Menge eingesetzt werden als Zucker, um den Geschmack süß zu vermitteln. Das wirkt sich natürlich positiv auf die Zahngesundheit aus. Allerdings haben Süßstoffe nicht nur

Vorteile. So gibt es Hinweise darauf, dass mit Süßstoff gesüßte Lebensmittel den Appetit anregen, was langfristig den Vorteil der geringeren Kalorienmenge zunichte macht. Auch wurden Süßstoffe immer wieder mit dem Verdacht, Krebs zu erregen, in Verbindung gebracht. Zwar wurden diese Verdachtsmomente bislang nicht erhärtet und die zugelassenen Süßstoffe gelten alle als gesundheitlich unbedenklich, dennoch wird für die Substanzen eine Tageshöchstmenge empfohlen, die nicht überschritten werden sollte. Auch müssen Lebensmittel, die mit Süßstoffen gesüßt sind, entsprechend gekennzeichnet sein.

Tab. 8.2: Süßkraft von Süßstoffen im Vergleich zu Saccharose (Süßkraft = 1). Bundesinstitut für Risikobewertung (BfR)

Name	Relative Süßkraft
Acesulfam	130–200
Aspartam	200
Aspartam-Acesulfam-Salz	350
Cyclamat	30–50
Neohesperidin	400–600
Saccharin	300–500
Sucralose	600
Thaumatin	2000–3000

Zuckeraustauschstoffe

Zuckeraustauschstoffe sind – anders als die Süßstoffe – Energielieferanten. Sie haben nur etwa halb so viele Kalorien wie Saccharose, werden aber auch nur als etwa halb so süß empfunden. Folgende Substanzen zählen zu den Zuckeraustauschstoffen:

- Sorbit (E 420), auch Sorbitol oder Glucitol genannt, wird mithilfe von Enzymen aus Glucose hergestellt und für zuckerfreie oder zuckerreduzierte Süßigkeiten, Diabetikerlebensmittel und Backwaren verwendet. In der Lebensmittelherstellung dient es zudem als Feuchthaltemittel und schützt Lebensmittel wie Senf oder Toast vor dem Austrocknen. Menschen mit Fructoseintoleranz dürfen Sorbit nicht verwenden, da es im Körper wie Fructose abgebaut wird.
- Mannit (E 421) kommt in zahlreichen Pflanzen vor. Industriell wird es aus Fructose hergestellt. Da es teurer in der Herstellung als Sorbit ist, wird es für Lebensmittel nur begrenzt eingesetzt.
- Isomalt (E 953) wird aus Rübenzucker gewonnen und zur Herstellung von kalorienreduzierten Desserts, Speiseeis, Marmeladen, Brotaufstri-

chen, Obstzubereitungen, Kaugummi, Süßigkeiten, Gebäck, Saucen und Senf verwendet.

- Xylit (E 967) entsteht im menschlichen Körper als Zwischenprodukt im Glucosestoffwechsel und ist Bestandteil vieler Pflanzen. Industriell wird es aus Holzzucker (Xylose) gewonnen. Xylit erzeugt auf der Zunge einen Kühleffekt und verstärkt erfrischende Geschmacksrichtungen wie Menthol. Ansonsten wird Xylit analog zu Isomalt verwendet.
- Maltit (E 965) wird durch Verzuckerung aus Kartoffel- oder Maisstärke gewonnen. Die Substanz besitzt vergleichbare Eigenschaften wie Isomalt. Maltit und Süßstoffe werden häufig kombiniert, um den metallischen Beigeschmack des Maltit zu überdecken.
- Laktit (E 966) wird auf Basis von Lactose hergestellt. Es wird wie Maltit teilweise mit Süßstoffen kombiniert. In Kombination mit Aspartam bewirkt es eine Süßkraftsteigerung und erhöht die Wirkung der eingesetzten Aromastoffe.

Ein Problem von Zuckeraustauschstoffen ist ihre abführende Wirkung. Sie rührt daher, dass die Substanzen vom Dünndarm nicht vollständig aufgenommen werden und teilweise unverändert in den Dickdarm gelangen, wo sie Wasser binden. Lebensmittel mit mehr als zehn Prozent Zuckeraustauschstoffen müssen daher den Warnhinweis „kann bei übermäßigem Verzehr abführend wirken" tragen.

Tipp für die Praxis

Zähneputzen: ja, aber

Wie bereits eingangs erläutert führt Zucker alleine nicht zu Karies, sondern nur in Anwesenheit von Bakterien auf der Zahnoberfläche. Regelmäßiges Zähneputzen ist neben einer zahnfreundlichen Ernährung also ein weiterer wichtiger Baustein für die Zahngesundheit. Regelmäßig heißt nach jeder Mahlzeit – allerdings nicht sofort. Nach dem Verzehr von säurehaltigen Lebensmitteln sollte man etwa eine halbe Stunde warten, bevor man die Zähne putzt. Dadurch wird vermieden, dass durch die Säure eventuell angelöster Zahnschmelz abgebürstet wird. Innerhalb der Wartezeit kann sich der Zahnschmelz mithilfe des Speichels regenerieren. Fördern lässt sich der Regenerationsprozess durch das Kauen von zuckerfreiem Kaugummi, da dadurch der Speichelfluss angeregt wird.

Das Wichtigste in Kürze

» Die Formel für die Kariesbildung lautet: Plaque + Zucker + Zeit = Karies.
» Eine zahnfreundliche Ernährung bedeutet nicht den kompletten Verzicht auf Zucker. Es müssen jedoch einige Dinge beachtet werden.
» Zahnfreundliche Lebensmittel erkennt man am Zahnmännchen.
» Zahnschonende Lebensmittel sind mit Zuckerersatzstoffen gesüßt. Sie sind nicht kariogen.

> » Man unterscheidet die praktisch energiefreien Süßstoffe und energiehaltige Zuckeraustauschstoffe.
> » Ein mögliches Problem von Süßstoffen ist das Auslösen von Heißhungeratta-cken. Zuckeraustauschstoffe wirken in größeren Mengen abführend.

8.4 Wechselwirkungen zwischen Nahrung und Arzneimitteln

Nahrungsmittel können die Wirkung von Arzneimitteln sowohl verstärken als auch herabsetzen. Beides sollte natürlich vermieden werden. Wenn es sich um eine Wechselwirkung handelt, die durch den Grad der Magenfül-lung und/oder das Vorhandensein oder Fehlen gastrointestinaler Hormo-

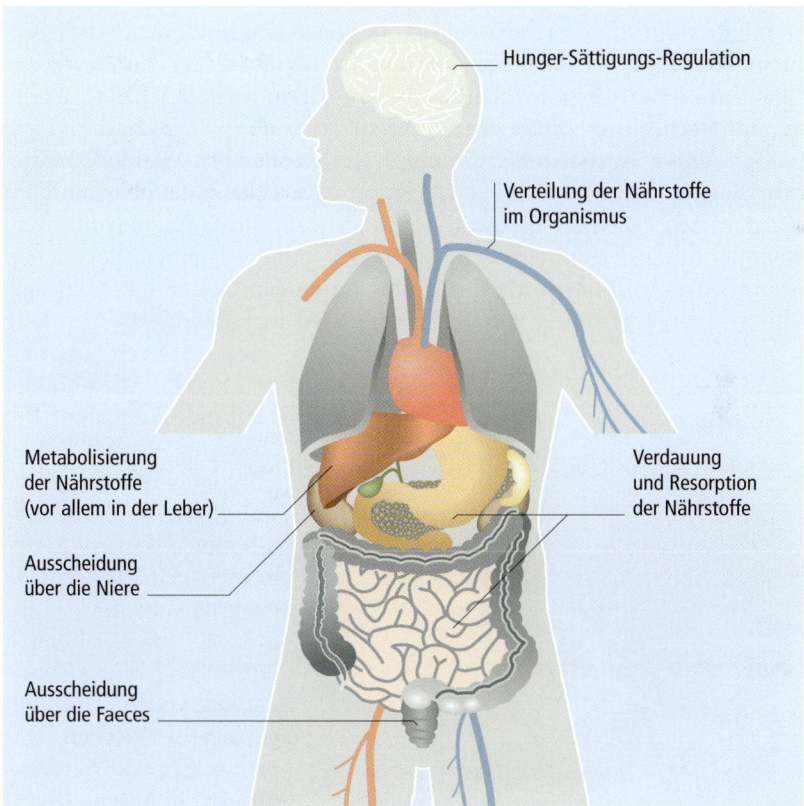

Abb. 8.5: Stoffwechselwege, auf die sich Wechselwirkungen zwischen Nahrungsmit-teln und Arzneimitteln auswirken können

nen zustande kommt, ist das Vermeiden in der Regel auch kein Problem. Diese Art der Wechselwirkungen findet man bei kritischen Arzneimitteln im Beipackzettel in Form von Einnahmehinweisen wie „zu einer Mahlzeit einnehmen" oder „zwei Stunden nach der letzten Mahlzeit einnahmen" gelistet. Bei Wechselwirkungen zwischen Arzneimitteln und einzelnen Nahrungsbestandteilen oder Lebensmitteln wird es schon schwieriger (siehe Abb. 8.5).

Wechselwirkungen mit Grapefruit

Die Grapefruit bzw. Grapefruitsaft ist schon seit längerem als Lebensmittel mit hohem Wechselwirkungspotenzial bekannt. Entsprechende Warnhinweise finden sich mittlerweile in zahlreichen Fachinformationen, und auch der Mechanismus, mit dem Grapefruitsaft bzw. bestimmte Inhaltsstoffe die Verstoffwechselung von Arzneimitteln modulieren, ist gut bekannt. Sie hemmen irreversibel CYP3A4, ein Isoenzym des Cytochrom-P450-Systems. Dieses Enzymsystem ist in der Leber für die Verstoffwechselung zahlreicher Substanzen wichtig. Durch die Hemmung werden Arzneistoffe, die einer entsprechenden Metabolisierung unterliegen, nur noch unzureichend umbzw. abgebaut. Dies kann im schlimmsten Fall tödlich enden. So kam es z. B. durch Grapefruitsaft zu einem Todesfall bei einem Mann, der zur Behandlung einer allergischen Rhinitis das Antihistaminikum Terfenadin eingenommen hatte. Die antihistaminerge Wirkung von Terfenadin wird nicht durch die Substanz selbst, sondern durch einen aktiven Metaboliten vermittelt, der unter Beteiligung von CYP3A4 gebildet wird. Die Umwandlung von Terfenadin zu diesem Metaboliten erfolgt dabei so effektiv, dass nach Einnahme einer üblichen Dosis Terfenadin keine messbaren Plasmaspiegel erreicht werden. Das ist wichtig, da Terfenadin in höheren Dosen zu schweren Herzrhythmusstörungen vom Tor-

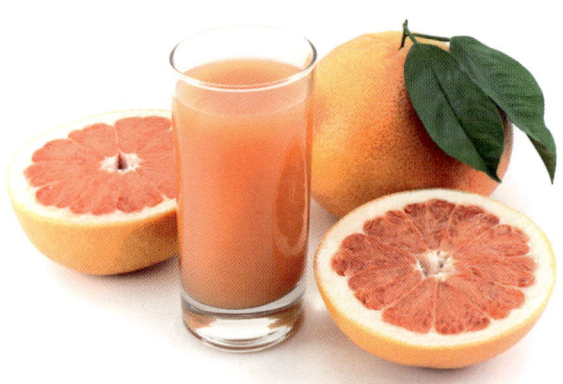

Abb. 8.6: Grapefruit und Grapefruitsaft haben ein hohes Wechselwirkungspotenzial mit zahlreichen Arzneimitteln. Quelle: © Natali Terr/fotolia.de

sadedes-pointes-Typ führen kann – was beim beschrieben Fall eintrat, da CYP3A4 durch das Trinken von Grapefruitsaft blockiert war.

Prinzipiell sind alle Arzneimittel, die einer Verstoffwechselung durch das CYP-P450-System bedürfen, von Interaktionen durch Grapefruitsaft betroffen. Um daraus möglicherweise resultierende Nebenwirkungen von vornherein auszuschließen, wird heute generell – auch zeitlich versetzt – von der Einnahme von Arzneimitteln mit Grapefruitsaft abgeraten. Für andere Fruchtsäfte wie Orangensaft ist das Wechselwirkungspotenzial weniger gut untersucht. Es gibt jedoch Hinweise, dass sie vergleichbare Einflüsse auf die Pharmakokinetik von Arzneimitteln wie Grapefruitsaft haben können, weshalb auch auf eine Einnahme mit anderen Fruchtsäften verzichtet werden sollte (wenn im Beipackzettel nichts Gegenteiliges steht).

Wechselwirkungen mit Milch und Milchprodukten

Gut belegt ist das Wechselwirkungspotenzial von Milch und Milchprodukten mit Antibiotika der Tetracyclin- Gruppe und der Gyrasehemmer. Tetracycline und Gyrasehemmer verlieren einen Großteil ihrer Wirkung, wenn sie parallel oder in zeitlicher Nähe zu Milch (auch Sojamilch) oder Milchprodukten eingenommen werden. Dies ist dadurch begründet, dass die Antibiotika der genannten Gruppen mit dem Calcium aus der Milch im Magen- Darm-Trakt schlecht resorbierbare Komplexe bilden. Das Ausmaß der Resorptionshemmung ist nicht bei allen Substanzen der beiden Antibiotika- Gruppen gleich groß. Während die Resorption von Ciprofloxacin durch Milch um ca. 30 Prozent sinkt, wird z. B. diejenige von Moxifloxacin oder Ofloxacin kaum beeinträchtigt. Dennoch schadet es sicher nicht, prinzipiell vor der gleichzeitigen Einnahme von Tetracyclinen, Gyrasehemmern und Milch(-produkten) abzuraten.

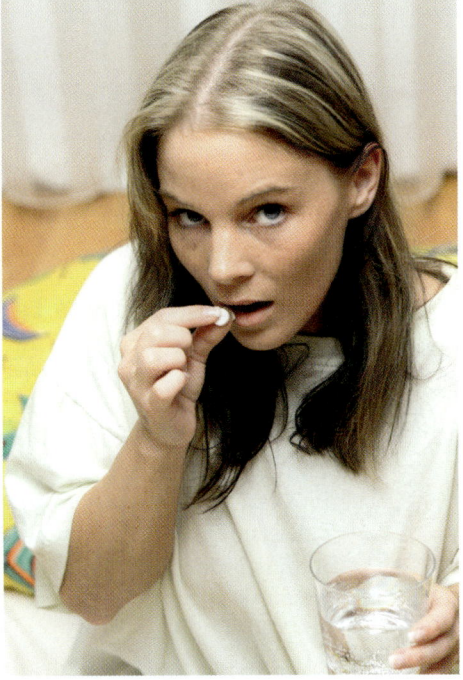

Abb. 8.7: Am besten erfolgt die Einnahme von Medikamenten mit mineralstoffarmen Wasser, z. B. Leitungswasser.
Quelle: © Klaus-Peter Adler/fotolia.de

Weitere Wechselwirkungen von Milch und Milchprodukten sind für Fluoride und Bisphosphonate bekannt. Auch hier bildet das Calcium aus der Milch mit den Arzneistoffen schwer lösliche Salze, die nur eingeschränkt resorbiert werden können.

Tyraminreiche Lebensmittel

Die als Antidepressiva verwendeten Monoaminooxidase-Hemmer (MAO-Hemmer) führen bei vielen Patienten nach Einnahme bestimmter Lebensmittel zu einem Anstieg des Blutdrucks, der kritisch werden kann. Hintergrund hierfür ist, dass die Monoaminooxidase für den Abbau von biogenen Aminen verantwortlich ist. Hierzu gehört auch Tyramin, das in verschiedenen Lebensmitteln wie Ananas, Bananen, Käse, Tomaten und Schokolade in größeren Mengen enthalten ist. Durch MAO-Hemmer wird der Abbau von Tyramin blockiert. In der Folge kommt es bei gleichzeitiger Einnahme von MAO-Hemmern und tyraminreichen Lebensmitteln zu einer Anreicherung von Tyramin, die einen Blutdruckanstieg bewirkt.

Auch histamin-, coffein- und tyrosinhaltige Lebensmittel können zu unerwünschten Wirkungen führen. Beerenfrüchte wie Erd- oder Blaubeeren, Fisch, Leber, Schinken, Rotwein, Cola, Kaffee oder Tee sind daher ebenfalls mit Vorsicht zu genießen. Das Wechselwirkungspotenzial variiert von MAO-Hemmer zu MAO-Hemmer. Hier gilt es also genau auf die Hinweise im Beipackzettel zu achten.

Ballaststoffreiche Lebensmittel

In der Wechselwirkungs-Diskussion sind auch ballaststoffreiche Lebensmittel wie Vollkornbrot oder ein Müsli. Die Ballaststoffe können Arzneimittel im Darm binden und darüber zu einer verminderten Resorption führen. Relevant kann das z. B. bei Antibiotika, Schmerzmitteln, Antidepressiva und Mineralstoff-Präparaten sein. Verzichten sollte man auf eine ballaststoffreiche Ernährung aber nicht, wenn man entsprechende Arzneimittel einnehmen muss. Wichtig ist nur, dass ein zeitlicher Abstand von mindestens zwei Stunden zwischen Arzneimitteleinnahme und Verzehr von Müsli und Co. liegt.

Vitamin-K-reiche Lebensmittel

Immer mal wieder liest man, dass man bei Einnahme von Vitamin-K-Antagonisten auf Vitamin-K-reiche Lebensmittel verzichten soll. Dazu gehören Salat und grüne Gemüse wie Brokkoli, Spargel, Spinat, Mangold, Erbsen und Kohl sowie Leber. Sie können die Wirkung der Antikoagulanzien vermindern und zu einer erhöhten Blutgerinnungsneigung führen. Theoretisch zumindest. Wie die Deutsche Gesellschaft für Ernährung in einer Stellungnahme aus dem Jahr 2001 schreibt, haben die Wechselwirkungen klinisch keine Relevanz. In einer Reihe von Untersuchungen sei nachgewiesen worden, dass selbst durch Verzehr größerer Mengen Vitamin-K-reicher Lebensmittel die Blutgerinnungsneigung (erfasst über den Quick-Wert) nicht oder nur unwesentlich beeinflusst wird. Für Patienten unter Antikoagulationstherapie mit Vitamin-K-Antagonisten gebe es daher keinen Grund, auf Vitamin-K-reiche Lebensmittel zu verzichten. Abgeraten wird nur von einer plötzlichen Umstellung einer „normalen" Ernährung auf eine, die reich an den genannten Lebensmitteln ist. Wenn unbedingt gewünscht, sollte eine solche Umstellung nur unter engmaschiger Kontrolle der Gerinnungsparameter erfolgen.

Kaffee

Gyrasehemmer bergen noch mit einem anderen Nahrungs- bzw. Genussmittel- Inhaltsstoff ein Wechselwirkungspotenzial – mit Coffein. Sie behindern dessen Abbau in der Leber. Die gleichzeitige Einnahme von Gyrasehemmern mit coffeinhaltigen Getränken wie Kaffee, schwarzer und grüner Tee oder Coca Cola kann daher zu Nervosität, Schlafstörungen oder Herzrasen führen. Auch orale Kontrazeptiva, das Antihistaminikum Cimetidin und das Alkoholentwöhnungsmittel Disulfiram hemmen den Coffeinabbau in der Leber. Eisenpräparate vertragen sich ebenfalls nicht mit Kaffee. Die Eisenionen und die in Kaffee (wie auch in Tee und Rotwein) enthaltene Gerbsäure bilden im Magen einen schwer löslichen Komplex, der die Nutzung des Eisens verhindert.

Zusammen mit Schmerzmitteln eingenommen, kann Coffein als Wirkverstärker fungieren. In Kombinationspräparaten wird dieser Effekt gezielt genutzt. Er beruht darauf, dass Coffein wie Acetylsalicylsäure oder Paracetamol auf die Freisetzung von Prostaglandinen im ZNS hemmend wirkt (wenn auch deutlich schwächer). Auch die tachykarde Wirkung von Sympathomimetika und Thyroxin wird durch Coffein verstärkt, was sich in Unruhezuständen und Herzrasen äußern kann. Die Ausscheidung des Asthmamittels Theophyllin wird durch Coffein herabgesetzt und seine Wirkung darüber ebenfalls gesteigert.

Abschwächend wirkt sich Coffein dagegen auf den beruhigenden Effekt von verschiedenen Substanzen wie Barbituraten, Betablockern und Antihistaminika aus. Bei einigen Wirkstoffen wie den Benzodiazepinen sind die Wechselwirkungen mit Coffein unterschiedlich und nur schwer vorauszusehen.

Alkohol

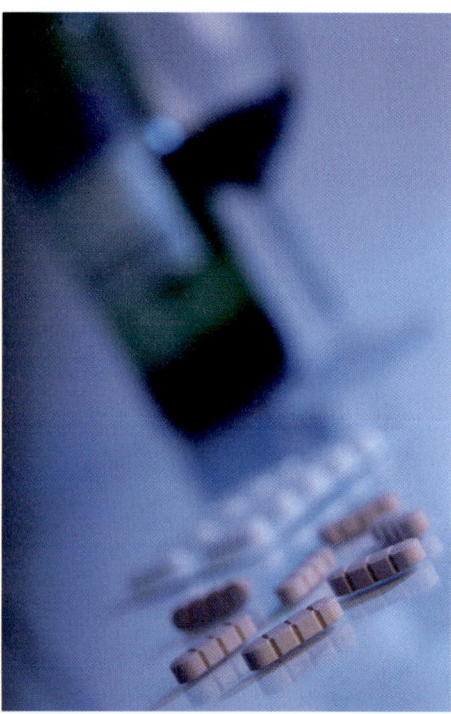

Abb. 8.8: Denkbar ungeeignete Kombination: Medikamente und Alkohol.
Quelle: © mdi/fotolia.de

Alkohol ist für viele Arzneimittel ein schlechter Partner. Die Wechselwirkungen sind vielfältig. So dämpfen alkoholische Getränke wie Wein, Bier oder Schnaps das ZNS – und können darüber Arzneimittel, die diese Dämpfung zur Aufgabe haben, verstärken. Dazu gehören Antidepressiva, Tranquilizer, Antiepileptika, Hypnotika und Neuroleptika.

Des Weiteren hemmt Alkohol die Gluconeogenese in der Leber, kann darüber die Insulinwirkung verstärken und einen hypoglykämischen Effekt verlängern. Diabetiker haben aufgrund dieser Zusammenhänge eine verminderte Alkoholtoleranz. Alkohol kann bei ihnen die Stoffwechselsituation verschlechtern, wenn er regelmäßig getrunken wird.

Salicylate, Kaliumsalze und Eisenpräparate reizen in Verbindung mit Alkohol den Magen-Darm-Trakt.

Tab. 8.3: Beispiele für Nahrungsmittel und ihr Wechselwirkungspotenzial mit Arzneimitteln

Nahrungsmittel	Arzneimittel
Grapefruit(saft)	– Calciumkanalblocker: Felodipin, Nimodipin, Nisoldipin, Nitrendipin – Immunsuppressiva: Cyclosporin, Tacrolimus – HMG-CoA-Reduktasehemmer: Atovarstatin, Lovastatin, Simvastatin – Antihistaminika: Ebastin, Terfenadin – Psychopharmaka: Carbamazepin, Diazepam, Midazolam, Triazolam
Milch und Milchprodukte	Tetracycline, Gyrasehemmer
Tyraminreiche Lebensmittel (Ananas, Bananen, Käse, Tomaten, Schokolade)	MAO-Hemmer
Ballaststoffreiche Lebensmittel	Antibiotika, Analgetika, Antidepressiva, Mineralstoff-Präparate
Vitamin-K-reiche Lebensmittel (Salat, Brokkoli, Spargel, Spinat, Mangold, Erbsen, Kohl, Leber)	Vitamin-K-Antagonisten
Kaffee, Schwarz- und Grüntee	Gyrasehemmer
Alkohol	Antidepressiva, Tranquilizer, Antiepileptika, Hypnotika, Neuroleptika, Antidiabetika, Salicylate, Kaliumsalze, Eisenpräparate

Das Wichtigste in Kürze

» Nahrungsmittel können die Wirkung von Arzneimitteln verstärken oder herabsetzen (siehe Tab. 8.3).

» Gut belegt sind Interaktionen mit Grapefruitsaft. Er hemmt irreversibel CYP3A4, ein Isoenzym des Cytochrom-P450-Systems, das für die Verstoffwechselung vieler Arzneimittel benötigt wird.

» Milch und Milchprodukte vertragen sich nicht mit Antibiotika der Tetracyclin-Gruppe und der Gyrasehemmer. Es werden schwerlösliche Komplexe gebildet.

» Tyraminreiche Lebensmittel wie Bananen oder Schokolade können bei gleichzeitiger Einnahme von MAO-Hemmern problematisch sein.

» Eine schlechte Idee ist in aller Regel der Konsum von Alkohol zur Arzneimitteleinnahme. Hier sind vielfältige Wechselwirkungen zu erwarten.

Übungen

Fragen

8.1: *Welche in Lebensmitteln vorkommende Verbindung ist nicht kanzerogen?*
a) Nitrosamin
b) Nitrat
c) Benzpyren

8.2: *Welcher Mineralstoff gilt als besonders positiv in der Prävention von Krebs?*
a) Selen
b) Jod
c) Eisen

8.3: *Eine Ernährungsempfehlung zur Prävention von Krebs lautet:*
a) Man soll täglich Rind- oder Schweinefleisch verzehren.
b) Den Konsum von Obst, Gemüse und Vollkornprodukten soll man reduzieren.
c) Lebensmitteln, die reich an gesättigten Fettsäuren sind, soll man gegen solche, die reich an einfach ungesättigten Fettsäuren und Omega-3-Fettsäuren sind, austauschen.

8.4: *In welchem Typ von Nährlösungen wird Maltodextrin bevorzugt eingesetzt?*
a) Chemischdefinierte enterale Nährlösungen
b) Nährstoffdefinierte enterale Nährlösungen
c) Parenterale Nährlösungen

8.5: *Welches Problem tritt unter enteraler Ernährung häufig auf?*
a) Verstopfung
b) Diarrhö
c) Übelkeit

8.6: *Welcher Tipp ist gut für die Zahngesundheit?*
a) Obst sollte man am besten in Form von Obstsaft zu sich nehmen.
b) Nach dem Verzehr von säurehaltigen Lebensmitteln sollte man stets sofort die Zähne putzen.
c) Es ist besser, einmal am Tag eine größere Portion Süßes zu essen als viele kleine Portionen über den Tag verteilt.

8.7: *Welcher Zuckeraustauschstoff wird durch Verzuckerung aus Kartoffel- oder Maisstärke gewonnen?*
a) Maltit
b) Xylit
c) Laktit

Übungen (Fortsetzung)

8.8: *Welches Cytochrom-P450-Isoenzym wird durch Grapefruitsaft irreversibel gehemmt?*
a) CYP2A6
b) CYP3A4
c) CYP1A2

8.9: *Die Resorption welches der genannten Gyrasehemmer wird durch Milch am stärksten gehemmt?*
a) Ciprofloxacin
b) Moxifloxacin
c) Ofloxacin

8.10: *Auf welche der genannten Substanzen kann Coffein abschwächend wirken?*
a) Betablocker
b) NSAR
c) Thyroxin

Lösungen siehe Anhang.

9 Umsetzung in der Apotheke

von Dr. Silke Bauer, Gengenbach

Die Apotheke ist für viele Kunden eine wichtige Anlaufstelle, um sich über Gesundheitsthemen zu informieren. Da sich zwischen Apothekenmitarbeitern und langjährigen Kunden häufig eine vertrauensvolle Beziehung aufgebaut hat, ist die Hemmschwelle, Fragen zu stellen, oft niedriger als z. B. beim Arzt oder anderen Therapeuten. Viele Kunden erwarten sogar von Apothekenmitarbeitern, dass sie zusätzlich zum Verkauf von Arzneimitteln ergänzende Tipps zur Prävention und Therapie von Erkrankungen aussprechen. Gesundheit und Wohlbefinden sind immer ganzheitlich zu betrachten. Ein wichtiges Puzzlestück stellt hier die „Ernährung" dar. Wie und mit welchen Hilfsmitteln Sie Empfehlungen zur Ernährung an Ihre Kunden weitergeben können, erfahren Sie im folgenden Beitrag.

9.1 Wie sage ich es meinem Kunden?

Eine gute Ernährungsaufklärung ist nicht einfach. Einerseits soll sie durch Information und Aufklärung ein Ernährungsbewusstsein wecken und das Interesse an persönlichen Ernährungsfragen steigern. Andererseits soll sie aber auch vermitteln, wie wichtig die Eigenverantwortung gegenüber der Gesundheit ist. Die Ernährungsberatung kann immer nur Impulse setzen und Tipps und Ratschläge weitergeben. Der Berater sollte als geduldiger Zuhörer die Essprobleme analysieren, motivieren und individuelle, flexible Empfehlungen aussprechen. Der Kunde muss diese Empfehlungen dann aber aktiv umsetzen, in sein eigenes Leben integrieren und im eigenen Umfeld Erfahrungen sammeln. In der Apotheke ergeben sich viele Möglichkeiten, das Thema Ernährung interessant für den Kunden darzustellen. Wichtig ist Ihre eigene Zielsetzung in der Apotheke, die auch von der räumlichen und personellen Ausstattung abhängig ist. Ein fundiertes Wissen, eine zertifizierte Qualifikation und die notwendige Kompetenz sind wichtige Voraussetzungen für eine gute Ernährungsberatung.

Wie erkläre ich es meinem Kunden

» „Gerne beantworte ich Ihnen diese Frage zur Ernährung. Ich habe aber das Gefühl, dass Sie noch viele Fragen haben und ich möchte Ihnen gerne weiterhelfen. Dafür können wir sehr gern einen Extratermin zur Ernährungsberatung vereinbaren."

» „Um Ihnen ganz persönliche Empfehlungen geben zu können, ist es wichtig, dass Sie sich selbst beobachten und ein Ernährungsprotokoll schreiben, das wir gemeinsam auswerten. Daraus ergeben sich dann für Sie ganz spezielle Tipps."

Tab. 9.1: Beispiele für Angebote in der Apotheke zum Thema Ernährung

Art der Vermittlung	Angebote	Ziel
Ernährungsaufklärung	Vortrag, Aktionstag, Radio, TV, Zeitschriften	Ernährungsbewusstsein wecken
Ernährungserziehung	Aktionstag, Kooperation mit Schulen, Kindergärten, Ärzten	Stabilisierung eines bestimmten Verhaltens
Ernährungsberatung	Gruppenberatung und Einzelberatung zu gesunder Ernährung, auch in besonderen Lebenssituationen (z. B. in der Schwangerschaft, für Senioren) und zu besonderen Ernährungsformen (z. B. Vegetarismus)	Ernährungssituation erkennen und Veränderungen anstreben bei gesunden Personen
Ernährungstherapie	Gruppenberatung und Einzelberatung u. a. zu Gewichtsreduktion, bei Allergien, Diabetes, Herz-Kreislauf-Erkrankungen; eventuell Kooperation mit zertifizierten Ernährungsberatern wie Diplom-Oecotrophologen	Verbesserung des Gesundheitszustands, Linderung von Beschwerden und Vermeidung von Folgeerkrankungen

Die aid-Ernährungs-pyramide

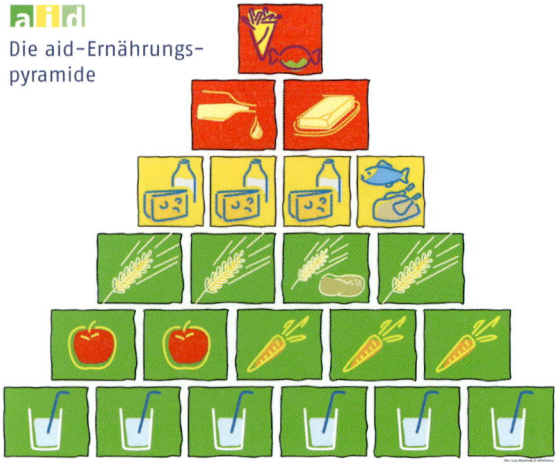

Abb. 9.1: Die aid-Ernährungspyramide. © aid infodienst. Idee: S. Mannhardt

9.2 Flyer wecken Interesse

Ein Flyer soll kurz und prägnant Informationen vermitteln und somit das Wissen zu einem bestimmten Thema für den Kunden erweitern, z. B. „60 plus – Fit durch eine ausgewogene Ernährung". Er kann über viele Wochen in der Apotheke eingesetzt werden: als Beigabe in der Einkaufstüte oder als direkte Aushändigung an interessierte Kunden am Handverkaufstisch. Seitens der Gestaltung darf der Flyer nicht überladen sein und sollte in einer großen, klar leserlichen und möglichst mehrfarbigen Schrift gedruckt sein. Fotos und grafische Darstellungen lockern den Flyer auf. Achten Sie bei der Verwendung von Grafiken auf die Quellenangabe und Urheberrechte und erkundigen Sie sich bei den Herausgebern nach den Nutzungsrechten. Wichtig sind neben den fachlichen Informationen natürlich auch die Adresse Ihrer Apotheke und die Namen von Ihren Mitarbeitern, die als Ansprechpartner zum Thema „Ernährung" individuell auf Fragen eingehen. Zusätzlich können Sie auf dem Flyer auch auf andere Angebote hinweisen, wie z. B. einen passenden Aktionstag in den nächsten Wochen.

9.3 Der Aktionstag

Ein Aktionstag ist ein hervorragendes Instrument zur Kundenbindung. Er hat die Zielsetzung, über die Ernährung z. B. in einer bestimmten Lebenssituation oder bei Erkrankungen wie Diabetes oder Herzinfarkt aufzuklären, und bei Ihren Kunden ein Ernährungsbewusstsein zu wecken. Einen Aktionstag können Sie direkt in Ihrer Apotheke durchführen oder Sie organisieren als Veranstalter in Kooperation mit anderen Anbietern einen „großen Aktionstag" in einem öffentlichen Gebäude (z. B. einer Gemeindehalle). Gerade bei allgemeinen Themen wie „Gesund und aktiv ins hohe Alter" lohnt es sich, in einem größeren Forum mit anderen Anbietern diesen Aktionstag zu gestalten. So könnte Ihre Apotheke einen Blutcheck und die Messung von Körpergewicht und Blutdruck anbieten sowie einen Informationsstand zum Thema „Ernährung im Alter" gestalten. Über ein Ernährungsquiz bleiben die Teilnehmer an Ihrem Stand stehen und persönliche Gespräche zur Ernährungssituation ergeben sich in einer lockeren Atmosphäre. Plakate, Poster und Informationsbroschüren zur Ernährung für Senioren sind weitere Attraktionen an Ihrem Ernährungsstand. Weitere Anbieter, die den Aktionstag informativ mitgestalten könnten, sind z. B. eine Buchhandlung mit interessanten Kochbüchern und Büchern zur Seniorengesundheit. Weitere Stände, z. B. vom Deutschen Roten Kreuz, der Caritas, Diakonie, Arbeiterwohlfahrt, Sozialstation, Essen auf Rädern, Familien- und Seniorenbüro und ambulante Pflegedienste, können ihre eigenen Angebote – speziell für die Betreuung von Senioren – vorstellen. In einem Seniorencafe oder Seniorenbistro werden leckere kulinarische Genüsse angeboten. Zur Auflockerung könnte der Musikverein unterhalten und Seniorentanzgruppen ihr Sportangebot präsentieren. Zusätzlich finden in einem separaten Raum Vorträge und Workshops zu diversen Themen rund um die Gesundheit im Alter statt (z. B. Konzentrationsübungen, Ernährung, Homöopathie, Bewegung, Senioren am PC, Senioren-Wohngemeinschaften, soziales Engagement und Ehrenamt wie z. B. Kindergarten-Oma und Opa, Seniorengruppen in der Kirche, Hausaufgabenbetreuung in der Grundschule). Entschließen Sie sich für einen großen Aktionstag, erfordert dies von Ihnen eine frühzeitige Planung. Etwa sechs Monate im Voraus müssen z. B. ein Termin und Räumlichkeiten ausgewählt, Themen festgelegt und teilnehmende Anbieter angesprochen werden. Ein hoher Aufwand in der Organisation kommt auf Sie zu, die Durchführung lastet dann jedoch auf mehreren Schultern und bedeutet somit einen geringeren Aufwand. Zusätzlich erkennt der Teilnehmer, dass Sie in der Apotheke „über den Tellerrand blicken" und sich mit vielfältigen Angeboten rundum die Gesundheit Ihrer Kunden auseinandersetzen.

Aktionstag in der Apotheke z. B. „Herzerkrankungen und Ernährung" Vorbereitung:

- » Datum vom Aktionstag festlegen (circa zwei bis drei Monate vorher)
- » inhaltliche Themen bestimmen
- » das gesamte Team über Ablauf und Umfang informieren, Teamschulung zum Thema, interne Aufgaben verteilen
- » geeignete Informationsmaterialien (u. a. Poster, Broschüren) bestellen (circa vier Wochen vorher)
- » eventuell Ernährungsquiz ausarbeiten, kleine Preise organisieren
- » Informationstisch mit Lebensmittelverpackungen für die Beratung zur Kennzeichnung organisieren
- » Werbung schalten: Flyer, Plakate, Anzeige in der Tageszeitung, Kunden direkt darauf ansprechen
- » Zeitplan mit Terminvergabe zur persönlichen Beratung erstellen
- » Dekoration (z. B. Schaufenster, Gehwegreiter)

Aktionstag:

- » persönliche Beratung der Kunden (nach Terminvergabe): IST-Zustand erfragen, Ernährungsempfehlungen besprechen, individuelle Fragen beantworten
- » allgemeine Kundenbetreuung: Ernährungsquiz, Blutcheck, Messung von Körpergewicht und Blutdruck, Informationsposter erklären, Broschüren und Flyer verteilen, Kunden zu persönlichem Beratungstermin an anderem Tag einladen

9.4 Informative Vorträge

Mit einem Vortrag können Sie einen großen Kreis an Kunden und Interessierten in einem überschaubaren Zeitrahmen über die gesunde Ernährung aufklären und durch die Präsentation das Ernährungsbewusstsein wecken. Zuerst müssen Sie einen Termin festlegen, Einladungen gestalten und diese rechtzeitig verschicken bzw. den Vortrag ankündigen (circa vier bis sechs Wochen im Voraus). Die Einladung sollte folgende Punkte beinhalten: Titel des Vortrages mit Kurzinhalt, Name des Referenten, Termin, Uhrzeit, Ort, Anmeldung ist erwünscht (persönlich, telefonisch, per E-Mail). Der Vortrag sollte nicht länger als 45 bis 60 Minuten dauern und den Teilnehmern die Möglichkeit bieten, Fragen zu stellen. Vortragsvorlagen zu einem festgelegten Thema (u. a. Ernährung in Schwangerschaft, Kinderernährung, Herzgesundes Essen, Trinken hält fit, Wie erreiche ich mein Wunschgewicht?) können Sie natürlich selbst erstellen. Gute Präsentationen stehen inzwischen auch bei vielen Verbänden und Firmen zum Teil kostenlos zum Herunterladen bereit. Wichtig ist, dass die Folien (circa 20 Folien) nicht mit zu viel Text überladen werden. Bringen Sie die Kernaussagen auf einen Punkt und unterstreichen Sie das Empfohlene noch mit Grafiken oder Fotos. Zielgruppen können Ihre Kunden, interessierte Mitbürger, Multiplikatoren wie Lehrer oder Pflegepersonal, Schulklassen, Sportvereine, Selbsthilfe- oder Seniorengruppen sein. Inwieweit Sie für Ihren Vortrag eine Eintrittsgebühr verlangen, bleibt Ihrer Zielsetzung überlassen. Interessierte sind in der Regel bereit, 5,00 bis 10,00 Euro zu bezahlen. Ganz gezielt kann ein Vortrag zu einem spezifischen Thema auch als Werbung für Ihr Angebot „Ernährungsberatung" eingesetzt werden. Im Vortrag gehen Sie beispielsweise auf die allgemeinen Empfehlungen zur Ernährung in der Schwangerschaft ein. Hat eine Teilnehmerin nun spezielle Fragen zu ihrer persönlichen Ernährungssituation, können Sie ihr einen individuellen Termin zur Ernährungsberatung in Ihrer Apotheke anbieten.

9.5 Ernährungsberatung

Zur Durchführung der Ernährungsberatung in der Apotheke müssen die Mitarbeiter über fundiertes Wissen, Kompetenz und eine Qualifikation verfügen. Die Ernährungsberatung ist keine geschützte Berufsbezeichnung. Viele Landesapothekerkammern bieten eine fundierte Weiterbildung „Ernährungsberatung" mit 100 Stunden Unterricht an, die mit einer Prüfung abschließt. Zur Qualitätssicherung hat die Bundesapothekerkammer Leitlinien zur Ernährungsberatung in der Apotheke veröffentlicht, in der auch viele Vorlagen zur Unterstützung der Ernährungsberatung heruntergeladen werden können.

Die Ernährungsberatung kann als Einzel- oder Gruppenberatung (3–5 Personen) angeboten werden. Sie hat das Ziel, die Ernährungssituation bei gesunden Personen zu erkennen und wünschenswerte Veränderungen anzustreben. Je nach Situation und Wünschen des Kunden kann die Ernährungsberatung einmalig stattfinden (30 bis 60 Minuten) oder es werden weitere Folgeberatungen in den kommenden Wochen angeboten. Zur Ausstattung gehört neben einem geschützten Raum auch der Einsatz geeigneter Medien, Beratungs- und Informationsmaterialien. Viele offizielle Stellen bieten unterstützendes Material an, z. B. einen Ernährungskreis (DGE) Abb. 9.2 , eine Ernährungspyramide (AID) Abb. 9.1 und Präsentationstafeln („Ernährung von Säuglingen – Präsentationstafeln für die Elternberatung" vom Netzwerk Junge Familien (BMELV), www.gesundinsleben.de).

Inhalte einer Ernährungsberatung

Ernährungsempfehlungen sollten mindestens enthalten:
» Informationen zu empfehlenswerten Lebensmitteln der einzelnen Lebensmittelgruppen anhand des Ernährungskreises oder der Ernährungspyramide
» Empfehlungen zur Anzahl der Mahlzeiten, abhängig vom individuellen Tagesablauf
» Beispiele für Mengen und Bestandteile der einzelnen Mahlzeiten
» Vorstellung geeigneter Zubereitungsverfahren
» Hinweise auf Nährwerte der empfohlenen Lebensmittel und Getränke sowie die Kennzeichnung

Zusätzlich empfiehlt sich:
» persönliche Vorlieben und Abneigungen berücksichtigen
» Lebensstilmodifikation ansprechen: maßvoller Umgang mit Alkohol, Verzicht auf Nicotin sowie ausreichende Bewegung

---

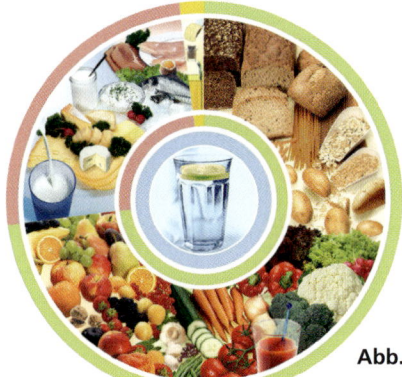

Abb. 9.2: DGE-Ernährungskreis®.
Quelle: © Deutsche Gesellschaft für Ernährung e. V., Bonn

DGE-Ernährungskreis

Im DGE-Ernährungskreis sind die sieben Lebensmittelgruppen in ihrem optimalen Mengenverhältnis dargestellt.

Wasser ist der zentrale Bestandteil des Ernährungskreises. Den größten Anteil sollten Gemüse und Obst einnehmen, gefolgt von Getreideprodukten und Kartoffeln, während Fleisch und Fisch sowie Fette und Öle mengenmäßig nur wenig Raum einnehmen sollten. Bei diesem Mengenverhältnis verteilt sich die Tagesenergie auf 50–55 % Kohlenhydrate, circa 15–20 % Eiweiß und circa 30 % Fett. Zusätzlich werden die Empfehlungen, die aus der aktuellen Studienlage resultieren, berücksichtigt. So leisten z. B. viel Gemüse und Obst einen positiven Beitrag, während Fleisch eindeutig begrenzt werden muss.

9.6 Ernährungstherapie

Die Ernährungstherapie hat als Zielsetzung die Verbesserung des Gesundheitszustands, die Linderung von Krankheitsbeschwerden und die Vermeidung weiterer Folgeerkrankungen. Dazu benötigt man weitere Hilfsmittel, um das Körpergewicht, den Blutdruck und eventuell auch verschiedene Blutwerte zu kontrollieren.

Mithilfe eines EDV-geschützen Ernährungsprogrammes können Ernährungsprotokolle am PC ausgewertet und je nach Programm auch optimiert werden. Bei fehlender Qualifikation könnte die Apotheke auch eine Kooperation mit zertifizierten Ernährungsberatern wie Diplom-Oecotrophologen anstreben. Für die Ernährungstherapie müssen mehrere Beratungsstunden angesetzt werden. Nach einer Erstberatung, in der mithilfe einer Ernährungsanamnese die Situation und die Probleme konkret herausgearbeitet werden, folgen weitere Beratungstermine im Abstand von ein bis zwei Wochen (jeweils 30–45 Minuten), in denen die Ernährungsumstellung individuell eingeleitet wird. Ernährungsprotokolle, die Erstellung eines individuellen Ernährungsplanes sowie konkrete Strategien zur Veränderung des Essverhaltens unterstützen die Therapie. Der Berater muss zu Änderungen des Verhaltens motivieren und betreuend begleiten. Je nach Erkrankungsbild und Familiensituation kann es notwendig werden, auch Familienangehörige in die Beratungsgespräche mit einzubeziehen.

9.7 Aufwandsentschädigung

Bieten Sie eine Ernährungsberatung oder Ernährungstherapie nicht ohne Honorar an. Sie können am Handverkaufstisch kostenfrei einzelne Fragen beantworten, eine umfassende Beratung muss jedoch individuell terminiert werden und nimmt einige Zeit – auch der Vorbereitung – in Anspruch.

Im Leistungskatalog der Beratungs- und Serviceangebote in Apotheken (Leika der ABDA) finden Sie ein Modell der Aufwandsermittlung.

Die Ernährung ist ein sehr komplexes und vielschichtiges Thema und es gibt viele Möglichkeiten, es in der Apotheke umzusetzen. Manche Kunden erreichen Sie durch die Herausgabe von Informationsbroschüren, spezielle Flyer oder durch themenspezifische Aktionstage. Andere Kunden brauchen die persönliche Ansprache und eine individuelle Beratung, um motiviert zu sein, die eigene Ernährungssituation zu überdenken und langfristig und nachhaltig zu verändern. Für eine qualifizierte Ernährungsberatung ist ein fundiertes Wissen zur Ernährung und Diätetik, Erfahrung in der Gesprächsführung und die notwendige Qualifikation erforderlich.

Das Wichtigste in Kürze

» In der Apotheke stehen zahlreiche Möglichkeiten zur Verfügung, das Ernährungsbewusstsein der Kunden zu wecken und zu ausgewogener und gesunder Ernährung zu beraten.
» Mit Flyern, Vorträgen und Aktionstagen kann man viele Kunden auf einmal erreichen.
» Eine individuelle Ernährungsberatung kann in der Apotheke in Einzel- oder Gruppengesprächen angeboten werden. Sie erfordert fundiertes Wissen, Kompetenz und eine Qualifikation. Viele Landesapothekerkammern bieten eine Weiterbildung an.
» Eine Ernährungstherapie soll zur Verbesserung des Gesundheitszustands, Linderung von Krankheitsbeschwerden und Vermeidung von Folgeerkrankungen beitragen.

Tipp für die Praxis

Die PTA*heute* hat 2013 das Heft Nr. 3 ganz der Ernährung gewidmet. Hier finden Sie viele Tipps und Hintergrundwissen von Ernährungsexperten!

Literaturverzeichnis

Biesalski H-K. Ernährungsmedizin. Georg Thieme Verlag, Stuttgart 2004

Bundesministerium für Ernährung, Landwirtschaft und Verbraucherschutz. Nationale Verzehrsstudie II. Max Rubner-Institut, Bundesforschungsinstitut für Ernährung und Lebensmittel 2008

Deutsche Gesellschaft für Ernährung. Referenzwerte für die Nährstoffzufuhr – D-A-CH Referenzwerte der DGE, ÖGE, SGE/SVE. 1. Auflage, 5. Nachdruck, Umschau Buchverlag, Neustadt an der Weinstraße 2013

Fink E. Ernährung und Diätetik für die Kitteltasche. 2. Aufl., Wissenschaftliche Verlagsgesellschaft Stuttgart, 2008

Gröber U. Orthomolekulare Medizin. Ein Leitfaden für Apotheker und Ärzte. 3. Aufl., Wissenschaftliche Verlagsgesellschaft Stuttgart, 2008

Gröber U. Arzneimittel und Mikronährstoffe. Medikationsorientierte Supplementierung. 2. Aufl., Wissenschaftliche Verlagsgesellschaft Stuttgart, 2011

Hahn A, Ströhle A, Wolters M. Ernährung. Physiologische Grundlagen, Prävention, Therapie. 2. Aufl., Wissenschaftliche Verlagsgesellschaft Stuttgart, 2006

Lilly Deutschland GmbH. Broschüre Kohlenhydrateinheiten auf einen Blick.

Nowitzki-Grimm S, Grimm P. Gesunde Ernährung – vielseitig essen und trinken mit Genuss, in PTA*heute*, 2013, 3, S. 18-23

Kluthe B. Ernährungsmedizin in der Praxis. Spitta Verlag, Balingen 2002

Schlieper C A. Grundfragen der Ernährung. 19. Aufl., Handwerk und Technik Verlag, Hamburg 2007

Souci S W, Fachmann W, Kaut H. Die Zusammensetzung der Lebensmittel, Nährwert-Tabellen. 7. Aufl., MedPharm Scientific Publishers, Stuttgart 2008

Spegg H, Erfurt D. Ernährungslehre und Diätetik. 10. Aufl., Deutscher Apotheker Verlag, Stuttgart 2013

Thews G, Mutschler E, Vaupel P. Anatomie, Physiologie, Pathophysiologie des Menschen. 6. Aufl., Wissenschaftliche Verlagsgesellschaft Stuttgart, 2007

Interessante Internetseiten

aid infodienst Ernährung, Landwirtschaft, Verbraucherschutz e.V. www.aid.de

Bund für Lebensmittelkunde und Lebensmittelrecht e.V. www.bll.de

Deutsche Diabetes Gesellschaft, Leitlinien zur Ernährungstherapie www.deutschediabetesgesellschaft.de/redaktion/mitteilungen/leitlinien/EBL_Ernaehrung_2005.pdf

Deutsche Gesellschaft für Ernährung: www.dge.de

Ernährungsinformationssystem der Universität Hohenheim. www.uni-hohenheim.de/wwwin140/info/interaktives/bmi.htm

Deutsches Ernährungsberatungs- und Informationsnetz: www.ernaehrung.de

Anhang
Lösungen zu den Übungen

Kapitel 1
1.1c, 1.2b, 1.3c, 1.4a, 1.5a, 1.6b, 1.7c, 1.8b, 1.9b, 1.10a

Kapitel 2
2.1c, 2.2b, 2.3c, 2.4a, 2.5c, 2.6a, 2.7a, 2.8c, 2.9a, 2.10b

Kapitel 3
3.1b, 3.2a, 3.3a, 3.4b, 3.5c, 3.6a, 3.7b, 3.8c, 3.9a, 3.10c, 3.11a, 3.12c, 3.13b, 3.14a, 3.15b

Kapitel 4
4.1b, 4.2c, 4.3a, 4.4c, 4.5a, 4.6b, 4.7c, 4.8b, 4.9a, 4.10c

Kapitel 5
5.1c, 5.2b, 5.3a, 5.4c, 5.5b, 5.6a, 5.7b, 5.8b, 5.9a, 5.10a

Kapitel 6
6.1c, 6.2a, 6.3a, 6.4b, 6.5b, 6.6b, 6.7c, 6.8a, 6.9b, 6.10a, 6.11b, 6.12b, 6.13c, 6.14c, 6.15a

Kapitel 7
7.1b, 7.2c, 7.3c, 7.4a, 7.5c, 7.6b, 7.7a, 7.8b, 7.9c, 7.10a

Kapitel 8
8.1b, 8.2a, 8.3c, 8.4a, 8.5b, 8.6c, 8.7a, 8.8b, 8.9a, 8.10a

Sachregister

Die Autorin

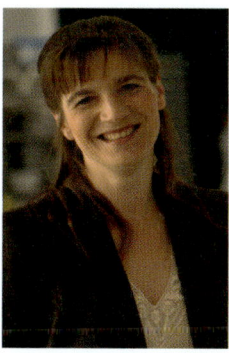

Dr. Beatrice Rall studierte an der Universität Hohenheim Ernährungswissenschaft mit dem Schwerpunkt Pharmakologie und Toxikologie der Ernährung. Nach dem Studium wechselte sie von der Ernährungswissenschaft zur Pharmazie und ging an die Universität Tübingen, wo sie unter Professor H.P.T. Ammon im Fach Pharmakologie promovierte. Anschließend begann sie bei der Deutschen Apotheker Zeitung als Redakteurin und ist dort seitdem unter anderem für die Rubrik „Ernährung aktuell" verantwortlich.